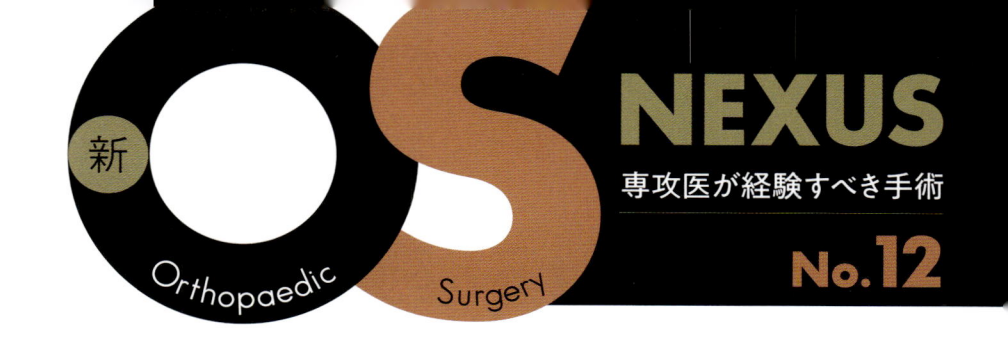

新 OS NEXUS

Orthopaedic Surgery

NEXUS
専攻医が経験すべき手術
No.12

上肢の関節鏡視下手術

担当編集委員
今井晋二
滋賀医科大学整形外科学講座教授

編集委員
松田秀一 京都大学大学院医学研究科整形外科学教授
今井晋二 滋賀医科大学整形外科学講座教授
今釜史郎 名古屋大学大学院医学系研究科整形外科学教授

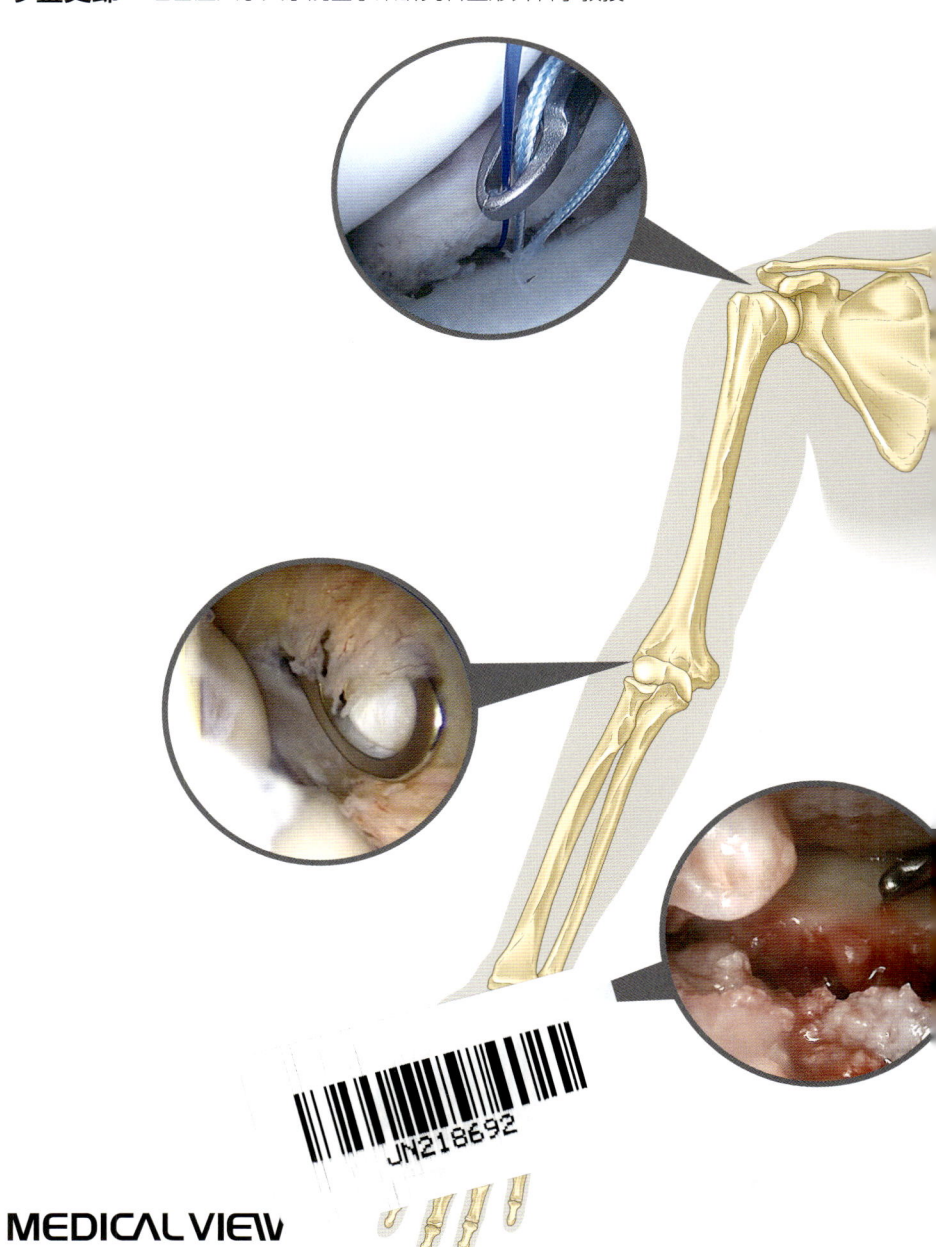

JN218692

MEDICAL VIEW

New OS NEXUS No.12
Arthroscopic Surgery of the Upper Extremitiy
(ISBN978-4-7583-2162-4 C3347)

Editor : IMAI Shinji

2024. 11. 10　1st ed

©MEDICAL VIEW, 2024
Printed and Bound in Japan

Medical View Co., Ltd.
2-30　Ichigayahonmuracho, Shinjuku-ku, Tokyo, 162-0845, Japan
E-mail　ed@medicalview.co.jp

序　文

　関節鏡による手術は，整形外科の各分野のなかで，特に最近の30年で最も発展してきた分野であります。1960年代から70年代には人工股関節，人工膝関節が大いに発達し，1980年代から90年代は脊椎固定術，そして1990年以降，特に膝関節手術を中心にいろいろな工夫が試みられるようになりました。

　膝関節鏡手術において関節内部を観察・診察する診断的関節鏡手技から半月板縫合術や前十字靱帯再建などの治療的関節鏡手技が取り入れられたわけですが，上肢への治療的関節鏡手技の導入はそれより少し遅れた2000年を境にまず肩関節での低侵襲手術の応用が始まりました。腱板修復術やBankart修復術から始まり，広範囲腱板断裂に対する腱移行術やオーグメント手術などが関節鏡を中心とした低侵襲手術として行われるようになりました。

　肘関節ではそれまで骨片摘出や骨棘切除等に終始していたものが，軟骨移植術や靱帯再建術にも応用されるようになりました。さらに，手関節においてはTFCC損傷やDRUJ障害など新たな疾患概念についての知識が熟成し，それに対応する新たな治療法方法も考案されるようになりました。

　今回，『新OS NEXUS No.12 上肢の関節鏡視下手術』では肩・肘・手関節のエキスパートの先生方に現在の最先端の関節鏡手技のテクニックと考え方をご教示いただきました。また，「基本的手術手技」ではde Quervain病の基本手術手技と手関節ガングリオンの基本手術手技をご教示いただきました。日進月歩する上肢の関節鏡手術手技と知識を大変わかりやすくご教示いただきました。皆様の明日からの診療に役立つことを祈念しております。

2024年9月

滋賀医科大学整形外科学講座教授

今井晋二

—新OS NEXUS　No.12 —
上肢の関節鏡視下手術

目　次
CONTENTS

執筆者一覧

● 担当編集委員

今井晋二　　滋賀医科大学整形外科学講座教授

● 執筆（掲載順）

廣瀬毅人　　第二大阪けいさつ病院整形外科副医長

田中誠人　　第二大阪けいさつ病院整形外科スポーツ医学センター センター長

山門浩太郎　福井総合病院整形外科スポーツ整形外科部長

三幡輝久　　大阪医科薬科大学整形外科特務教授

横矢　晋　　広島市立広島市民病院整形外科主任部長

松村　昇　　慶應義塾大学医学部整形外科講師

鈴木一秀　　麻生総合病院副院長・スポーツ整形外科部長

島田幸造　　JCHO大阪病院副院長・整形外科

今田光一　　若草第一病院副院長・スポーツ整形外科

織田　崇　　済生会小樽病院診療部長・整形外科

和田卓郎　　済生会小樽病院病院長・整形外科

山崎哲也　　横浜南共済病院スポーツ整形外科部長

長谷川英雄　奈良県立医科大学整形外科助教

面川庄平　　奈良県立医科大学手の外科学講座教授

安部幸雄　　山口県済生会下関総合病院副院長・整形外科

高橋洋平　　山口県済生会下関総合病院整形外科

藤原浩芳　　京都第二赤十字病院副院長・整形外科部長

中村俊康　　国際医療福祉大学医学部整形外科学教授，山王病院整形外科部長

岡田充弘　　大阪公立大学大学院医学研究科整形外科学准教授

比嘉　円　　名古屋大学大学院医学系研究科人間拡張・手の外科学

山本美知郎　名古屋大学大学院医学系研究科人間拡張・手の外科学教授

『新 OS NEXUS No.12 上肢の関節鏡視下手術』 ストリーミング動画視聴方法

　本書の内容に関連した動画をメジカルビュー社のホームページでストリーミング配信しております。下記の手順でご利用ください（下記はパソコンで表示した場合の画面です。スマートフォンやタブレット端末などで見た場合の画面とは異なります）。
※動画配信は本書刊行から一定期間経過後に終了いたしますので，あらかじめご了承ください。

1 下記URLにアクセスします。
https://www.medicalview.co.jp/movies/

 スマートフォンやタブレット端末では，二次元バーコードから **3** のパスワード入力画面にアクセス可能です。その際は二次元バーコードリーダーのブラウザではなく，SafariやChrome，標準ブラウザでご覧ください。

2 表示されたページの本書タイトルそばにある「動画視聴ページ」のボタンをクリックします。

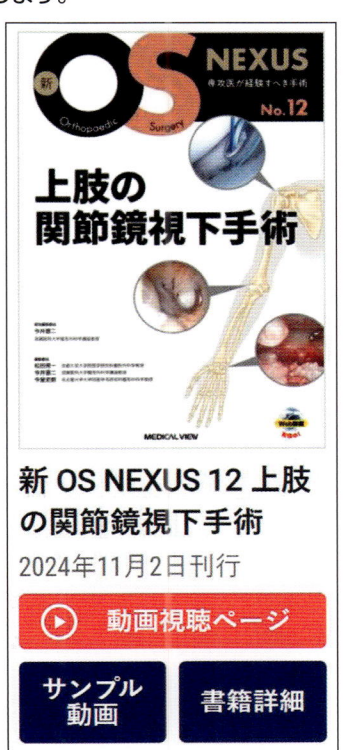

3 パスワード入力画面が表示されますので，利用規約に同意していただき，下記のパスワードを半角で入力します。

21874566

4 本書の動画視聴ページが表示されますので，視聴したい動画のサムネイルをクリックすると動画が再生されます。

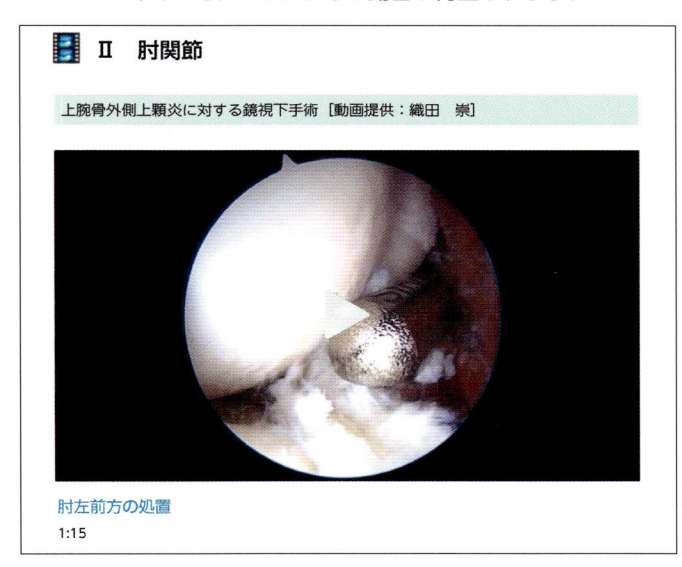

Ⅱ　肘関節

上腕骨外側上顆炎に対する鏡視下手術［動画提供：織田　崇］

肘左前方の処置
1:15

動作環境

※動画視聴の際にはインターネットへの接続が必要となります。下記は2024年10月時点での動作環境で，予告なく変更となる場合がございます。
※パソコンの場合は2.0Mbps以上の，タブレットの場合はWiFiやLTE等の高速で安定したインターネット接続をご使用ください。
※通信料はお客様のご負担となります。

Windows
OS：Windows 11/10（JavaScriptが動作すること）
ブラウザ：Microsoft Edge・Chrome・Firefox最新バージョン

Macintosh
OS：13〜11（JavaScriptが動作すること）
ブラウザ：Safari・Chrome・Firefox最新バージョン

スマートフォン，タブレット端末
2024年10月時点で最新のiOS端末では動作確認済みです。Android 端末の場合，端末の種類やブラウザアプリによっては正常に視聴できない場合があります。

『新 OS NEXUS No.12 上肢の関節鏡視下手術』
ストリーミング動画一覧

項　目	動画タイトル	再生時間 （分：秒）	掲載 ページ
肩関節鏡手術の基本手技	側臥位セッティング	1：34	3
	ビーチチェア位セッティング	4：08	5
腱板断裂に対する鏡視下腱板修復術	鏡視下腱板修復術	3：40	12
肩鎖関節脱臼に対する 鏡視補助下靱帯再建術	AC脱臼鏡視下手術	4：33	30
肩不安定症に対する 鏡視下Bankart修復術	肩不安定症に対する鏡視下Bankart修復術	5：51	39
肘関節鏡手術の基本手技	前方関節腔処置	0：35	64
	後方関節腔処置	0：28	65
	外側関節腔処置	0：21	66
肘離断性骨軟骨炎に対する 鏡視下手術	肘鏡視下OAT手技	0：48	80
	外側広範型OCDに対するAOCPF	0：46	82
上腕骨外側上顆炎に対する 鏡視下手術	左肘前方の処置	1：15	86
	左肘後方の処置	2：03	90
	症例43歳, 男性　右上腕骨外側上顆炎の手術所見	3：39	91
肘スポーツ障害に対する 鏡視下手術	後方関節腔-遊離体・骨棘切除	3：53	97
	腕尺関節内側-骨棘・骨片切除	5：44	98
	上腕骨滑車後内側-軟骨損傷	3：21	99
手関節鏡手術の基本手技	橈骨手根関節	0：38	108
	手根中央関節	1：00	109
橈骨遠位端骨折に対する鏡視下整復術	PART法	6：22	115
手関節ガングリオンの基本知識と 手関節手術	鏡視＋エコー所見	0：57	148

I

肩関節

I 肩関節

肩関節鏡手術の基本手技

第二大阪けいさつ病院整形外科　**廣瀬毅人，田中誠人**

手技の Point

体位セッティング：側臥位

▶上体はやや後傾とし，肩甲骨関節窩が水平となることを意識する。

▶側臥位では牽引器を使用し，外転40°程度（軽度屈曲）となるように介達牽引する。

体位セッティング：ビーチチェア位

▶肩甲帯が手術台の端を越えて露出する位置まで上体を患側方向へずらしておく。

▶頭部の位置は，前方ワーキングポータルでの操作時に邪魔にならないよう非手術側へと傾ける。

ポータル作製

▶肩峰の形状，烏口突起位置，烏口肩峰靱帯の走行を考慮する。

▶前方，前上方，外側ポータルなどのoutside-in法で作製するポータルは，硬膜外針を用いて体表から関節へのアクセスルートを鏡視下に確認し，その後の術中操作性に問題のない位置に作製する。

introduction

　本項では，肩鏡視下手術における体位セッティング（側臥位・ビーチチェア位），肩鏡視下手術に必要な手術器具，基本的ポータル作製位置，基本的鏡視所見などの解説を行う。

手術Step

1. 実際の体位セッティング(p.3)
2. 肩鏡視下手術に必要な器具(p.6)
3. 基本的ポータル作製位置(p.7)
4. 肩関節の基本的鏡視所見(p.9)

手 術 手 技

1 実際の体位セッティング

仰臥位で全身麻酔導入後，体位変換を行う。当院では基本的に，関節鏡下腱板修復術は側臥位で，関節鏡下関節唇形成術(烏口突起移行術の併用を含む)はビーチチェア位で行っている。以前はすべてを側臥位で行っていたが，ビーチチェア位のほうが肩関節内前方の空間が広く，操作しやすかったため関節唇形成術はビーチチェア位で行うようになった。一方で側臥位は関節後方の視野とワーキングスペースが広いというメリットを感じている。

側臥位のセッティング

・体位変換

体位を側臥位へと変換したら，腋窩に脇枕(腋窩枕)を入れている。非手術側の側胸部が手術台に接し，長時間圧迫されることによる腋窩神経麻痺を予防するためである。また，腓骨神経にも圧迫がかからないように下腿部分にスポンジを入れて腓骨頭部を浮かせている。非手術側の上肢は外転外旋，肘屈曲位で無理なストレスのかからないよう手台上に設置する。体位の固定には側板を骨盤前後方からあてがい，後方の側板で仙骨を支えた後，前方の側板で恥骨を固定する。患者の上体はやや後傾とし，肩甲骨関節窩が水平となることを意識する(**図1a**)。手術器具を置くためのメイヨー板を仙骨用側板の遠位に患者の背側から設置する。あらかじめ肩甲下筋腱の修復を要することが決まっている場合は胸椎部にも側板をあてがい，前方からの手術操作時に体位が後傾しすぎないようにする。

・牽引

患側上肢に介達牽引用のトラックバンド(アルケア社)をあて，これを弾性包帯で巻き上げて固定する。肘関節を越えて上腕にまでバンドが達するようにする。このとき，前腕回外位にて肘頭部を覆うようにトラックバンドをあてがうことで，牽引時の肩内外旋を予防できる。牽引時に過度な肩回旋が生じると，関節鏡操作時に骨頭の位置が影響を受けるので注意する。三方向牽引器(アームホルダー，Arthrex社)に接続し，外転40°程度(軽度屈曲)となるように介達牽引する(**図1a，b**)。通常，介達牽引では4kgの砂嚢を使用しているが，体格の大きな患者の場合は増量することもある。

・覆布設置

前胸部～肩部にかけて消毒した後，清潔操作で行う。小さめの覆布を2枚(1枚は下半身を覆い，1枚は患肢以外の上半身を覆う)設置した後，牽引している患肢を清潔透明ドレープ2枚で保護する。さらに大きめのU字状覆布2枚(のり付き。まず1枚は肩部より尾側を覆い，続いてもう1枚は肩部より頭側を覆う)を設置する(**図1c**)。覆布設置時は，アームホルダーが不潔野であることに留意し，術者，助手がホルダーに接触しないよう注意する。U字覆布は患側肩において，ポータル作製のための領域を意識し，体表上のスペースを確保した位置で貼り付けていく。

【動画】
側臥位
セッティング

a：患肢は軽度屈曲で外転位とする。上体はやや後傾にすることで，関節窩面が水平となる。
b：外転は約40°程度とする。上腕中央までトラックバンドをあて，弾性包帯で巻き上げている。
c：ドレーピング後の後方からの全景

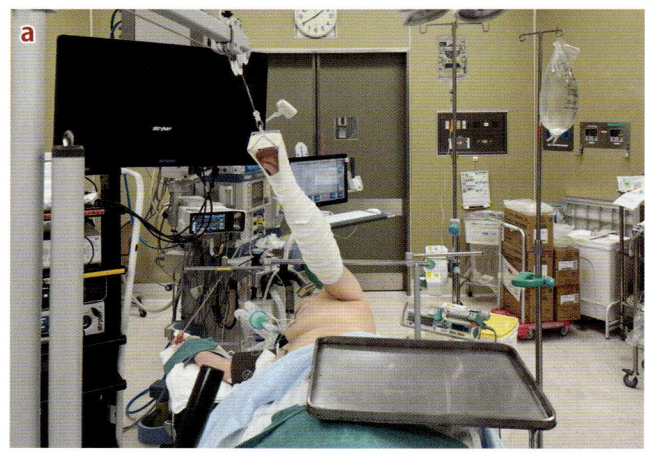

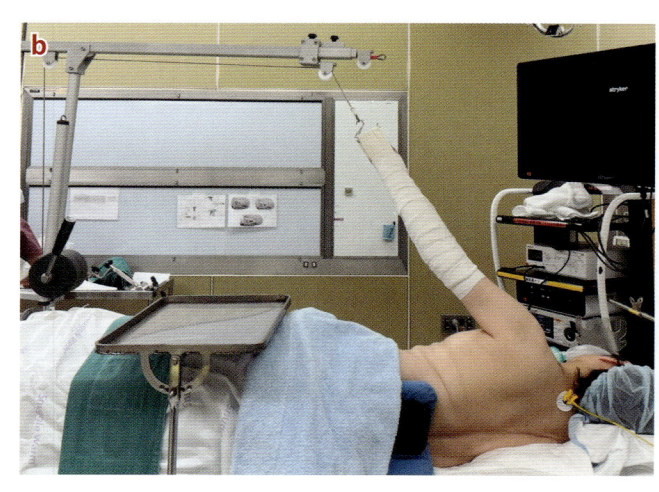

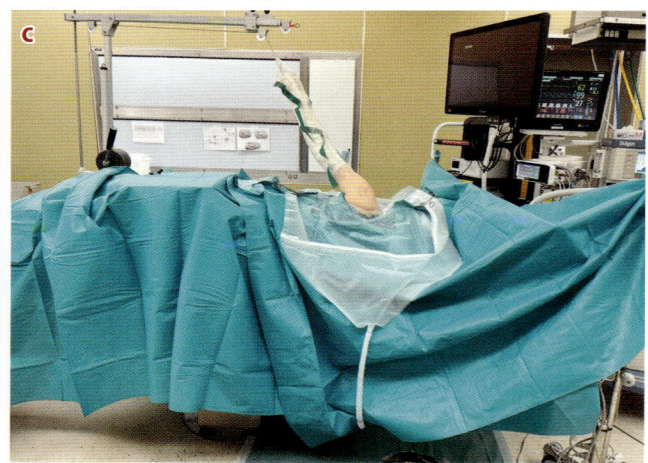

ビーチチェア位のセッティング

●体位変換

　ビーチチェア位での手術時は，手術台としてT-MAX（Smith & Nephew社）を使用しており，患肢位コントロールにはSpider 2（Smith & Nephew社）を用いている。T-MAXを用いることで，肩甲骨の可動性とその周辺のスペースを確保できるのに加え，患者頭部位置のコントロールが可能となる。T-MAXがない時期には通常の手術台で患側肩を手術台から出し，頭部と顎部をテープ固定することにより行っていた。これでも手術可能ではあるが，後方鏡視時に関節鏡が手術台と干渉してやりにくいことがあるので専用器機があるほうが望ましい。T-MAX以外にはショルダーポジショナー（ミズホ社）やビーチチェアーポジショナー（Arthrex社）の利用が多いと考える。

　T-MAXに患者の頭部を固定した後に，上体を起こしてビーチチェア位とする（**図2a**）。関節鏡下関節唇形成術のみの場合は，ギャッジアップは45°程度とするが，烏口突起移行術の併用などで直視下操作を要する場合は15°程度にとどめておく。上体の位置は患側へずらし，肩甲帯が手術台の端を越えて露出する位置まで上体を移動させる（**図2b**）。肩甲骨が他動的に内転するかどうかは烏口突起移行術などの直視下手術時に重要となる。ただし，肩甲骨内側縁が手術台の外へ出るような過度な外方移動は肩甲骨がロックされてしまうことで逆に肩甲胸郭関節の可動性が低下するため注意する。最後に頭部の位置を非手術側へと傾け，前方ワーキングポータルでの操作時に邪魔にならないよう調整しておく（**図2a**）。

図2　ビーチチェア位のセッティング

a：頭部は非手術側へと傾け，前方のワーキングスペースを確保する。
b：肩甲帯を手術台の端から露出させ，肩甲骨の可動性と後方のワーキングスペースを確保する。
c：ドレーピング後の側方からの全景

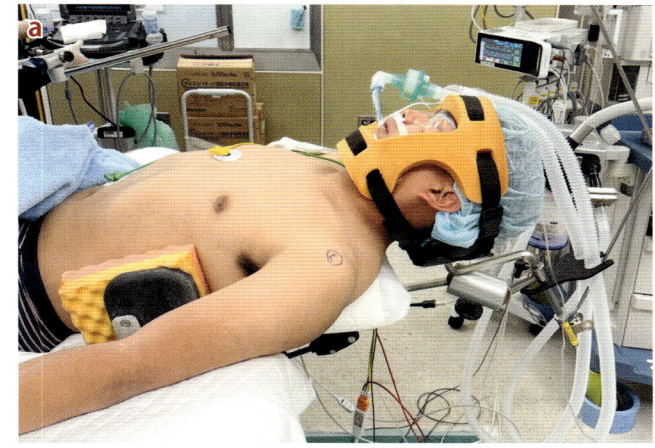

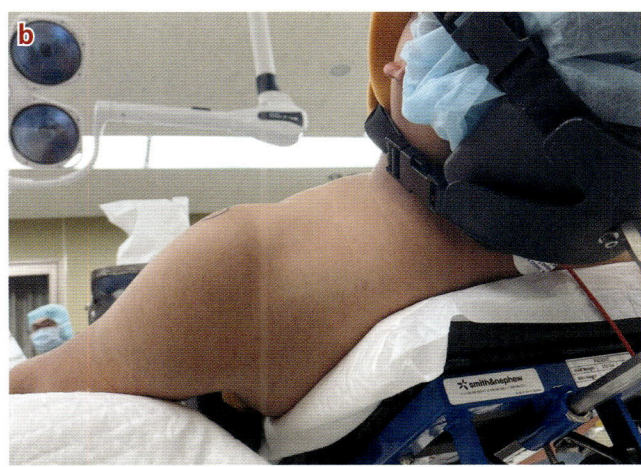

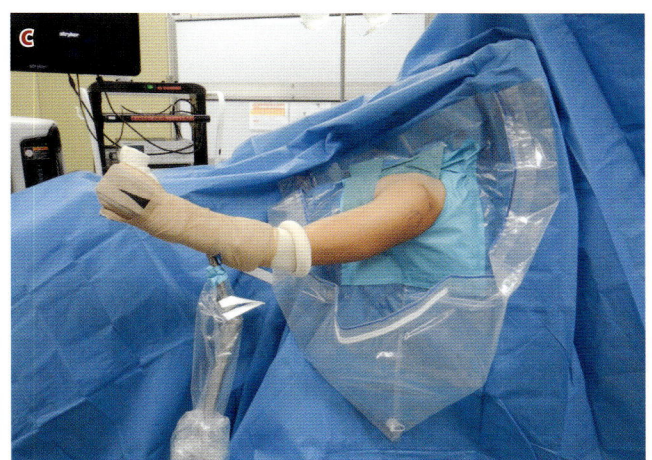

【動画】
ビーチチェア位
セッティング

●覆布設置

　ビーチチェア位の場合は患肢牽引する前に，覆布設置を行う。前胸部〜肩部〜手指にかけて消毒した後，患肢に清潔ストッキネットを被せ，手部〜肘上までを保護する。次に，のり付きのU字覆布で腋窩を覆う。このとき，ポータル作製や皮切のための領域を意識し，体表上のスペースを確保した位置で貼り付ける。次に，大きな丸穴覆布に患肢を通し，体全体をこの1枚で覆う（図2c）。丸穴部はテープ状覆布にて体表と固定しておく。

●牽引

　ストッキネット上からSpider 2の介達牽引をセットする。手指が牽引のハンドルをしっかりグリップするよう注意する。その上から，手部〜肘上方までコーバンを巻き上げ，Spider 2と連結し，内外旋中間位，軽度屈曲位で下方に牽引する（図2c）。

2 肩鏡視下手術に必要な器具

　体位セッティングと覆布の設置が完了したら，手術に必要な器材をセッティングする。肩鏡視下手術を行うにあたり，当院では以下に述べる基本的な手術器具を準備している（**図3**）。各メーカーからさまざまな手術器械が発売されており，器械をみせてもらって自分の要求に合う器具を選定することが重要である。

> ・関節鏡（30°斜視鏡，70°斜視鏡，鈍棒，外筒管）
> ・灌流システム（自然落下もしくは灌流ポンプ，アルスロマチック）
> ・硬膜外針（18ゲージ）
> ・スイッチングロッド
> ・カニューラ類
> ・シェーバー類
> ・電気蒸散機
> ・各種鋼製小物［プローブ，グラスパー，スーチャーレトリーバー，スーチャーカッター，ノットプッシャー，スーチャーフック（ストレート，カーブド），バンカートラスプ，バンカートエレベーターなど］

図3 肩鏡視下手術の代表的な手術器械

a：関節鏡と外筒管および鈍棒
b：上から，アブレーダーバー，シェーバー，電気蒸散機（RF）
c：上から，スーチャーカッター，グラスパー，スーチャーレトリーバー
d：スーチャーフック（ストレート，カーブド）
e：バンカートラスプ
f：バンカートエレベーター

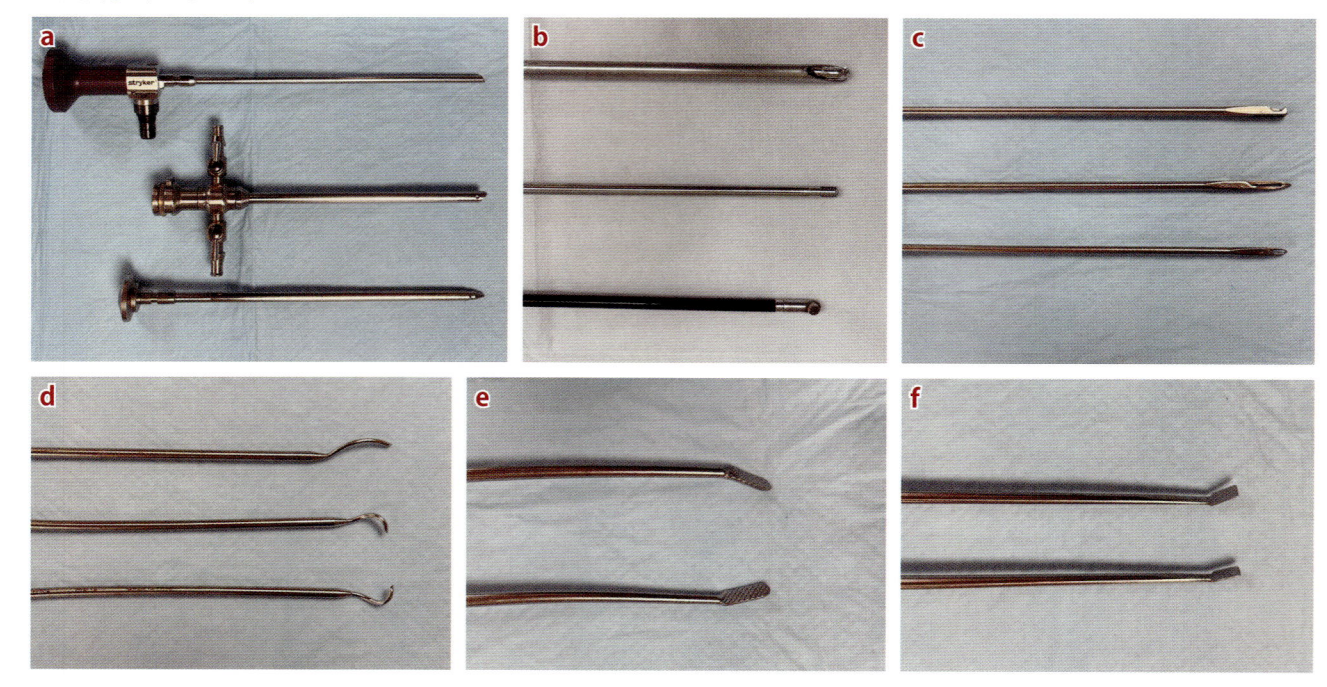

③ 基本的ポータル作製位置

　一般的な関節鏡下腱板修復術，関節鏡下関節唇形成術における基本的ポータル作製位置を解説する。ポータル作製時には，肩峰の形状，烏口突起位置，烏口肩峰靱帯の走行，肩甲骨関節窩に対する上腕骨頭位置を理解することが重要である。

後方ポータル

　まず，load and shiftを行い，骨頭と関節窩の位置を推定する。肩峰後角から2cm内側，1.5〜2cm下方のsoft spotから硬膜外針を刺入する**（図4a）**。このとき，刺入方向は烏口突起を目指す。肩峰に対し平行でかつ，関節窩に対しても平行なのが理想的である。肩甲骨関節窩と骨頭を針で触知することも有用である。針越しに関節内へアルスロマチック灌流液を注入し，バックフローが得られれば関節内へ正しく刺入できている。同部位に皮切を置き，関節鏡を挿入する。肩不安定症手術（関節唇形成術）の場合，牽引時には骨頭が亜脱臼位にあるケースがあり，注意を要する。

関節鏡下腱板修復術の場合（図4）

・前方ポータル

　肩峰前角と烏口突起を触知し，同部位の間を走行する烏口肩峰靱帯をイメージする。烏口肩峰靱帯の中点の高位でかつ，靱帯のすぐ外側が前方ポータル位置として至適である**（図4a，b）**。関節鏡視下に同部位からoutside-inで硬膜外針を刺入し，rotator intervalに針先を誘導して関節内へとアクセスする。上腕二頭筋長頭腱（long head of biceps；LHB），肩甲下筋腱（subscapularis tendon；SSC）上縁，および関節窩で囲まれる領域の中央に針先が通過してくるとよい。

・後外側ポータル

　肩峰後角のすぐ下方に作製する。体表からの触れ方によっては肩峰後角が広く触れるため，後方ポータルと近くなりすぎないように留意する。硬膜外針を刺入し，肩峰下滑液包（subacromial bursa；SAB）に入ることを確認して皮切を置く。関節鏡外筒を鈍棒つきで挿入し，その先端でSAB内の鈍的リリースを行い，烏口肩峰靱帯を触知する。鈍棒と関節鏡を入れ替え，SABを鏡視下に観察する。

・外側ポータル

　肩峰前外側から3cm程度下方の位置より，鏡視下にSAB内へ硬膜外針を刺入する。このとき，肩峰下面に平行であるのが理想的である**（図4c）**。肩峰下面に対して針先が下方に傾斜するようなアクセスルートでは，その後の肩峰除圧の工程などにおいて外側ポータルの操作性が低下する。

図4　腱板修復術のポータル作製

a：肩上方からみたポータル作製位置
b：肩前方からみたポータル作製位置
c：外側ポータル予定位置からSAB内へ硬膜外針を刺入したところ
①後方ポータル　②後外側ポータル　③外側ポータル　④前方ポータル

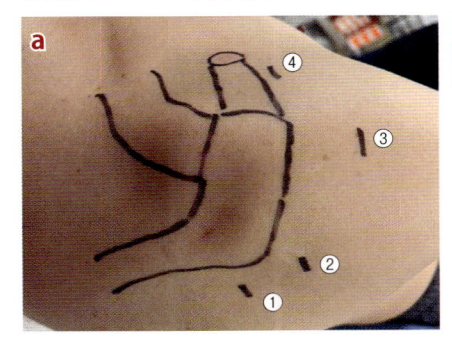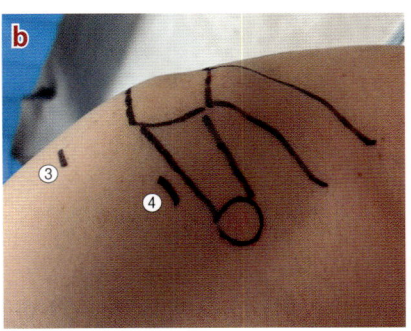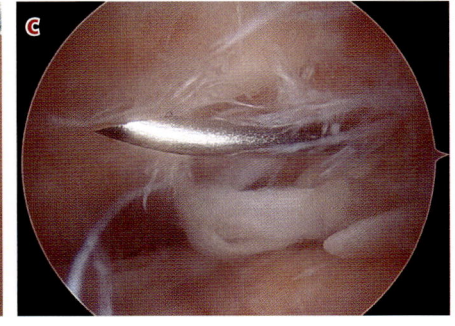

関節鏡下関節唇形成術の場合(図5)

・前上方ポータル

　肩峰前角を触知し，そのすぐ前外側から硬膜外針を刺入する(**図5a**)。Rotator intervalを貫通し，LHBのすぐ後方を通過するアクセスルートが至適である。

・前方ポータル

　前上方ポータル作製の後，前方ポータルを作製する。烏口突起より1〜2cm遠位の位置から鏡視下にoutside-inで硬膜外針を刺入する。硬膜外針はrotator intervalに誘導するが，このとき肩甲下筋腱の上縁をかすめる高位に針先を誘導するとよい(**図5b**)。針が関節内に誘導できたら，針先の向きをコントロールし，関節窩前下方へスムーズにアクセスできるか必ず確認する(**図5c**)。Bankart修復などにおいてこのワーキングポータルの操作性は重要となる。

 図5 関節唇形成術のポータル作製

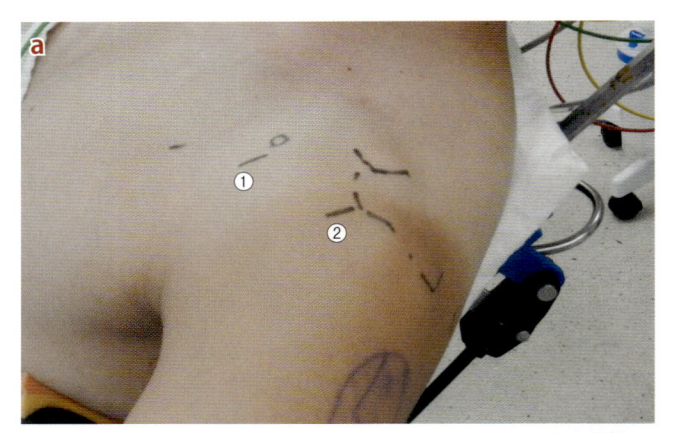

a：前上方からみたポータル作製位置
①前方ポータル
②前上方ポータル
b：硬膜外針をrotator intervalに誘導する。このとき肩甲下筋腱の上縁(白点線)をかすめる高位に針先を誘導する。
c：前方ポータル予定位置から刺入した硬膜外針を関節窩前下方へ進め，無理なく操作できるか確認する(図右が頭側，図左が尾側)。

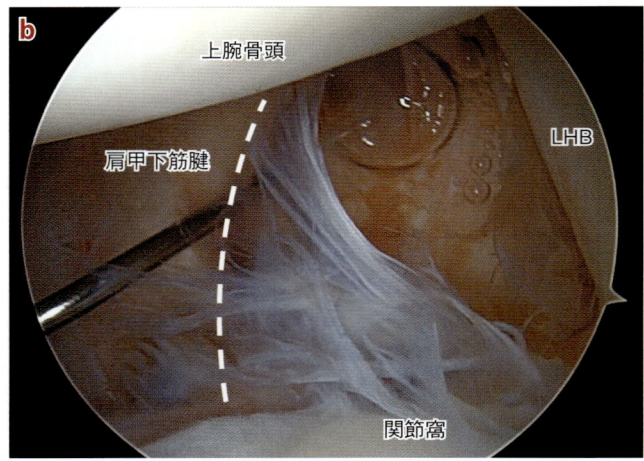

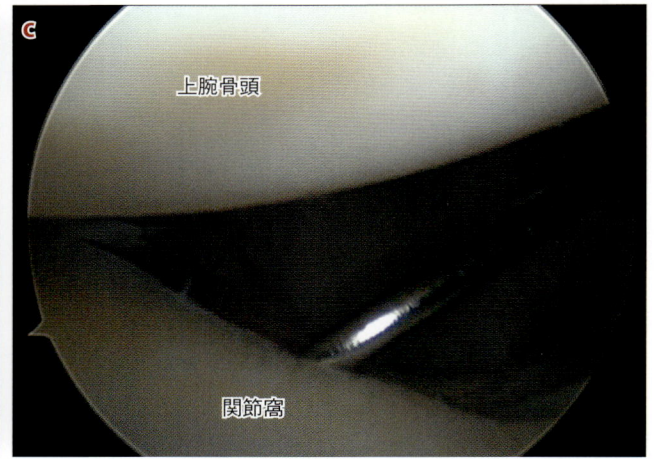

4 肩関節の基本的鏡視所見

後方鏡視（図6）

30°斜視鏡を後方ポータルから挿入し，まずLHBと肩甲骨関節窩を確認する。続いて，前方の関節内構成体を上から順に観察する［肩甲下筋腱，関節上腕靱帯（SGHL，MGHL，AIGHL），前方関節唇，腋窩関節包］。

続いて，骨頭後方のスペースへと関節鏡を引いてくると，骨頭後方の骨性病変（Hill-Sachs病変や軟骨損傷など）や後方〜前上方にかけての腱板損傷を関節内から確認することができる。

図6 後方鏡視で得られる関節内所見

a：Rotator intervalとその周囲の構成体
b：関節窩前下方の構成体
c：骨頭後方の骨性病変
d：腱板断裂例における棘上筋腱断裂（矢頭：断裂部断端）

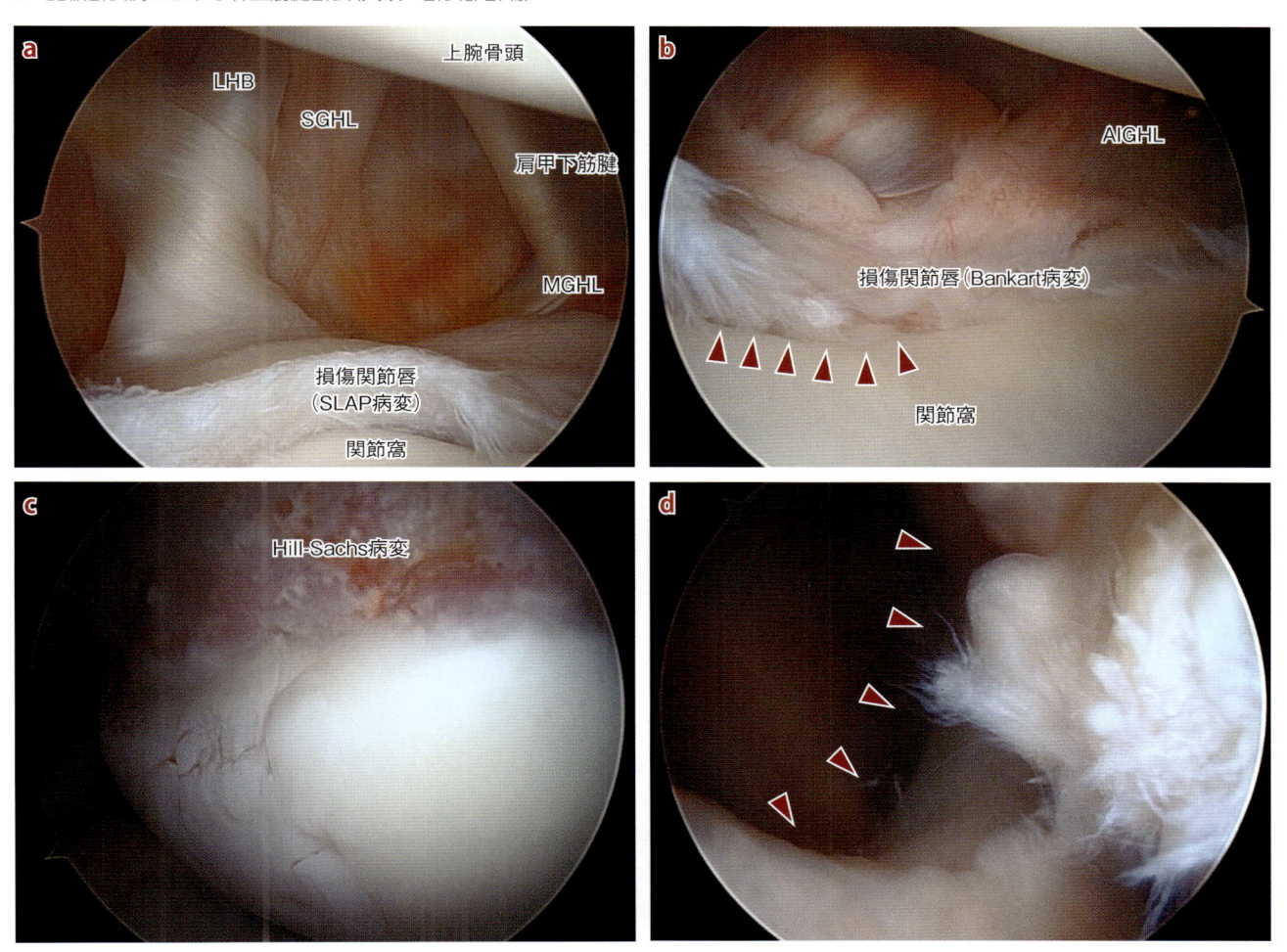

前上方鏡視（図7）

　関節唇損傷の場合，前上方鏡視も有用である。損傷し，肩甲骨頚部内側へ転位した関節唇関節包複合体の確認（**図7a**）や，上腕骨頭側関節包剥離損傷（humeral avulsion of the glenohumeral ligament lesion；HAGL）を含む前腋窩部関節包の評価（**図7b**）にも有用である。また，後方の関節唇損傷の評価は前上方鏡視（**図7c**）にて行う。

図7 前上方鏡視で得られる関節内所見

a：前方関節唇損傷
b：前腋窩部の関節包の観察所見
c：後方関節唇関節包複合体，および関節窩後方

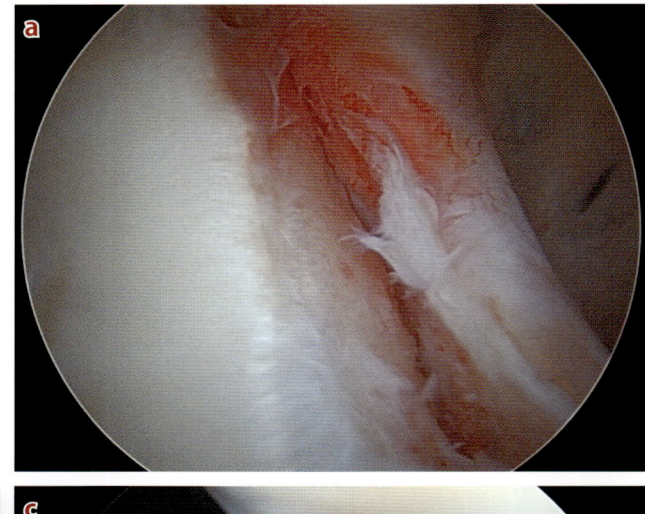
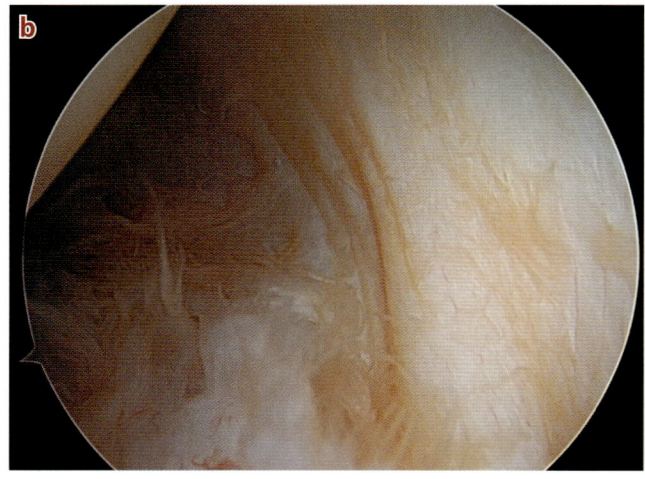
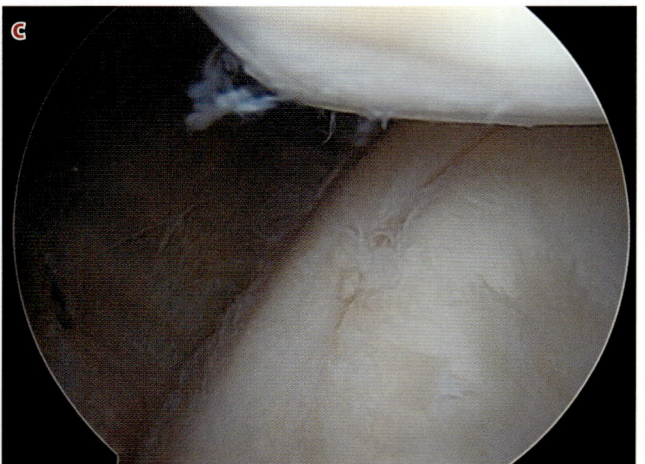

腱板断裂に対する鏡視下腱板修復術

福井総合病院整形外科スポーツ整形外科 **山門浩太郎**

手技の Point

▶ 患者の画像や臨床所見を確認する。

▶ 手術器具や消耗品などに，抜けがないか確認する。

▶ アンカーの挿入方法や手術器械の使用手順をあらかじめ確認する。

▶ ノットタイイングなど，手術前に行える練習は十分に積んでおく。

▶ 起こりうるトラブルに対する対処策を事前に想定しておく。

introduction

　鏡視下腱板修復術(arthroscopic rotator cuff repair；ARCR)は，変性疾患でありつつ外傷性でもある腱板断裂に対する手術として，若年者から高齢者に至るまで多くを対象とする術式である。かつては観血的修復術が一般的であったが，疾患の理解，技術の進歩，器械や縫合材料などのハードウェアの発展を背景として新たなゴールドスタンダードとなった，肩関節の治療において習得すべき術式である[1,2]。本項では，手術をマスターするためのステップを，事前の準備，手術の準備，実際の手術(手術手技)に分けて論じていく。

事前の準備

　ARCRの慣熟には，常日頃から手技の練習を行っておくことが重要である。手術件数が増えてくれば，糸結びなどの技量は実際の手術で維持されるが，習得期においては時間をみつけて修練する必要がある。

糸結び(ノットタイイング)の練習

　手術には，事前の準備が重要である。実際の手術に臨む前に，十分に習熟しておく。ノットには大きく分けてスライディングノットとノンスライディングノットがあり，数多のノットが考案されている。すべてを覚えておく必要はなく，スライディングノットとノンスライディングノットをそれぞれ1種類ずつ，弛まないよう，手元を見ずに行えるよう完璧にマスターする。

アンカーや縫合糸など，使用する物品の理解

　術者として使用するアンカーと縫合糸について，構造とコンセプトを理解する。アンカーによっては，パイロット孔の作製や縫合糸のロック操作など製品独自の手順を要する製品もあり，挿入方法を事前に理解し

手術Step

1 麻酔と体位 (p.12)

2 術前マーキング (p.13)

3 ポータル作製〜肩甲上腕関節鏡視 (p.14)

4 肩峰下鏡視の開始〜前側方および後側方ポータルを作製 (p.15)

5 腱板の修復 (p.15)

6 縫合糸を腱板にかける (p.16)

ておくことは重要である。手術中に手順を尋ねるような行為は決して許されない。また，縫合糸も製品によってハンドリングの手応えなどが大きく異なるため，手術前に確認しておくことが望ましい。さらには，手術練習用模型などがあれば，機会をみつけて練習を繰り返しておく。

わせがみられることもあり，そのような道具を使用すると挿入時に軟骨損傷などをきたすため注意が必要である。また，長く使用したノットプッシャーのホールには傷が入っていることがあり，溝が形成されると高強度糸でも容易に切断される。目視で確認する。そのほか，関節鏡視下手術の実施数が少ない施設では，ときにアルスロマチックなどの潅流水の在庫が少ないこともあるため，事前の確認が望ましい。

手術の準備

患者情報，手術器械，関節鏡システムの確認を行う

患者の理学所見や画像所見を再確認し，術式計画（特に追加処置の有無など）の認識に誤りがないことを確かめる。1日の手術件数が多くなると，思い込みが事故やトラブルを生みかねない。また，カニューラやアンカー，シェーバーのブレードといった消耗品がそろっているか確認する。関節鏡ポンプの圧と流量が他の医師や直前の手術の設定のままのこともあるため，確認する。盲点として，古いシステムでは製品の精度にばらつきがあり，関節鏡の外筒と内筒の間に隙間が残る組み合

ARCRで使用する器械と消耗品の準備

ARCRでは，ポータル作製の位置確認や縫合糸のリレー操作に，18Gスパイナル針を使用することが多い。また，カニューラは縫合糸操作や器械の出し入れに用いることが多いため，使用する器械のサイズに合わせた口径のカニューラを用意する。プラスチック製のディスポーザブルカニューラを使用することが多いが，再利用可能な金属カニューラや靴べら状の半筒カニューラも選択されることがある。

手 術 手 技

【動画】
鏡視下腱板
修復術

実際の手術

ここからは，標準的なARCRの手技である中サイズの棘上筋断裂を例として，記述を進める。

1 麻酔と体位

斜角筋ブロック補助下の全身麻酔で行われることが多いが，手技や施設によっては，斜角筋ブロック単独での手術も選択される。まず，麻酔導入後に，他動的に患肢の可動域を確認する。特に腱板不全損傷例や小断裂例では拘縮合併例が多い。軽度の拘縮であれば，このときに愛護的な授動術を行うこともあるが，手術開始時には出血により鏡視の難易度が上がる。

使用される体位は，ほぼ側臥位とビーチチェア位であるが，ビーチチェア位と側臥位の中間で患肢牽引下で手術を行うセミビーチチェア位の報告もある。いずれの体位を用いるかは術者の裁量に委ねられるところであるが，腱板手術では関節構成体の位置関係が把握しやすいビーチチェア位が多い印象がある。一方で，僧帽筋移行などの肩甲骨内側の処置が必要となる手技や大腿筋膜採取を必要とする手技では，側臥位を好む術者も多い。潅流圧は，40〜60mmHg程度が一般的である。一時的に100mmHg程度まで潅流圧を上昇させることに問題はないが，長時間の高圧潅流では周囲組織の浮腫による圧迫により関節鏡の視野に問題を生じる可能性がある。

患肢は，術中動かせるよう全体をドレーピングする。肢位は，軽度屈曲，外転，外旋位置を原則とする（**図1**）。アンカー挿入では，一時的に伸展内旋位をとることもあるが，伸展および内転が強くなると肩峰下の処置は難しくなる。患肢保持のためには，助手の手やメイヨー台などよりも，アームポジショナーや牽引装置を用いるほうが，手術の難易度が下がる（**図2**）。

図1 術中の患肢位置

患肢は，術中動かせるよう全体をドレーピングする。肢位は，軽度屈曲，外転，外旋位置を原則とする。
a：左肩，側方から
b：左肩，足元から

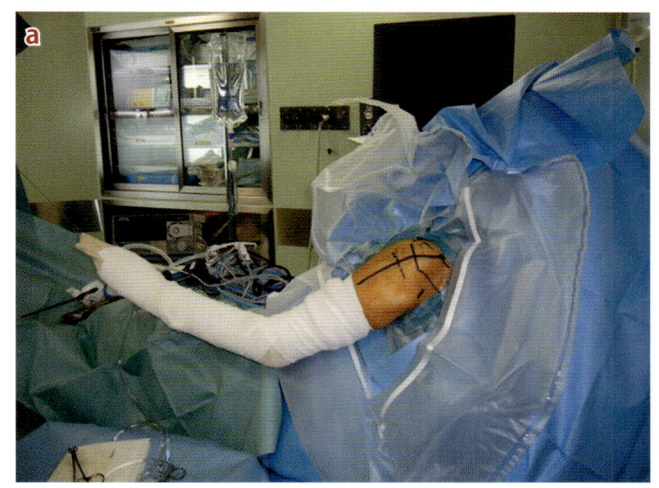
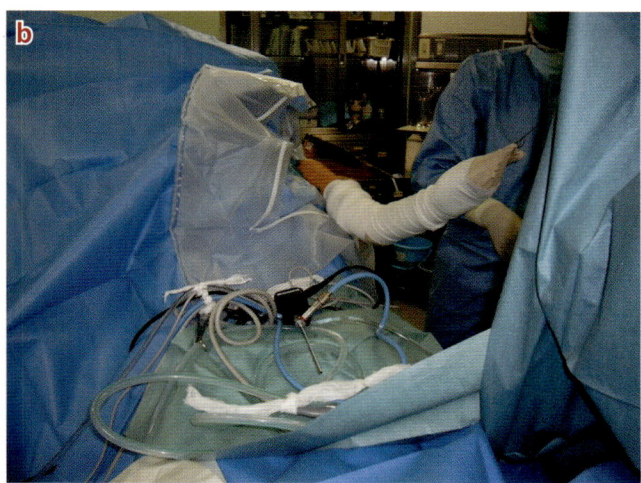

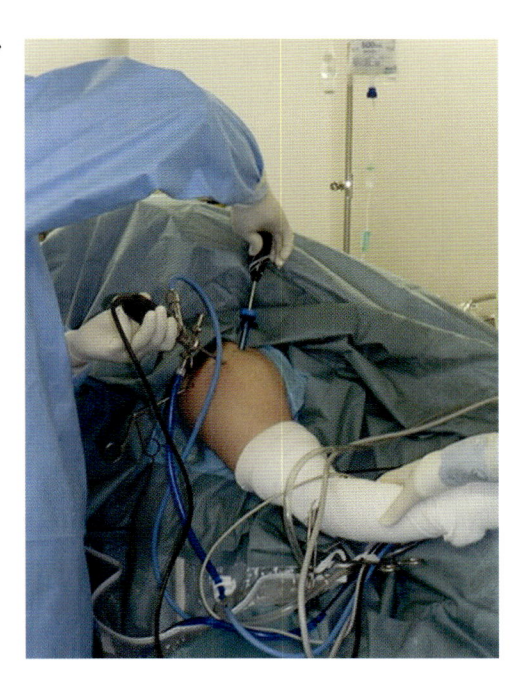

図2 前上方ポータルからのアンカー挿入

2 術前マーキング

　体表の解剖ランドマークをマーキングする**(図3)**。肩峰，鎖骨，烏口突起，肩鎖関節の位置を明確にするが，骨外縁には厚みがあることに注意する。肩峰外側縁は肩を上方から触知した辺縁と横からの触知では位置が異なる。すなわち，器械は基本的に「横」から挿入するため，上から認識した辺縁をマーキングして手術を開始すると，ポータルと骨との距離が近すぎることがある。また，器具間の干渉を避けるため，ポータル間は原則として2横指程度あける（2-finger rule）。

3〜4カ所のポータルを作製して手術を行うことが多い。必要に応じて適宜ポータルを追加する。誤ったポータルは手術に重大な支障を生じるため追加作製をためらう必要はないが，若干のずれであれば患者の肢位やカニューラを皮下で動かして三角筋の貫通位置を微調整することで対応可能である。ポータルの皮切は，縦でも横でもよい。縦皮切は器具の操作はしやすいが，肩外側の縦皮切は創の瘢痕が若干目立つ。横皮切を用いる場合，メスは皮下までの切開にとどめ，三角筋を横切しないように注意する。

後方ポータルから肩甲上腕関節にカメラを挿入し，次いで前方ポータルから器具を挿入して鏡視を開始する（**図3**）。関節鏡の挿入前にあらかじめ生理食塩水で関節を膨らませておくか否かは，術者の好みとなる。筆者は，後方ポータル作製予定位置から23Gカテラン針を用いて局所麻酔薬を10mL程度注入しているが，止血目的のほかに関節鏡挿入方向の確認を意図して行っている。また，術前に関節拘縮が強い症例では，関節鏡挿入時の軟骨損傷リスクを低減させる目的で，30mLをめどとして生理食塩水を注入している。筆者は，腱板手術では後方ポータルを肩峰から2〜3cm遠位の関節裂隙（いわゆるソフトスポット）を基準として，若干外側上方に作製している。挿入方向は，烏口突起を目標とする。皮下〜筋層を貫通後に硬い組織に当たる場合（むしろこちらが大多数であるが），愛護的に外筒を押し，それが上腕骨頭であるか肩甲骨であるかを判断する（容易に動くようであれば，骨頭である）。肩甲骨と判断される場合は，挿入方向を若干外側に動かす。骨頭であれば，少しずつ，外筒先端を上方かつ内側方向にずらし，骨頭軟骨の上面を滑り入る位置まで少しずつ調整する。力任せに無理に挿入すると骨頭内部に誤挿入されることがあり，注意が必要である。関節包を貫通した手応えを感じたら，外筒先端を上下左右に動かしてみる。正しく挿入されていれば上下方向に制限なく動き，左右に動かしたときに関節窩への接地感が得られる。内筒をスコープに交換し，肩甲上腕関節鏡視を開始する。

まず，腱板疎部に前方ポータルを作製し，ポータルからシェーバーや電気焼灼装置を挿入し，視野を確保する。ポータル作製は，体外から直接ポータルを作製するoutside-in法と関節鏡を盲目的に進めてスイッチングロッドなどを逆行性に挿入してポータルを確保するinside-out法があるが，視野確保が難しい場合を除いて，望ましい場所にポータルを作製しやすいことからoutside-in法が優先される。設置位置と設置方向は，体外からスパイナル針を刺入して目安とする。筆者は，18Gスパイナル針の内筒（スタイレット）を使用している。関節拘縮が合併する場合は，関節包切開を行ってもよい。また，上腕二頭筋長頭腱を観察する。肩甲下筋腱

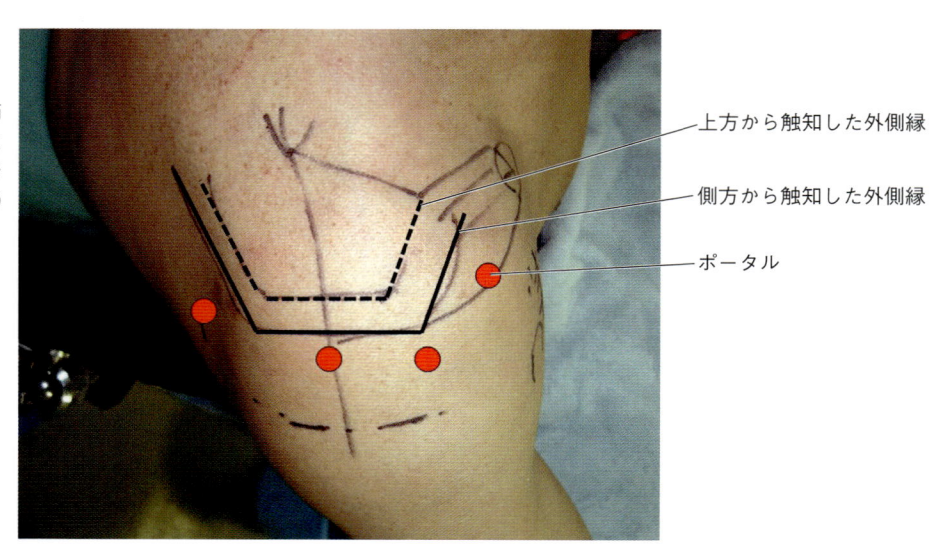

図3 マーキング

肩峰，鎖骨，烏口突起，肩鎖関節の位置を明確にするが，骨外縁には厚みがあり，肩峰外側縁は肩を上方から触知した辺縁と横からの触知では位置が異なる。

上方から触知した外側縁
側方から触知した外側縁
ポータル

完全断裂ではコンマサインが有名であるが，肩甲下筋停止部から結節間溝にかけての損傷は上腕二頭筋長頭腱に隠されていることがあるので，前方ポータルから挿入したプローブなどで長頭を動かして，また上腕骨頭を内外旋して確認する。また，上腕二頭筋長頭の走行に沿って骨頭軟骨の陥凹をみることも多いが（"brushing osteoarthritis"あるいは"chondral print"[3]），上腕二頭筋長頭腱障害との関連など病的意義については議論がある。上腕二頭筋腱に損傷あるいは不安定性がみられる場合は，処置（デブリドマン，腱切，腱固定）を行うか検討する。筆者は，処置を要する場合には腱固定を好んでおり，30%の症例で大胸筋下のミニオープン腱固定を，70%の症例で結節間溝部へのアンカー固定を行っている。

4 肩峰下鏡視の開始〜前側方および後側方ポータルを作製

次に，後方ポータルから肩峰下滑液包にカメラを再挿入し，肩峰下滑液包鏡視を開始する。内筒に取り替えた関節鏡を皮下まで戻し，肩鎖関節外側を目標に，骨頭上かつ肩峰下を這わせる感覚で挿入する。正しく挿入された場合は，先端を容易に左右に動かすことが可能となり，前方で烏口肩峰靱帯を柵状組織として触知することができる。初心者のうちは，肩鎖関節下面の脂肪体中に誤挿入されていることが多い。また，肩峰下滑液包壁内に挿入されていると視野が取りにくい。左右に先端を振っても視野を確保できない場合は，肩甲上腕関節鏡視時に作製した前方ポータルの皮切からシェーバーを挿入し，レンズを破損しないように注意しつつ軟部組織を除去する。

後方ポータルから鏡視しつつ，外側ポータルを作製する。筆者は，外側に2カ所のポータルを作製している。後外側ポータルを肩峰外側中間線付近から若干後方に作製し，主たるviewing portalとする。また，肩峰前方外側のポータルを作製し主ワーキングポータルとしている。腱板を見下ろす視野とするため，後外側ポータルは肩峰から1横指程度の「若干高め」に作製している。前外側ポータルは肩峰下縁と大結節レベルの中間付近に作製している。

5 腱板の修復

後側方ポータルからの視野を確保した後，前上方，前方，後方のポータルからシェーバーおよび電気焼灼装置を挿入してデブリドマンを行い，腱板断裂形態を把握する。必ずしも，肩峰下滑液包組織をすべて切除する必要はなく，筆者はむしろ腱板への血行保持のため可及的に温存するように努めている。また，ポータルにカニューラを設置するかについてはメリット，デメリットがある。設置により器具の出し入れ操作は容易になるが器具の到達範囲はカニューラにより若干の限定を受ける。筆者は，ほぼすべての症例において前上方ポータルにのみ，7mm径カニューラを設置して手術を行っている。

腱板断裂形態が把握できたら，レトリーバーあるいはグラスパーを用いて断端を大結節（肩甲下筋であれば小結節）に整復してみる。患肢の位置にも影響は受けるものの，断端には整復しやすい方向と動きの悪い方向があり，基本的に容易に動く方向へと修復をデザインする。次いで結節部のデブリドマンを行うが，必ずしも海綿骨を露出する必要はなく，皮質表面を削る程度でよいとされる。Vascular channel作製のため，マイクロフラクチャー処置を行うことも多い。また，大結節に残る腱板断端をあえて残しておくことで修復腱板の状態がよくなるとする意見もある[4]。

修復デザインを決定したら，アンカーを挿入する。アンカーは，患肢を伸展内旋（あるいは外旋）することで前上方ポータルから大結節および小結節のほとんどのエリアに挿入することができるが，前方ポータル，後方ポータルあるいは肩峰外側にアンカーポータルを作製して設置することもできる。挿入したアンカーの糸は，以後の処置において絡まないように，前方ポータルあるいは後方ポータルから引き出しておく。使用するアンカーの本数と設置位置は修復

デザインによって変わってくるが，スーチャーブリッジの内側アンカーや内側化単層縫合であれば大結節内側に，投球障害患者などに行う外側化単層縫合であれば大結節外側に挿入する。

6 縫合糸を腱板にかける（図4，5）

　縫合糸を腱板に通す過程は，前進式（antegrade passing）と引出し式（retrograde passing）に大別される。

　前進式では多くの場合，ディスポーザブルの針を使用するパサーが用いられる。前進式は，挿入するポータルから約40°程度の扇型範囲が守備範囲となり，かけた縫合糸は，先端の機械構造か他のポータルから挿入したグラスパーで回収する。手技は簡略となるが，押し出した針が硬性組織に当たると容易に折損をきたすこと，デラミネーションを生じた腱板ではどちらかの層のかかりが甘くなりやすいこと，変性し厚くなった腱板では針が出しにくく，ときに器具先端に針があたって折損するリスクがあること，針のコストが発生することなどに留意する。

　引き出し式としては，管腔針形状のパサーを用いる方法とバーズビーク形状のレトリーバーを使用する方法がある。管腔針型では，モノフィラメント糸を使用して体外でリレーする，ループとした細いモノフィラメント糸を用いて体内でリレーする，組み込んだ機械式のワイヤーで回収するといった方法がある。各々の手技については，それぞれの製品の情報を確認していただきたい。筆者は0号PDS糸を使用した体外リレーを行っている。引き出し式で縫合糸をかける場合は，腱板のテンションがないと針を通しにくいため，パサーを挿入したポータルの対面のポータルからレトリーバーで腱板を把持しつつ挿入角度を調整して針を貫通させる。縫合糸と縫合糸の間隔は5 〜 10mm程度離す。また，マットレス縫合を筋腱移行部に行うと内側列破綻を生じるリスクが高いとする指摘があり，筋腱移行部から5mm程度外側へ離す（safety margin[5]）。

　腱板にかかった縫合糸は，いずれかのポータルから回収し絡まないようにストアし，適切な順番で糸を結ぶ。中サイズの断裂であればすべての縫合糸がかかってからノットタイイングを行うほうが縫合糸をかけやすく，糸絡みが発生しにくい。糸通しと糸結びの順番の原則は，視野の「遠くからかけて，近くから結ぶ」であるが，delaminationが生じている場合はこちら

 図4 縫合糸がかかった腱板

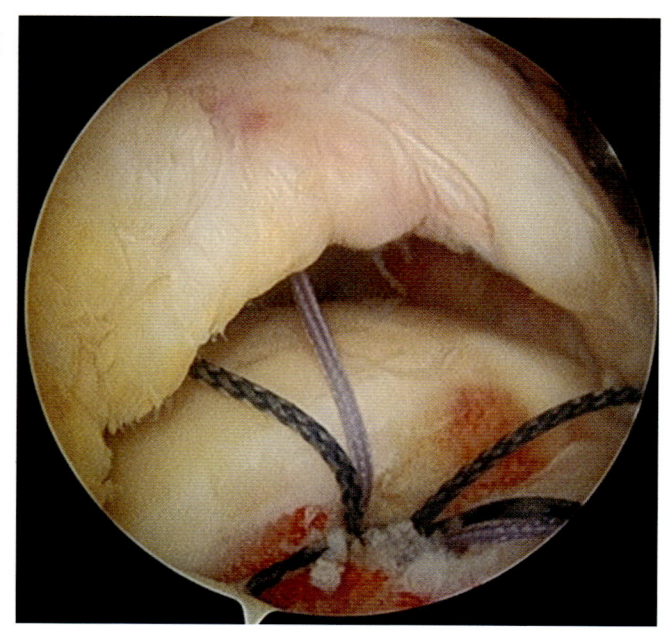

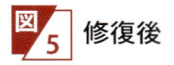
図5 修復後

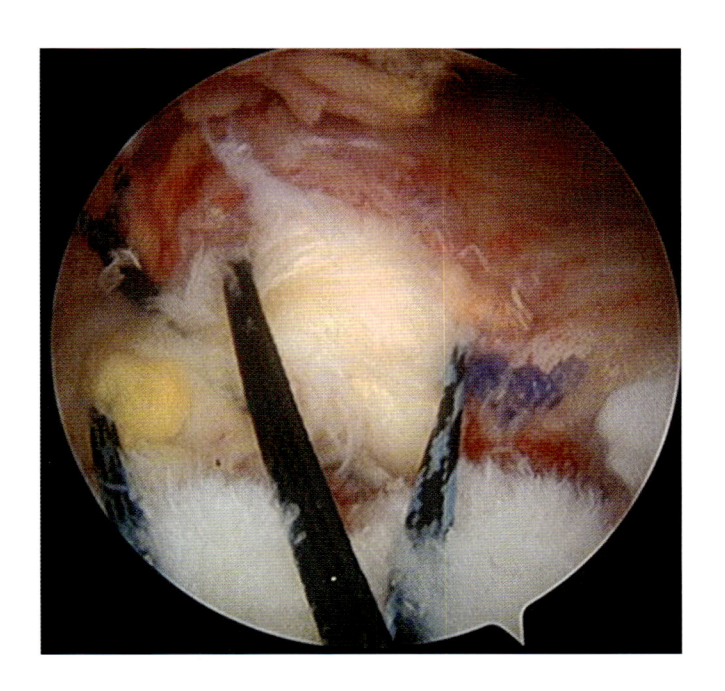

を優先し，特定の縫合糸による腱板断端の整復効果が期待できる場合は先に結ぶ。単層縫合あるいは重層縫合では，結んだ糸の余分をスーチャーカッターでカットする。断端が不整であったり，短く切りすぎた場合は，電気焼灼装置で断端を焼灼し「溶接」するとよい。内側縫合を行うスーチャーブリッジであれば，結んだ縫合糸を適切な本数で分け，大結節外側から5〜10mm程度遠位に外側用アンカーを用いて固定する。内側を縫合しないスーチャーブリッジであれば，糸を結ばずに外側アンカーで固定する。筆者は，テープ糸ではなく糸形状縫合糸を用いた場合，ブリッジした縫合糸のスリップアウト予防を目的として，外側アンカーを固定後にアンカー上でのノットタイイングを追加している。

後療法

　適切な後療法は手術のバイタルパートであるが，プロトコールに定番はない。しかしながら，最近の傾向として，アグレッシブなリハビリテーションよりも若干ゆっくりとしたプログラムが好まれるようである。術後患肢固定についても外転装具から，軽いスリングで済ますものまで多岐にわたる。筆者は，中サイズまでの棘上筋断裂であれば1〜3週程度のスリング使用を行っているが，大サイズ以上であれば4〜6週の外転装具固定を行っている。

その他の事項

鏡視下肩峰下除圧（arthroscopic subacromial decompression；ASAD）

　ARCRにASADを追加施行するかについては意見の分かれるところであるが，施行するタイミングにも若干の議論がある。ARCRの前に行うことで視野を確保しやすいとする意見があるが，筆者は腱板修復完成後に肩を動かしてみて，インピンジメントを生じる恐れがあると判断される場合にASADを行っている。

出血対策

　ターニケットを使用できない肩関節鏡では，出血対策が重要となる。低血圧麻酔を依頼することが望ましい。局所での対策として，灌流水にボスミンを混和する方法は，長時間手術で灌流水使用量が多くなった場合には，ボスミンの吸収による副作用に注意が必要となる。

筆者は，関節鏡挿入前に，ポータル作製位置と肩峰下滑液包および肩甲上腕関節に0.5%エピネフリン加キシロカイン20mLを分注している。

　滑液包内でのデブリドマン時に，烏口肩峰靱帯周囲（胸肩峰動脈の分枝）や肩鎖関節周囲の脂肪組織から，動脈性出血を生じることはまれではなく，いわゆる"red out"となり慣れないうちは視野を失って焦ることも多い。出血はその直前に行った操作によって生じているため，関節鏡をむやみに動かすと対応が難しくなるため，その場にとどまって一時的に灌流圧を上げて対応すると比較的容易に止血できることが多い。

ラーニングカーブについて

　ARCRは，難易度の高い手術とみなされている。習熟するまでの期間は他の手術よりも長期を要する。しかしながら，Otlansら[6]は，練習台を使用したノットタイイングの練習効果についてノットのサイズと引張負荷試験での伸び耐性を指標としてノットタイイングの成功率を検証しているが，トレーニング前には正しく結べたレジデントは約27%であったが，数日の練習後で約67%まで向上したと報告している。また，Guttmannら[7]は，最初の10例を経験した後に手術時間の変化がなだらかになることを報告し，10例を目安としている。より大規模の報告として，Elkinsら[8]は，1,600例のARCRを検証し，初期には35分だった手術時間が450例を超えた後の平均が20分へと短縮したと報告している。いずれにしろ，最初の20例程度は長時間手術の覚悟が必要である。また，手術に臨む前に行える練習は十分に積んでおくこと，起こりうるトラブルに対する対処策を事前に想定しておくことが重要と考える。

文献

1）石橋恭之 監, 三幡輝久 編. ビジュアル・サージカルテクニック 肩関節鏡視下手術. 東京: 文光堂; 2021.

2）菅谷啓之 編. 肩関節手術のすべて. 東京: メジカルビュー社; 2018.

3）Castagna A, Mouhsine E, Conti M, et al. Chondral print on humeral head: an indirect sign of long head biceps tendon instability. Knee Surg Sports Traumatol Arthrosc. 2007; 15: 645-8.

4）Su W, Li X, Zhao S, et al. Native enthesis preservation versus removal in rotator cuff repair in a rabbit model. Arthroscopy 2018; 34: 2054-62.

5）Neyton L, Godenèche A, Nové-Josserand L, et al. Arthroscopic suture-bridge repair for small to medium size supraspinatus tear: healing rate and retear pattern. Arthroscopy 2013; 29: 10-7.

6）Otlans PT, Buuck T, Rosencrans A, et al. Orthopaedic resident arthroscopic knot-tying skills are improved using a training program and knot-tying workstation. Arthrosc Sports Med Rehabil 2021; 3: e867-71.

7）Guttmann D, Graham RD, MacLennan MJ, et al. Arthroscopic rotator cuff repair: the learning curve. Arthroscopy 2005; 21: 394-400.

8）Elkins AR, Lam PH, Murrell GAC. Duration of surgery and learning curve affect rotator cuff repair retear rates: a post hoc analysis of 1600 cases. Orthop J Sports Med 2020; 8: 2325967120954341.

Ⅰ 肩関節

広範囲腱板断裂に対する
鏡視下肩上方関節包再建術

大阪医科薬科大学整形外科　**三幡輝久**

手技の Point

- ▶手術体位は，側臥位が望ましいが，ビーチェアポジションでも可能である。
- ▶適切な大きさと硬さを兼ね備えたグラフトを作製することができるかどうかが手術成績に影響する。
- ▶烏口肩峰靱帯を切離し，肩峰下除圧術を十分に行うことにより，手術中のワーキングスペースを確保する。
- ▶グラフトと後方の残存腱板（棘下筋腱，小円筋腱）を必ず縫合する。
- ▶感染対策を十分に行う。

introduction

　広範囲腱板断裂の多くは陳旧性断裂を伴っており，棘上筋や棘下筋の高度な萎縮や変性を認める場合には修復が困難なことも少なくない。そのような修復困難な腱板断裂に対してわれわれの考案した肩上方関節包再建術は，肩甲上腕関節の安定性を高め，骨頭を求心位に保持することにより肩関節の可動域と筋力を回復させる術式である[1～3]。スポーツや重労働への復帰率が高いことから活動性の高い若年者において推奨される術式であるが[4]，内科的合併症を認めることの多い高齢者においても人工関節より低侵襲である鏡視下肩上方関節包再建術は有用である[5]。本項では，広範囲腱板断裂に対する鏡視下肩上方関節包再建術の手術手技について述べる。

手術適応と術式選択

　断裂腱の変性がほとんどない修復可能な腱板断裂に対しては鏡視下腱板修復術を行う。修復可能であっても変性が強く，腱成分がかなり薄くなっている症例や腱成分がかなり短くなっている症例，また筋腱移行部の脂肪変性が強い症例に対しては，肩上方関節包再建術を行ったうえで，グラフトの上に腱板を修復する（superior capsule reconstruction for reinforcement：SCR-R）。腱板断端が大結節に届かない場合には鏡視下肩上方関節包再建術のみを行う。

　頚椎症性神経根症や腋窩神経麻痺などの神経障害により三角筋の筋活動に重度な低下を認める場合には，鏡視下肩上方関節包再建術を行っても機能回復は期待

手術Step

1. 手術体位と感染予防(p.20)
2. 肩甲上腕関節内鏡視と関節内病変の処置(p.21)
3. 肩峰下滑液包内鏡視と肩峰下除圧術(p.21)
4. 移植する大腿筋膜の大きさの決め方と採取方法(p.22)
5. 肩甲骨関節窩へのアンカーの設置(p.24)
6. 大結節へのアンカーの設置(p.24)
7. 大腿筋膜の縫着(p.24)

できない。肩の挙上困難な症例に対しては，術前に神経学的診察を十分に行う必要がある。

手術に必要な解剖

腱板の走行と付着部の位置を十分に理解することは，鏡視像を理解するうえで不可欠である。関節窩上部の骨形態を理解することで，適切な位置にスーチャーアンカーを設置することができる。広範囲腱板断裂患者においては，大結節にerosionが起きている場合や，大結節近くの上腕骨頭軟骨が消失している場合があるため，正常な大結節の骨形態を理解したうえで大結節側にも適切な位置にスーチャーアンカーを設置する必要がある。広範囲腱板断裂患者の多くは，肩峰と鎖骨遠位端に骨棘を認める。術中にどの部分が骨棘かを理解するためにも，正常な肩峰と鎖骨遠位端の形態を知る必要がある。

手 術 手 技

1 手術体位と感染予防

大腿筋膜採取を行うために側臥位(**図1**)が望ましいが，ビーチチェアポジションでも手術は可能である。アクネ菌による術後感染を予防する目的で，消毒前にクロルヘキシジンで上肢全体と大腿筋膜採取部を清拭する。消毒後はイソジン®ドレープで完全に覆い，皮膚が露出しないようにする(**図1**)。

Point コツ&注意点

- 腱板修復術では感染が起きることはほとんどないが，グラフトの移植手術では感染に注意をする必要がある。

図1 手術体位(側臥位)

クロルヘキシジン(**a**)による清拭とイソジン®ドレープ(**b**)。

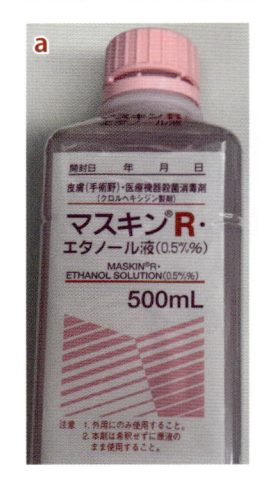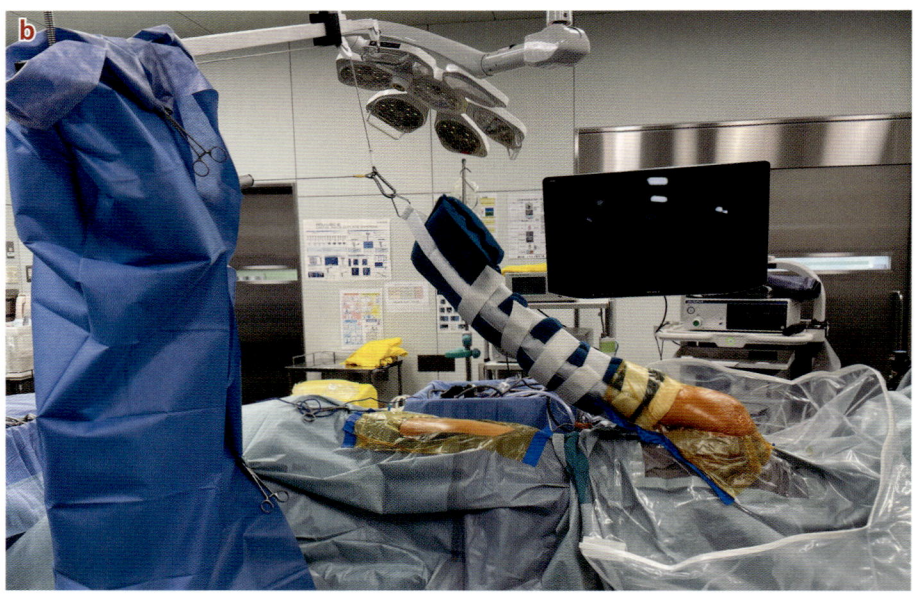

②　肩甲上腕関節内鏡視と関節内病変の処置

　まず肩甲上腕関節内鏡視により腱板断裂部とその合併病変を観察する。上腕二頭筋長頭腱に不全断裂を認めても，必ずしも腱固定術や腱切離術を行う必要はない。肩甲下筋腱断裂を認める場合には必ず修復を行う。

Point コツ&注意点
- 上腕二頭筋長頭腱を切離して上方関節唇も切除することで，肩甲骨関節窩の展開が容易となるため，初心者の場合には上腕二頭筋長頭腱固定術や切離術が推奨される。

③　肩峰下滑液包内鏡視と肩峰下除圧術

　広範囲腱板断裂患者においては，ほとんど全例に肩峰下骨棘を認める。まず烏口肩峰靱帯を肩峰付着部から切離して，肩峰前外側から肩鎖関節部の骨棘を露呈し，完全に切除する。肩峰下面も前縁から後縁までの全範囲を1～2mmの厚さで切除する。鎖骨遠位端下面にも骨棘を認めることがあり，肩峰下面とflatになるように切除を行う（**図2**）。これらの操作により術後グラフト断裂のリスクを減らすことができるだけでなく，肩峰下のスペースが広くなるため手術操作が容易となる。特に初心者においては，肩峰下除圧術をしっかりと行うことが推奨される。

　腱板断裂により露出している大結節の遺残軟部組織は可及的に取り除き，大結節表面の骨組織を露呈する。大結節の処置は軟部組織を取り除くだけとし，骨切除はできる限り行わない。大結節表面の皮質骨を取り除くとスーチャーアンカーの固定性が低下し，術後アンカー脱転の危険性が高くなるため，できる限り皮質骨を温存する（大結節表面に凹凸がみられる場合には最低限の骨切除で平坦化する）。肩上方関節包再建術においては，マイクロフラクチャー（大結節に穴を開けて治癒を促す方法）を行う必要はない。

Point コツ&注意点
- 肩峰下除圧術を行うことで肩峰下の視野が良好となるため，グラフトを適切な位置に挿入し縫着できるだけでなく，視野不良による術中トラブルのリスクが減るために結果的には手術時間の短縮につながる。

図2　肩峰下除圧術

a：肩峰下に骨棘を認める。
b：肩峰下除圧術後

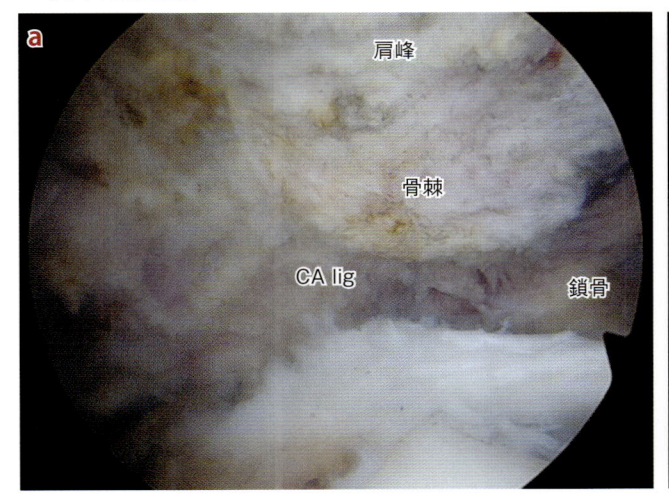
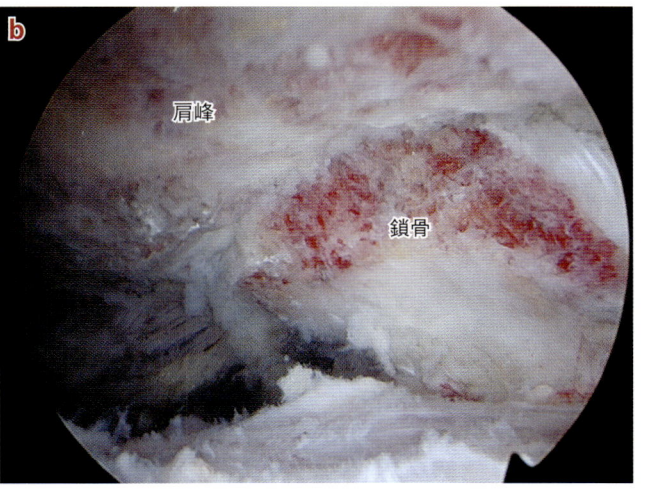

4 移植する大腿筋膜の大きさの決め方と採取方法

　肩上方関節包の欠損範囲（前後方向，内外側方向）を目盛り付きのプローブを用いて計測する。前後方向の計測は大結節上で行う（ほとんどの場合は関節窩側の上方関節包の欠損範囲は大結節側の欠損よりも小さいため，大結節側に合わせてグラフトを作製すれば関節窩側も十分に覆うことができる）。その際，変性した薄い残存腱板はすべて切除し，腱板の部分修復を行うことなく（部分修復術は腱板やグラフトの緊張が強くなり，術後のグラフト断裂や残存腱板の断裂につながる），実際の欠損範囲を計測する。内外側方向には，断裂した腱板の大きさではなく，肩甲骨関節窩上縁（関節唇付着部）から大結節外側縁までの上方関節包の長さを計測する（肩30°外転位）。それらの計測値をもとに移植する大腿筋膜の大きさを決定する。

　大腿筋膜の前後幅は欠損部の前後方向の長さと同じ長さとし，大腿筋膜の内外側長は肩甲骨関節窩上縁から大結節外側縁までの長さ（上方関節包の長さ）に1.5cm加えた長さ（肩甲骨関節窩のフットプリントの幅を1.5cmとする）とする（**図3**）。大転子から約4〜5cm遠位後方に，大腿筋膜から大腿骨に連続する2本の腱線維（筋間中隔）が存在する。6〜8mmの厚みのあるグラフトを作製するためには，この2本の腱線維を必ず含むようにする（**図4**）。バイオメカニクス研究結果から移植する大腿筋膜の厚みは8mmが最良と考えているため，採取した大腿筋膜を2重あるいは3重に重ね合わせて作製する（**図5**）。

 グラフトのサイズの決定

グラフトサイズ
・移植腱の前後幅：欠損部の前後幅と同じサイズ
・移植腱の内外側の長さ：大結節外側縁から肩甲骨関節窩上縁までの長さに，1.5cm加えたサイズ
・移植腱の厚さ：6〜10mm

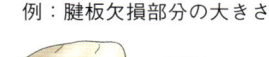

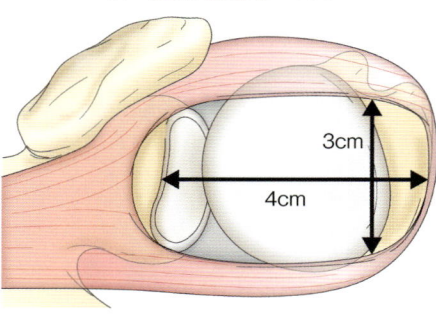

例：腱板欠損部分の大きさ

3cm
4cm

例：グラフトの大きさ

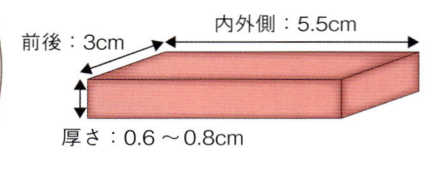

前後：3cm
内外側：5.5cm
厚さ：0.6〜0.8cm

 大腿筋膜採取

a：採取部位
b：まず大腿筋膜の前方，近位，遠位を切離する。
c：大腿筋膜を反転すると筋間中隔が確認できる。

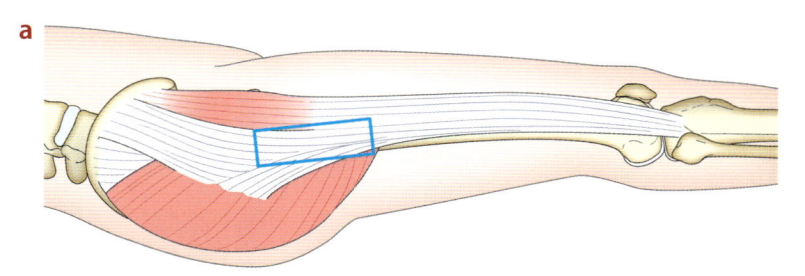

a

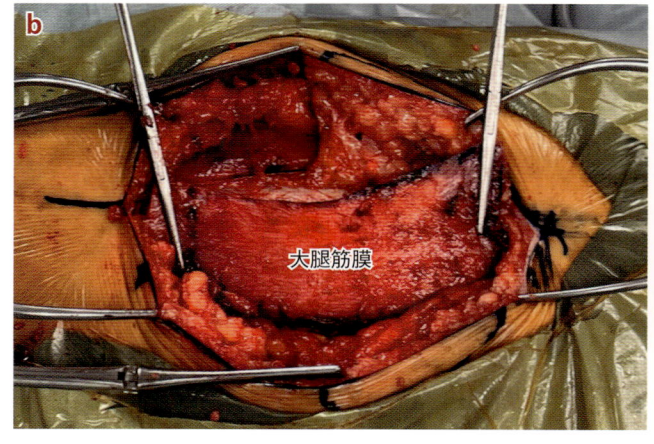

b
大腿筋膜

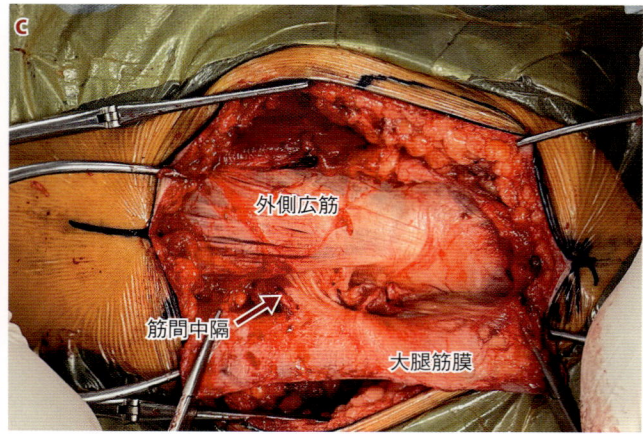

c
外側広筋
筋間中隔
大腿筋膜

図5 グラフト作製

a：採取した大腿筋膜
b，c：大腿筋膜で作製したグラフト

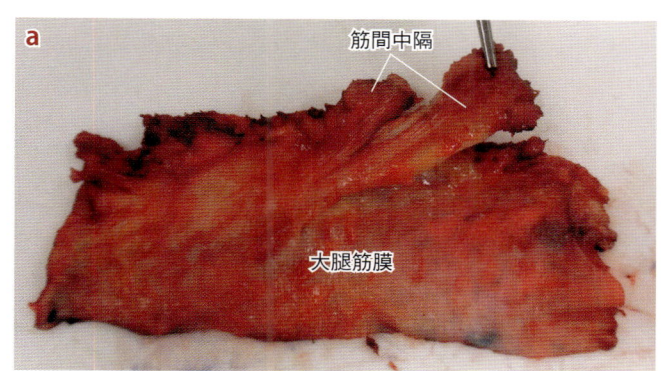
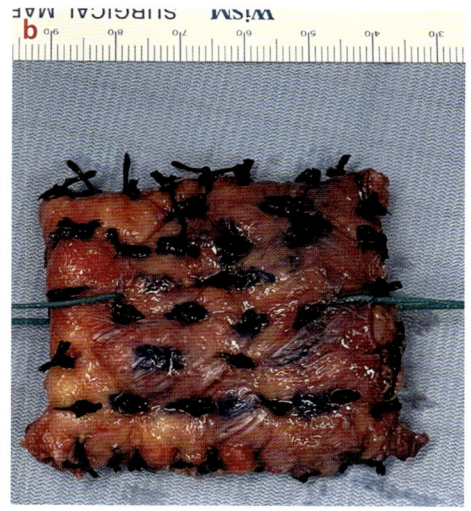
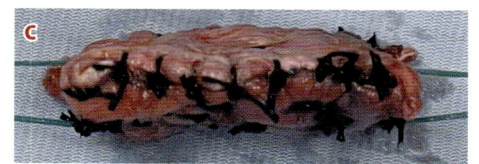

図6 大腿筋膜採取後の閉創

a：筋間中隔採取後の欠損部に糸をかける。
b：外側広筋と大殿筋の間を強固に縫着する。

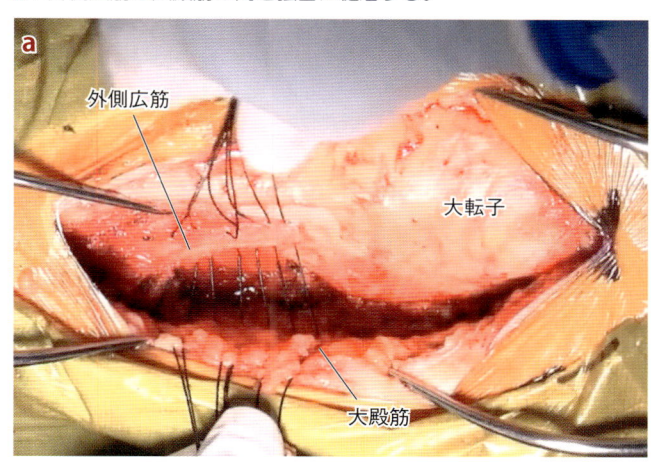
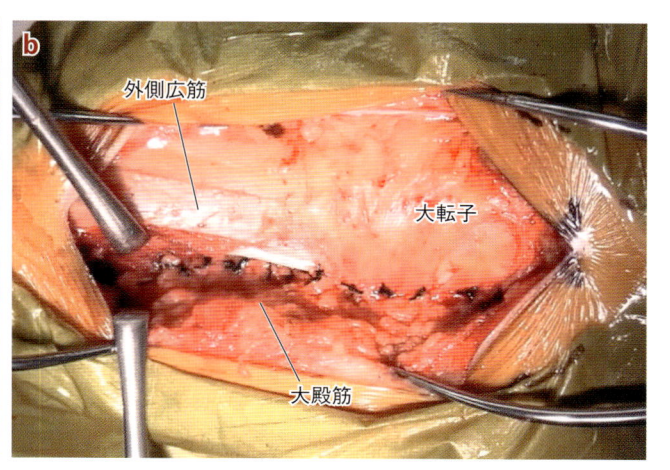

　大腿部の術後合併症を防ぐためには，大腿部の閉創手技を十分に理解する必要がある。大腿筋膜と筋間中隔を採取後に大殿筋を外側広筋に縫着する（図6）。その際には非吸収性の2号糸10本くらいを用いて，デッドスペースが完全になくなるように，かつ術後に股関節屈曲時に糸が切れないように強固に密に縫合する。さらには皮下脂肪と筋膜採取部の間を細かく縫合し，皮下にもデッドスペースを残さないことで血腫を完全に防ぐことが可能である。術後に血腫が起きなければ，筋膜採取部の愁訴も比較的早期に消失する。

Point コツ&注意点

● 日本人の場合，グラフトの内外側の長さは5mmまたは5.5mmである。これより短ければフットプリントに縫着できる面積が小さく，術後のグラフト断裂のリスクが高くなる。

Point コツ&注意点

● 術後の大腿部の愁訴をなくすためには，大腿部の閉創はかなり重要である。しっかりと注意点を理解した医師が閉創すべきである。

5 肩甲骨関節窩へのアンカーの設置

　肩甲骨の関節上結節の軟部組織を可及的に除去し骨組織を露呈する。その後，2本の直径4.5mmまたは4.75mmのスーチャーアンカーを肩甲骨関節窩上部に設置する（**図7**）。1本のアンカーは肩鎖関節の前縁から刺入し，烏口突起基部（右肩の1時，左肩の11時）に設置する，もう1本はNeviaser portalから関節窩の後上方部（右肩の10〜11時，左肩の1〜2時）に設置する。

6 大結節へのアンカーの設置

　直径4.5mmまたは4.75mmのスーチャーアンカーを大結節フットプリントの内側縁に2本設置する（**図7**）。1本は露出した大結節の前縁に，もう1本は後縁に刺入する。棘上筋腱，棘下筋腱だけでなく小円筋まで完全に断裂しているような広範囲断裂の場合には，後方のアンカーは大結節のmiddle facet後縁に設置する。広範囲断裂であっても大結節内側のアンカーは2本で十分な固定性がある。

図7 アンカーの設置位置

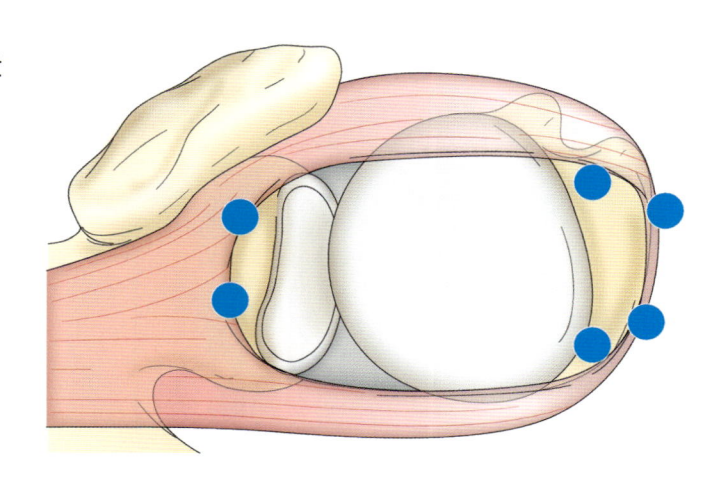

7 大腿筋膜の縫着

　3〜4cmに拡大した外側ポータルから術前に準備している10ccのディスポーザブルの注射器（先端を切り落とし，縦にスリットを入れておく）をカニューラ代わりに挿入する。また前方ポータルには関節鏡用のカニューラを挿入する。

　大腿筋膜から作製したグラフトの内側と外側に糸を1本ずつかけてleading sutureとして用いる。まずは内側のleading sutureを外側ポータルから関節内に挿入し，前方ポータルから取り出す。それによりグラフトを落とす心配がなくなる。

　まずは大結節内側縁に設置したスーチャーアンカーのテープと糸を外側ポータルから取り出す。すべてのテープと糸を大腿筋膜グラフトの外側縁から約1.5cmの部分にマットレスでかける（**図8**）。続いて外側ポータルに挿入している注射器で作製したカニューラをいったん抜去し，グラフトにかけたテープと糸を注射器カニューラからはずす。その後に注射器カニューラを再度挿入すると，すでにグラフトにかけているテープと糸が注射器の外に位置する。それにより次にかける関節窩側の糸と絡む心配がなくなる。

　続いて肩甲骨関節窩に設置したスーチャーアンカーの糸を外側ポータルから体外に取り出し，大腿筋膜グラフトの内側縁から約1.0cmの部分にマットレスでかける（**図8**）。通常は1本のアンカーに2本の糸がついており，2本ともに使用する。

図8 グラフトにかける糸の位置

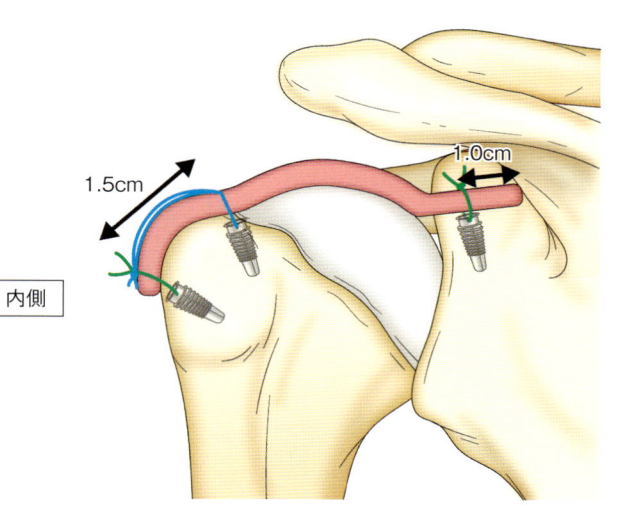

外側　内側

1.5cm　1.0cm

図9 大腿筋膜グラフトの挿入

a：すべての糸とテープを体外でかける。
b：注射器のカニューラを抜去し，関節内に挿入する。

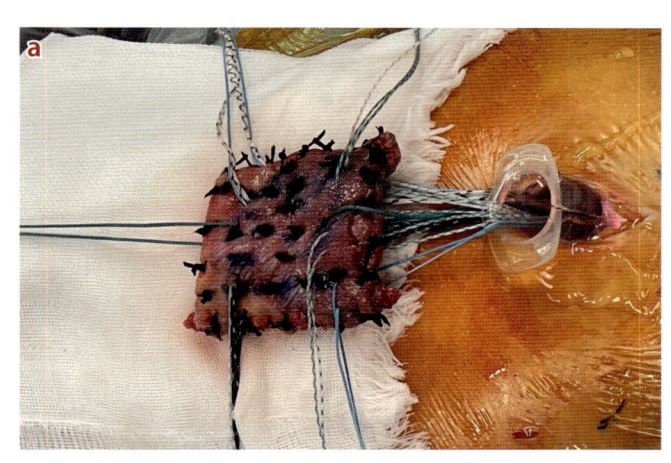

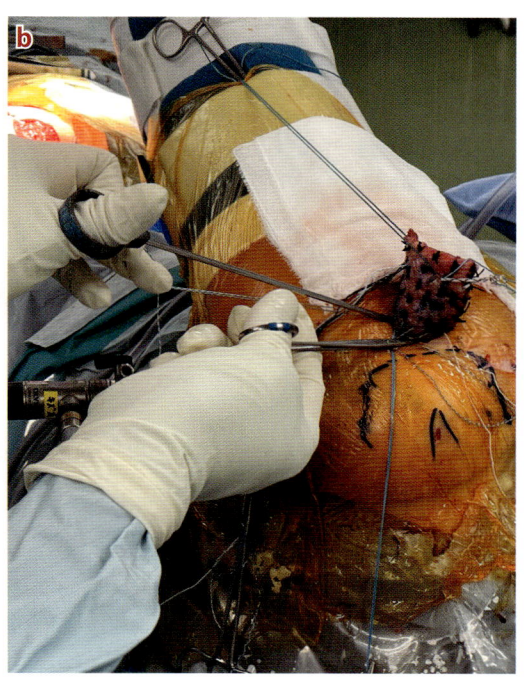

　すべての糸を大腿筋膜グラフトにかけた後は注射器カニューラは必要がなくなるため抜去する（図9）。グラフトにかけているすべてのテープと糸を1本1本引っ張ることにより弛みを取る。グラフト内側にマットレスでかけている1組の糸をknot pusherに通し，そのknot pusherでグラフトを徐々に関節内に押し込んでいく。グラフトが大きく，関節内に入りにくい場合にはコッヘルでグラフトを把持して関節内に誘導する（図9）。この際にグラフトが反転しないように注意する。約1～2cmグラフトを押し込むたびにすべてのテープと糸を1本1本引っ張ることにより弛みを取ることが大事である。常時テープと糸が緊張していれば，グラフト挿入途中で糸が絡むことはない。グラフトが関節内に入り，グラフトの内側縁が肩甲骨関節窩に位置していることを確認したら，グラフトの関節窩側にマットレスでかけている糸をすべて縫合する。その後は内側のleading sutureは必要がなくなるため抜去する。
　グラフトの外側にマットレスでかけているテープと糸をいったん他のポータル（アンカー刺入のポータルか前方ポータル）に引き出す。グラフトを挿入した外側ポータルから関節鏡用の

カニューラを挿入するが，皮切が大きいためカニューラが抜けないように皮膚を一部縫合する。スーチャーブリッジに使うテープのみを外側のカニューラから取り出し，2本の直径4.75mmまたは5.5mmのノットレスアンカーを用いて大結節外側縁より約5〜10mm下方に固定する（スーチャーブリッジ）。1本目のノットレスアンカーは肩を外旋させることで大結節前方に設置し，2本目のノットレスアンカーは肩を内旋させることで，大結節後方に設置する。スーチャーブリッジ完成後に，グラフトの大結節側（大結節内側縁）にマットレスでかけている糸を縫合する。

　最後に，大腿筋膜と棘下筋腱の間，あるいは大腿筋膜と小円筋腱の間を2〜3本の糸かテープを用いて側々縫合を行う（**図10**）。術後拘縮のリスクを減らすために前方の側々縫合を行わないことが多いが，大腿筋膜と肩甲下筋腱あるいは残存する棘上筋腱の間に間隙がみられる場合には，1本の糸かテープを用いて側々縫合を行う。その際には緊張が強すぎないように注意する。

 図10 鏡視所見

a：修復不能な腱板断裂
b：鏡視下肩上方関節包再建術後

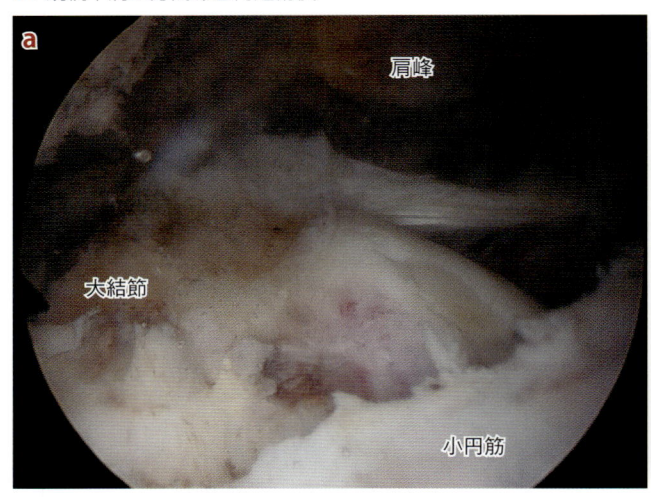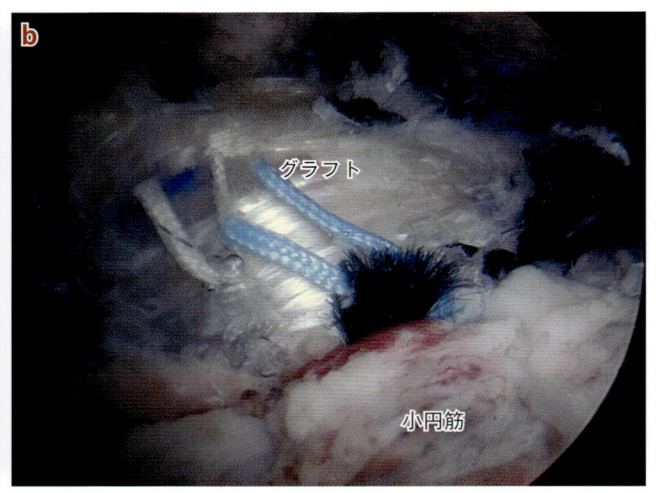

後療法

　外転装具（Block Shoulder Abduction Sling，永野義肢，**図11**）を4週間装着し（腱板修復術後の再断裂例に対して手術を行った場合には6週間の装具固定と行う），可能であれば術直後から等尺性筋力訓練を行う。5週目から外転保持用の三角ブロックをはずしてslingのみとし，振り子運動を開始する。6週目からslingをはずし，仰臥位での他動運動，自動挙上運動を開始する。2カ月後からは坐位での自動挙上運動，筋力訓練を開始する。

　術後1年以上経過してから自動挙上が可能となる症例もあり，リハビリテーションを継続することが重要と考える。術後早期に過度なROM訓練や筋力訓練を行うことによりグラフトが断裂することがある。また適度なROM訓練を行うことができなければ術後拘縮の原因となる。鏡視下肩上方関節包再建術後に良好な機能回復を獲得するためには，腱板断裂の病態と手術を熟知した理学療法士が術者の指示に従いながらリハビリテーションを進めることが望ましい。

図11 Block Shoulder Abduction Sling（永野義肢）

https://naganogishi.jp/publics/index/42/

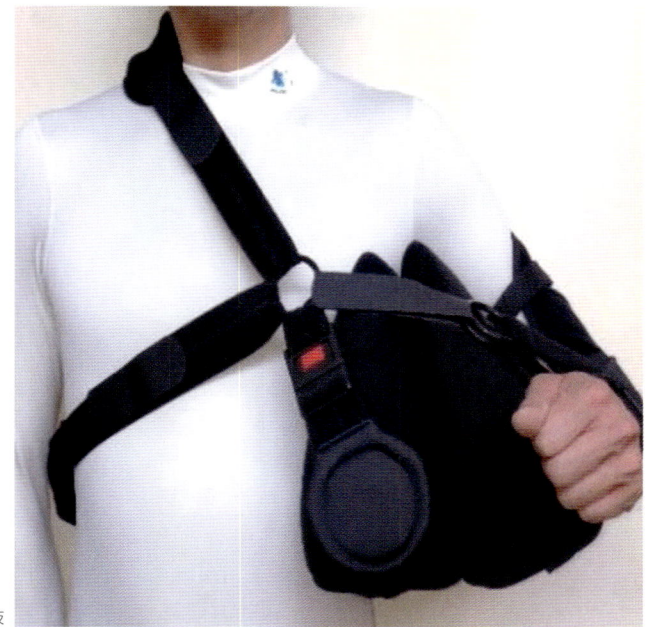

画像提供：有限会社永野義肢

文献

1）Mihata T, McGarry MH, Pirolo JM, et al. Superior capsule reconstruction to restore superior stability in irreparable rotator cuff tears: a biomechanical cadaver study. Am J Sports Med 2012; 40: 2248-55.

2）Mihata T, Lee TQ, Watanabe C, et al. Clinical results of arthroscopic superior capsule reconstruction for irreparable rotator cuff tears. Arthroscopy 2013; 29: 459-70.

3）Mihata T, Lee TQ, Hasegawa A, et al. Five-year follow-up of arthroscopic superior capsule reconstruction for irreparable rotator cuff tears. J Bone Joint Surg Am 2019; 101: 1921-30.

4）Mihata T, Lee TQ, Fukunishi K, et al. Return to sports and physical work after arthroscopic superior capsule reconstruction among patients with irreparable rotator cuff tears. Am J Sports Med 2018; 46: 1077-83.

5）Mihata T. Clinical outcomes of arthroscopic superior capsule reconstruction in patients aged over 70 with irreparable rotator cuff tears. JSES Int 2024; 8: 667-72.

I 肩関節

肩鎖関節脱臼に対する鏡視補助下靱帯再建術

広島市立広島市民病院整形外科　**横矢　晋**

手技の Point

▶体位はビーチチェアポジションとし，ドリリングしやすいよう頚椎を反対側に側屈させる。

▶術中imageの確認を容易にするため，Cアームは健側から挿入する。

▶まっすぐドリリングするためにガイドの保持とドリリングは別の者が担当する。

▶肩峰下滑液包（subacromial bursa；SAB）における人工靱帯の探索を容易とするために，作製した鎖骨骨孔にカテラン針を挿入する。

introduction

本項では肩鎖関節脱臼に対する鏡視補助下烏口鎖骨（菱形・円錐）靱帯・肩鎖靱帯同時再建術の手術手技について述べる。

手術適応・術式選択

対象疾患としては現在のところ肩鎖関節脱臼のRockwood分類[1] III 型以上を適応としている（**図1**）。Rockwood分類 I 型はいわゆる肩鎖関節捻挫のため手術適応外であるが， II 型の肩鎖関節亜脱臼の状態であっても保存加療後に疼痛が残存するような症例では潜在的な肩鎖関節の不安定性が残存している場合があり，そのような場合には菱形靱帯のみ再建を行うことで肩鎖関節が安定することがある。

手術に必要な解剖

本手技は関節鏡で烏口突起の裏面を露出させる必要があり，肩関節鏡における基本手技の習得が必須である［「肩関節鏡手術の基本手技」(p. 2)を参照］。またSAB鏡視を行いながら肩鎖関節のさらに内方に進入して菱形靱帯や円錐靱帯の正常な走行に近い位置に骨孔を作製するため，鎖骨遠位部と菱形靱帯や円錐靱帯の解剖的位置関係や走行（**図2**）を理解しておく必要がある[2]。

手術Step

図1 Rockwood分類Ⅲ型の肩鎖関節脱臼

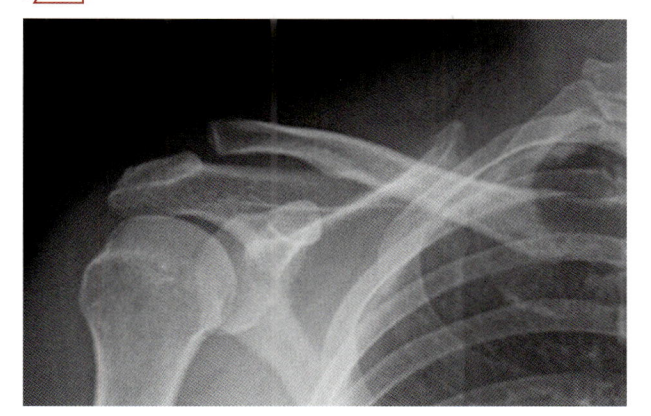

図2 肩鎖関節周囲の解剖

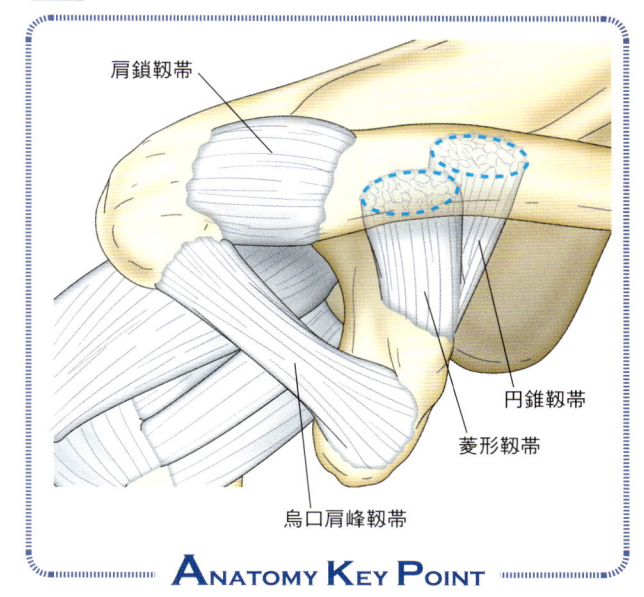

肩鎖靱帯

円錐靱帯

菱形靱帯

烏口肩峰靱帯

ANATOMY KEY POINT

手術手技

1 手術体位

　全身麻酔をかけた後で患者を約60°程度のビーチチェアポジションとする（**図3a**）。鎖骨遠位から烏口突起へのドリリングを容易にするため，頚椎は反対側に側屈させる（**図3b**）。患側上肢全体を消毒しアームポジショナーで上肢を固定しておくと，助手の手間が省けて便利である（**図3a**）。また術中にimageをみながらドリリングを行ったり靱帯を探索したりするので，Cアームは健側から挿入したほうがよい（**図3a**）。この場合，関節鏡およびimageのモニターとCアームが被らないように位置を調整する必要がある。

図3 体位

a：ビーチチェアポジション。アームポジショナーで上肢を固定
b：頚椎を健側に側屈させる。

a
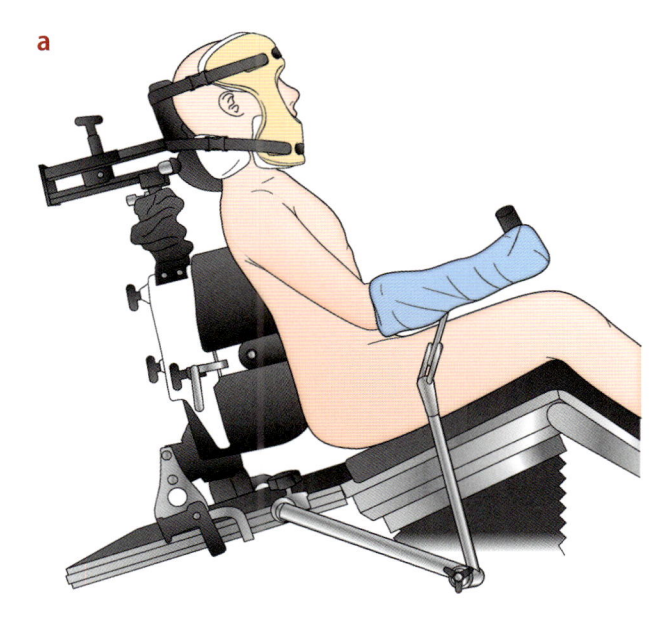

b
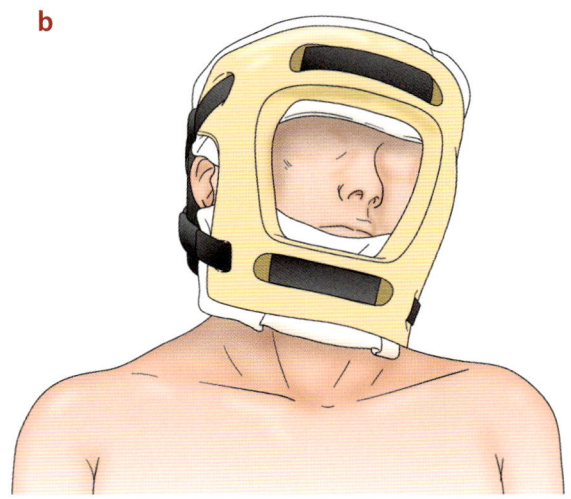

2 肩鎖関節脱臼の整復・仮固定

Imageをみながら，徒手的に脱臼した肩鎖関節がある程度整復可能かどうかを確認する。整復が可能な場合は肩峰外側から1.8mm Kirschner鋼線（K-wire）を挿入して整復位で仮固定する（図4）。整復困難な場合には関節円板が邪魔をしていることがあるので先に肩鎖関節を展開して関節円板を除去して整復する。

 図4 肩鎖関節脱臼を整復してK-wireで仮固定

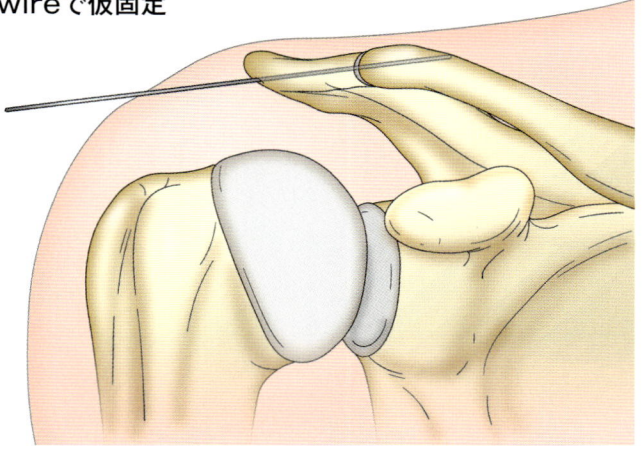

3 鎖骨遠位部の露出

鎖骨遠位部を中心に外側は肩峰の中央まで，内側は肩鎖関節より約4cm内側の円錐結節上方辺りまでの鎖骨に沿った約5cmの横切開を加える。皮下および鎖骨に付着する僧帽筋膜および骨膜を切開して鎖骨遠位部を露出する。肩鎖靱帯および関節包も横切開し，整復不良因子であった場合のみ関節円板を切除するが整復位が得られる場合には温存させる。肩鎖関節外側部の肩峰上面もしっかり露出させ，肩峰前縁と鎖骨前縁のアライメントが良好であるか確認し，不良な場合には先に固定したK-wireを抜去して肩鎖関節の整復・仮固定をやり直す。

4 肩関節内鏡視による烏口突起後面の露出

【動画】
AC脱臼鏡視下
手術

肩関節後方より関節鏡を挿入し烏口突起先端のすぐ外側に前方ポータルを作製する（図5）。同部よりradio frequency（RF）デバイスを挿入し，腱板疎部を郭清して烏口突起の裏面および下面を露出させる（図6）。われわれは烏口突起後面の確認が容易な45°の斜視鏡を好んで使用しているが，30°斜視鏡の場合は烏口突起後面の確認が困難なことがあるため適宜70°斜視鏡も用いる。

5 肩関節鏡のポータルの位置（右肩）

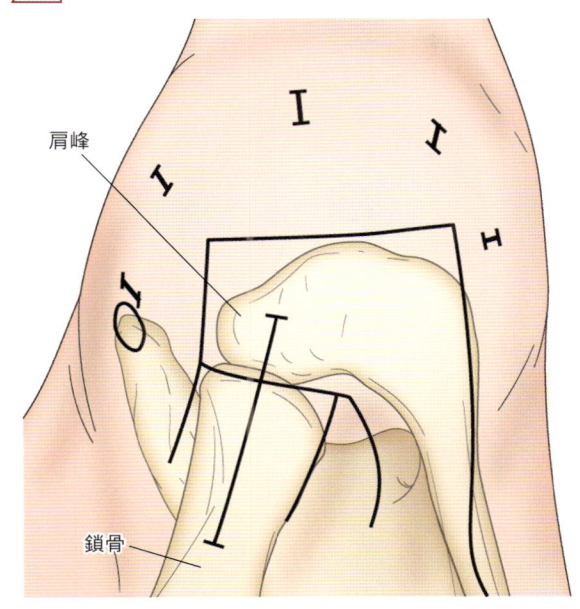

肩峰

鎖骨

図6 烏口突起の裏面と下面をRFデバイスで露出させる

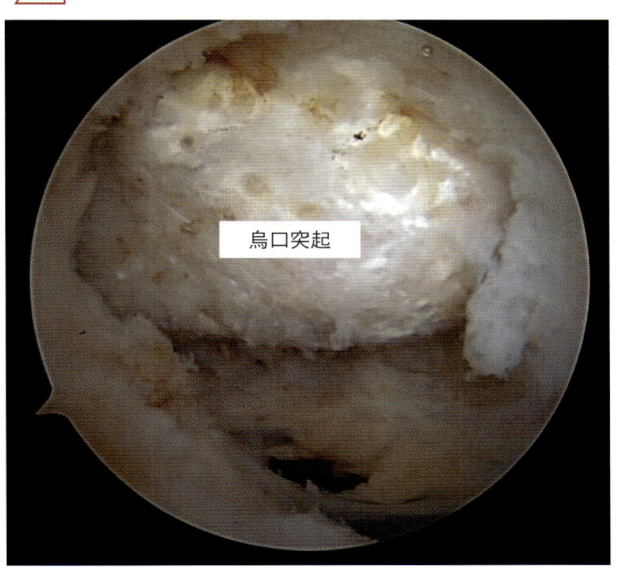

烏口突起

5 人工靱帯による菱形靱帯の再建

　肩前外側ポータルを作製し（**図5**），上腕二頭筋長頭腱の前方を介して烏口突起後面に至るようにACガイドを挿入する（**図7a**）。上方に3.0mmのドリルスリーブを装着して肩鎖関節から2cm内側部の鎖骨中央に設置させ，烏口突起下面にACガイドの先端が設置するようにする（**図7b**）。Imageで適切な位置であることを確認後に，関節鏡で烏口突起後面をみながら鎖骨から烏口突起に向けて径2.4mmの中空ドリルでドリリングを行う（**図8**）。

Point
コツ&注意点

● ドリリングを行う人とガイドを保持する人は別々の者とする。その理由は1人の術者がACガイドを持ちながらドリリングを行うと，ドリルビットにしなりが生じてドリル先端がACガイド先端にうまく当たらずに，下方に貫通し神経血管損傷をきたす可能性が生じるためである。

図7 ACガイドの設置

a：烏口突起下面にACガイドを設置
b：3.0mmドリルスリーブをACガイドに装着し，肩鎖関節から2cm内側の鎖骨中央で固定

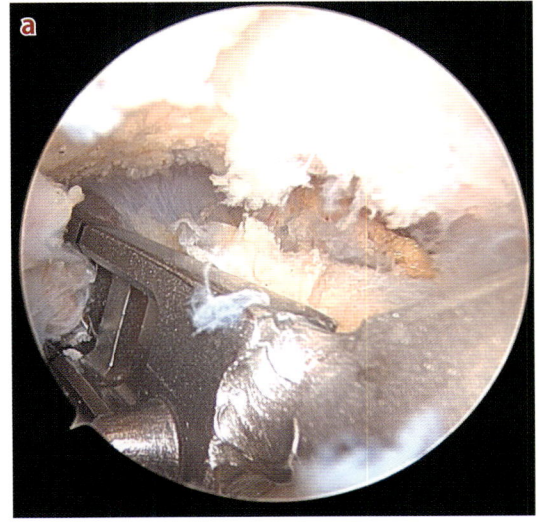
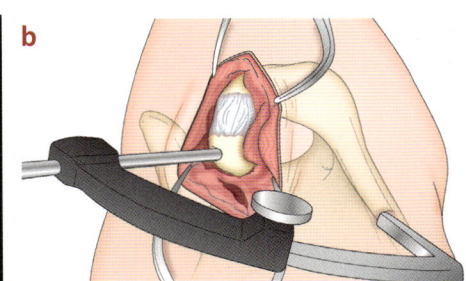

a

b

図8

Image下に鎖骨から烏口突起に向けてドリリングを行う

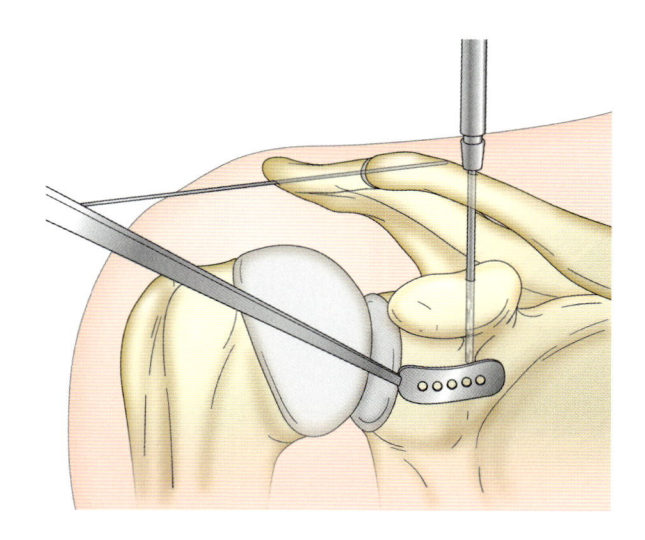

　　ドリリング後に中空ドリルスリーブの内筒を抜去して鎖骨側からスーチャーラッソSDワイヤーループを挿入して烏口突起下側から突出させ(**図9a**)，これを前外側ポータルから関節外へretrieveしておく。あらかじめ体外でDog Boneボタン(Arthrex社)に2本のスーチャーボタンテープループを装着しておき(**図9b**)，体外にretrieveしたスーチャーラッソSDワイヤーループ内に2本のスーチャーボタンテープループのlimbを挿入し，鎖骨上からスーチャーラッソSDワイヤーループを引き抜くことによって2本のスーチャーボタンテープループを烏口突起と鎖骨の骨孔内に導入させ(**図9c**)，Dog Boneボタンを烏口突起下面に引っかけさせる(**図9d**)ことで菱形靱帯を再建する。

図9
スーチャーボタンテープループの挿入

a：中空ドリルからスーチャーラッソSDワイヤーループを挿入し，前外側ポータルからretrieve。
b：あらかじめDog Boneボタンに2本のスーチャーボタンテープループを装着しておく。
c：鎖骨上からワイヤーループを引き抜くことで2本のスーチャーボタンテープループを烏口突起と鎖骨の骨孔内に導入。

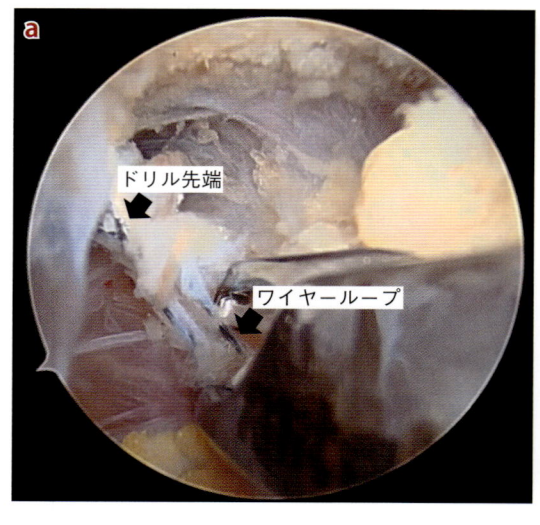

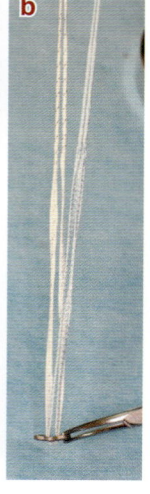

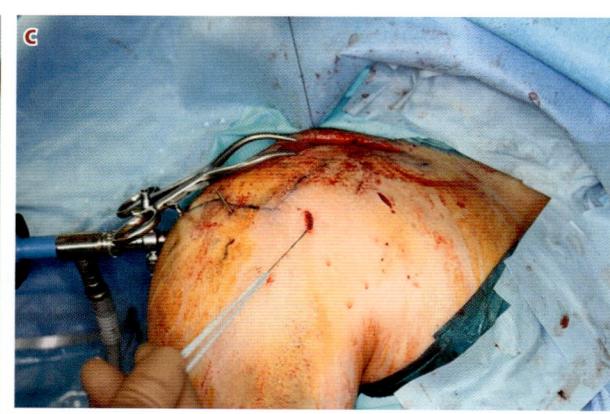

図9 スーチャーボタンテープループの挿入（つづき）

d：Dog Boneボタンが烏口突起下面に引っかかるまでスーチャーボタンテープループを引き上げる。

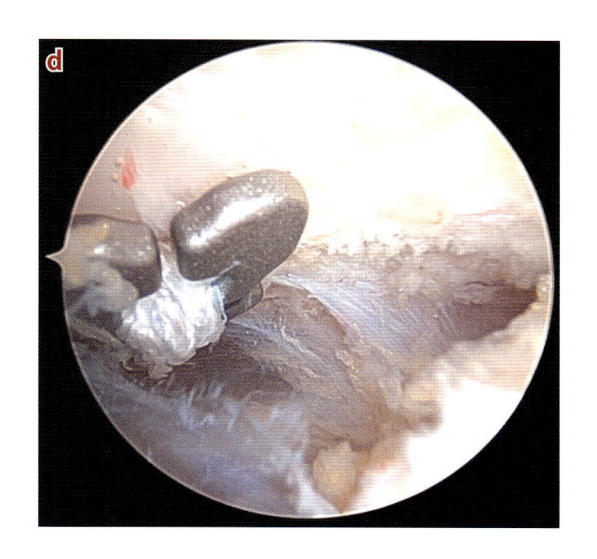

Point コツ&注意点
- SAB操作を容易とするためこの時点で肩鎖関節を仮固定していたK-wireは抜去する。さらに目印のため作製した鎖骨骨孔から22Gのカテラン針を挿入しておく（**図10a**）。

図10 骨孔に22Gカテラン針を挿入

a：Imageの様子
b：SAB鏡視にてカテラン針の先端を探索

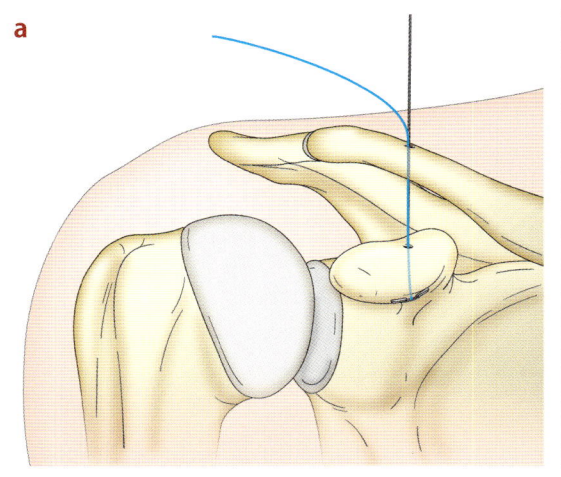

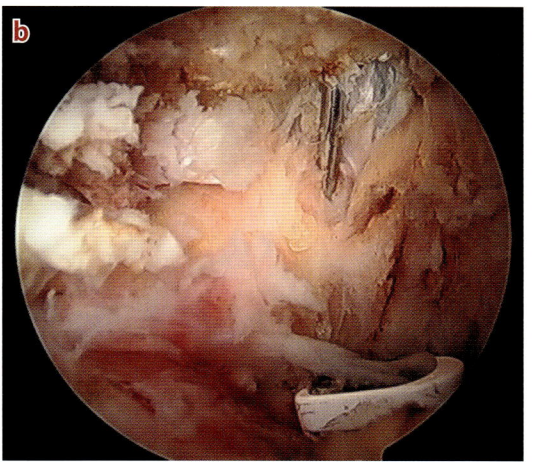

6 SAB鏡視として菱形靱帯を再建した人工靱帯を探索

　続けて後方からSAB鏡視とし，外側もしくは前外側ポータル（**図6**）からRFデバイスを用いて滑膜を蒸散させながら肩鎖関節を同定する。そのあたりからimage下操作としてスーチャーボタンテープループを探索する。

Point コツ&注意点
- 後方鏡視はCアームのために困難であることが多いので，後外側ポータル（**図5**）を作製してから後外側鏡視とする。先に挿入したカテラン針を目印にimage下に探索を進める（**図10b**）。断裂した菱形靱帯の蒸散は可及的最低限とする。

スーチャーボタンテープループを発見したら，前外側ポータルから菱形靱帯用の骨孔に通していた2本のスーチャーボタンテープループのうち1本を体外にretrieveしておく。

7 円錐靱帯用の骨孔を作製して人工靱帯で再建

先に作製した鎖骨の骨孔より約1.5cm内側部から鎖骨後方に向けて，ドリルガイドを用いて径2.4mmの中空ドリルで骨孔を作製する（**図11a**）。

Point
コツ&注意点
● これは円錐靱帯が鎖骨後面の円錐靱帯に付着するためである[2]（**図2**）。

先ほどの菱形靱帯を再建したスーチャーボタンテープループのさらに内側に進入しながらimageにてドリル先端を探索する（**図11b**）。

Point
コツ&注意点
● ドリル先端は菱形靱帯のテープよりも内側後方にあるはずである。

図	円錐靱帯用の
11	骨孔作製

a：先にあけた骨孔の1.5cm内側あたりから円錐結節がある後方に向けてドリリングを行う。
b, c：ImageをみながらSAB鏡視で再建した菱形靱帯のさらに内側にあるドリル先端を探索する。
d：2本のスーチャーボタンテープループを菱形靱帯成分と円錐靱帯成分に分ける。

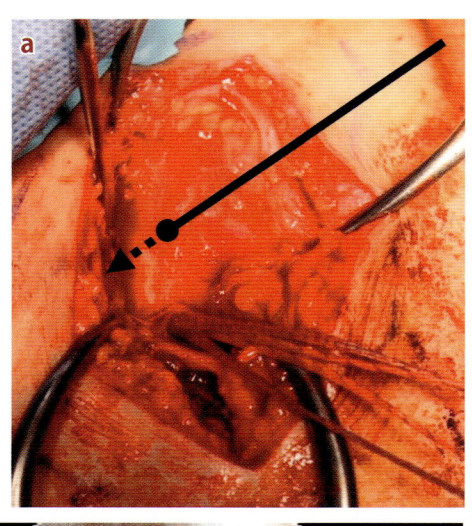
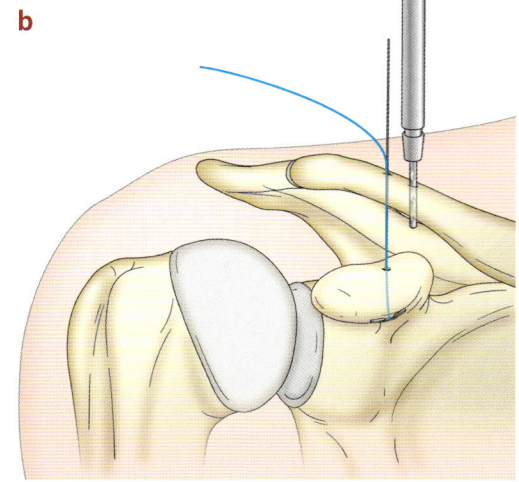
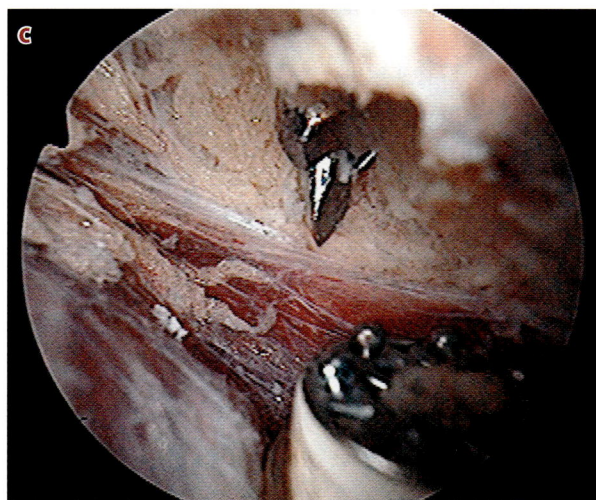
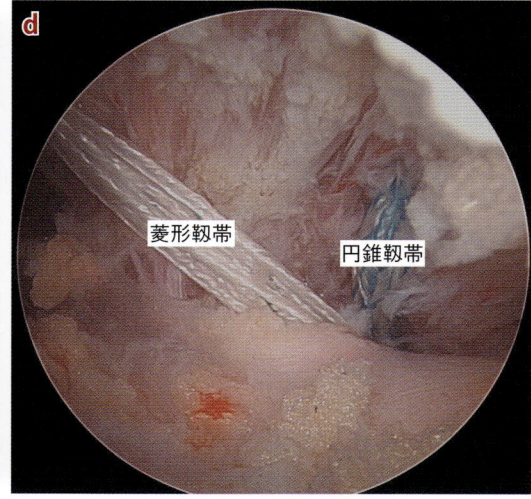

菱形靱帯　円錐靱帯

ドリル先端を発見したら（**図11c**），内筒を引き抜きスーチャーラッソSDワイヤーループを挿入して前外側ポータルよりretrieveする。先ほどretrieveしたもう1本のスーチャーボタンテープループとrelayを行い，鎖骨上からスーチャーラッソSDワイヤーループを引き抜くことでもう1本のスーチャーボタンテープループにより円錐靱帯が再建される（**図11d**）。

8 タイティングガン®で人工靱帯を締結

Seoらの報告に従って，まず菱形靱帯の人工靱帯を締結する[3]。スーチャーボタンテープループのループをメスでカットした後でDog Boneボタンを装着する。1回縫合した後imageをみながらタイティングガン®（アルフレッサファーマ社）を用いてtensionを加えていくと，脱臼していた肩鎖関節が徐々に整復されていくことがわかる（**図12a，b**）。

肩鎖関節が整復された状態でタイティングガン®を弛めても縫合部が弛むことはないので，そのまま2～3回縫合を加えて固定する。続けて円錐靱帯の人工靱帯も同様の方法でタイティングガン®を用いてtensionを加えていく。

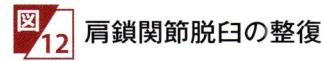

図12 肩鎖関節脱臼の整復
a：タイティングガン®でtensionをかける前
b：Tensionをかけた後

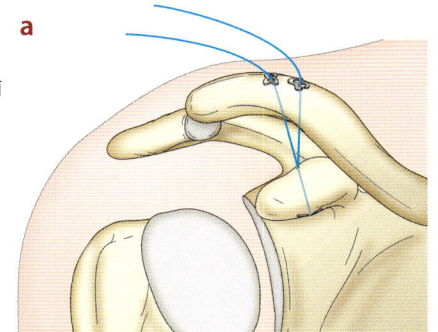 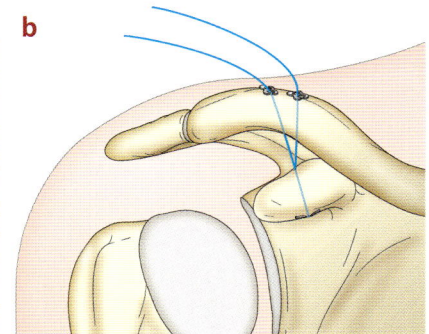

9 肩鎖靱帯の再建

外側ポータルから1.5mmの穴あきK-wireを用いて，肩峰外側より肩鎖関節のすぐ外側後方の肩峰上に骨孔を作製する（**図13a**）。K-wire先端の穴に0号ナイロン糸などを通してからK-wireを抜去することで肩峰外側にナイロン糸をpull outし（**図13b**），このナイロン糸と菱形靱帯を再建した縫合後のスーチャーボタンテープを2本ともrelayして肩峰外側に導出する（**図13c**）。続けて前外側ポータルから同様に穴あきK-wireを用いて，肩峰前外側部より肩鎖関節のすぐ外側前方の肩峰上に骨孔を作製する。先ほどと同様の操作を行い，円錐靱帯を再建し

たスーチャーボタンテープを2本とも肩峰前外側に導出する（**図13c**）。前後それぞれ2本のスーチャーボタンテープを肩峰外側部で前後のテープ同士をそれぞれ縫合して肩鎖靱帯の再建を完了する（**図13d**）。最終的に肩鎖関節脱臼の制動がなされていることをimageにて確認する（**図14**）。

図13 肩鎖靱帯の再建

a：肩峰外側より肩鎖関節外側に向けて1.5mmの穴あきK-wireを挿入
b，c：スーチャーボタンテープを肩峰外側にナイロン糸とrelayをしてpull out
d：肩峰外側で前後のテープを縫合して肩鎖靱帯を補強

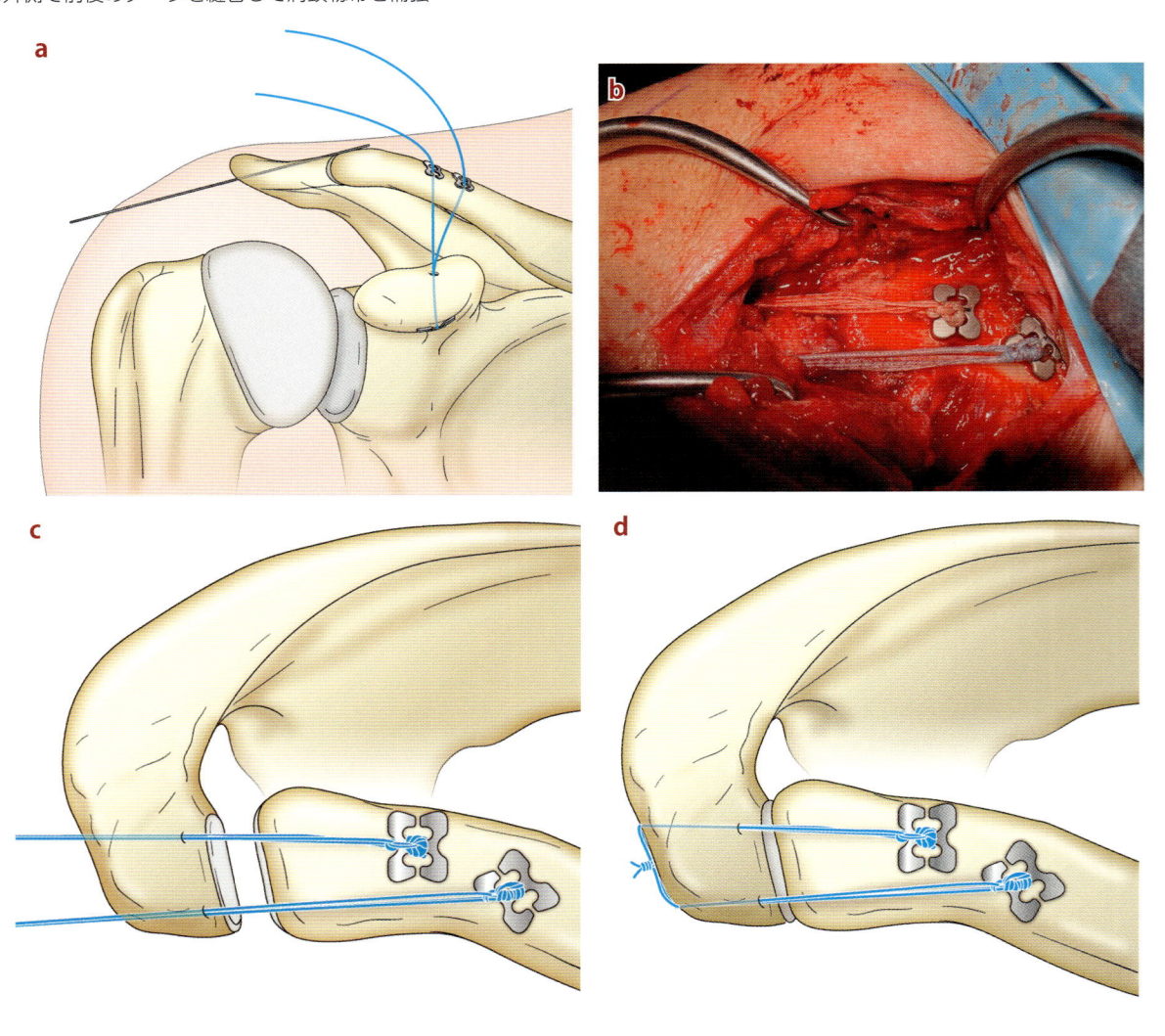

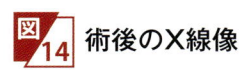

図14 術後のX線像

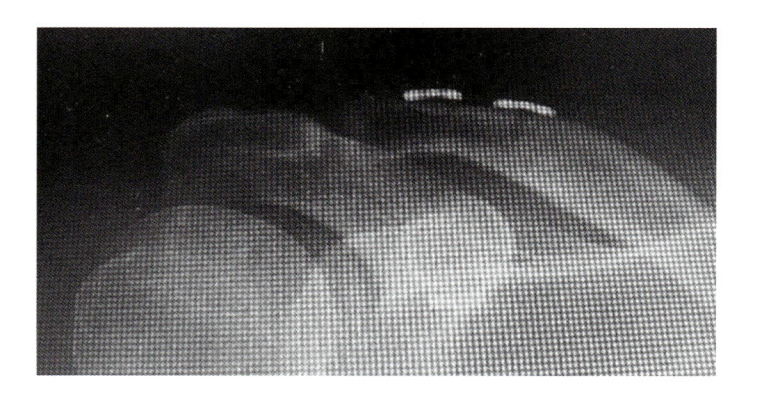

10 閉創

　肩鎖関節包は可及的に修復するように縫合し，鎖骨骨膜や僧帽筋筋膜も可及的修復する。皮下および皮膚を縫合して手術を終了する。肩鎖関節の一時固定のK-wireは不要である。ドレーンの留置は行わない。

後療法

　術後固定は三角巾のみとし，後療法は早期から肘以下のROMとCodman体操，下垂位での内外旋ROM，肩周囲の等尺性筋力訓練を開始する。術後1週目から60°までの他動挙上ROM訓練を開始し，以後3週間目から90°までの自動介助挙上訓練，4週目から90°までの自動挙上訓練を開始する。6週で三角巾を除去して90°以上の自動挙上ROM訓練を開始し，等張性訓練も開始する。スポーツ復帰は術後半年以降としている。

文献

1）Rockwood CA, Williams GR, Young DC. Disorders of the acromioclavicular joint. In: Rockwood CA, Matsen FA III, eds. The Shoulder. Philadelphia: WB Saunders; 1998: 483-553.
2）Takase K. The coracoclavicular ligaments: an anatomic study. Surg Radiol Anat 2010; 32: 683-8.
3）Seo YJ, Yoo YS, Noh KC, et al. Dynamic function of coracoclavicular ligament at different shoulder abduction angles: a study usingn a 3-dimensional finite element model. Arthroscopy 2012; 28: 778-87.

肩不安定症に対する鏡視下Bankart修復術

慶應義塾大学医学部整形外科　**松村　昇**

手技の Point

▶ 鏡視下Bankart修復術は肩前方不安定症に対するスタンダードな術式であり，良好な治療成績が期待できる。

▶ 前方不安定症の主病態は前下関節上腕靱帯（anterior inferior glenohumeral ligament；AIGHL）の機能不全であり，その機能回復が治療の目的である。

▶ 関節窩にスーチャーアンカーを挿入し，関節唇に通したアンカー糸を締結して関節唇を修復する。

▶ 関節唇を引き上げながら修復を行い，AIGHLの緊張が回復していくことを意識する。

introduction

術前情報

　鏡視下Bankart修復術の適応となる病態は，外傷を契機に発症した肩甲上腕関節の前方不安定症である。肩甲上腕関節脱臼は若年者に好発し，また若年者では高率に反復性に移行し，より軽度な外傷に伴う脱臼エピソードを繰り返す。脱臼した状態の単純X線写真が存在すれば診断は容易であるが，なかには自然整復される脱臼や，自己整復が可能な脱臼症例もあり，しばしば診断に難渋する。前下方の肩甲骨関節窩骨欠損が大きな症例では脱臼エピソードの回数が増加し，また脱臼エピソードが増えると関節窩骨欠損が増大することが知られている。一方で上腕骨後外側の骨欠損であるHill-Sachs病変が大きな症例では脱臼位での噛み込みが深くなるため脱臼エピソードが自己整復不能となり，また自己整復不能な脱臼回数が増えるとHill-Sachs病変が増大すると考えられる[1]。

　肩関節外転外旋位での脱臼不安感が主な愁訴となるが，反復性に移行していなくても，1度の脱臼エピソードだけで強い不安感により日常生活やスポーツ活動に支障をきたす症例もある。また脱臼不安感ではなく，不安定性に伴う疼痛が愁訴となる症例もある。現在までの病歴や，肩関節外転外旋位で症状が再現される前方不安定感テスト（anterior apprehension test），外転外旋位で上腕骨頭を後方に押し込むことにより症状が消失するrelocation test，画像所見でのBankart病変・骨性Bankart

手術Step

病変・Hill-Sachs病変の有無などで総合的に判断を行い，手術適応を判断する。

　鏡視下Bankart修復術は前方不安定症に対するスタンダードな術式であり，良好な治療成績が期待できる。一方で関節窩幅の25%を超えるような大きな関節窩骨欠損や，ラグビー・アメリカンフットボールなどのコンタクトスポーツ選手などはBankart修復単独での術後再脱臼のリスク因子として知られており[2]，ハイリスク症例においてはLatarjet法やBristow法などの烏口突起移行術などが検討され，しばしばBankart修復術と併用される。また大きなHill-Sachs病変も成績不良因子として知られており[3]，同様に烏口突起移行術や，Hill-Sachs病変を棘下筋腱で埋める鏡視下Remplissage法の追加を検討する。ここでは肩甲上腕関節の前方不安定症に対する鏡視下Bankart修復術の基本術式について解説する。

手術に必要な解剖

　肩甲上腕関節前方不安定症の主病態は，AIGHLの機能不全であり，治療の主目的は同靱帯の機能回復である。AIGHLはどの部位でも破綻しうるが，多くは前下方関節唇とともに複合体を形成する関節窩側付着部で剥離するBankart病変として生じ，しばしば関節窩縁の裂離骨折を伴う骨性Bankart病変となる（**図1**）。AIGHLが付着する前下方関節唇の剥離を生じるが，損傷が上方へと連続し中関節上腕靱帯（middle glenohumeral ligament；MGHL）が付着する前上方関節唇の損傷，さらには上腕二頭筋長頭腱（long head of biceps；LHB）が付着する上方関節唇が剥離するSLAP病変を合併することがある。また下方から後方へと連続し，後下関節上腕靱帯（posterior inferior glenohumeral ligament；PIGHL）の機能不全を合併することもある。

 図1　Bankart病変

肩甲骨関節窩を取り囲むように関節唇が付着し，前下方関節窩にはAIGHLが，前上方関節唇にはMGHLが，上方関節唇にはLHBが連続する。AIGHLの破綻は関節窩側付着部で剥離するBankart病変として生じることが多い。

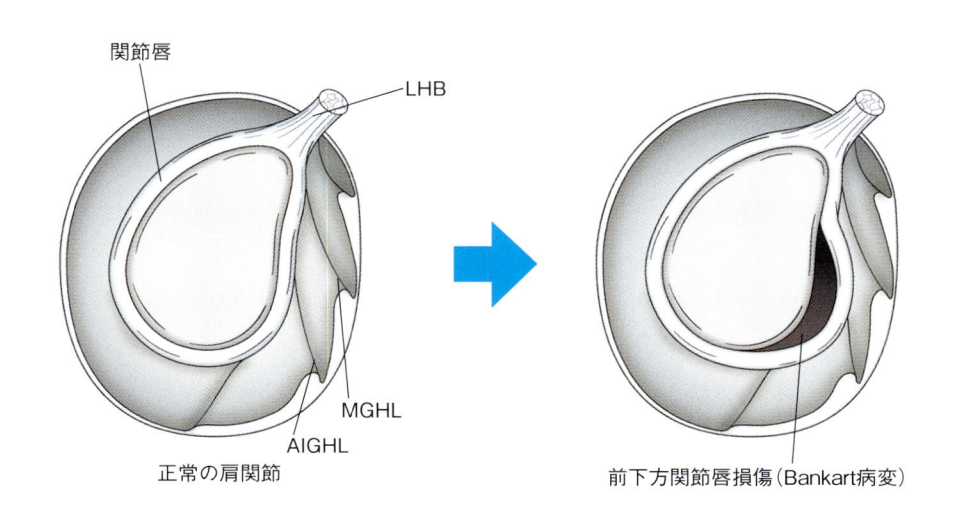

関節唇　LHB

MGHL
AIGHL

正常の肩関節

前下方関節唇損傷（Bankart病変）

手 術 手 技

手術体位

【動画】
肩不安定症に対する
鏡視下Bankart修復術

　手術はビーチチェアポジションもしくは患側を上にした側臥位で行われるが，筆者はギャッチアップを40°程度とするビーチチェアポジションで行っている。患側肩の手術台が取りはずせる肩関節手術用の手術台を使用すると操作が行いやすい。術中の出血のコントロールと視野の確保のため，灌流ポンプシステムと関節鏡手術用のドレープを用いる。リムポジショナーはなくても手術可能であるが，使用したほうが術中の操作が容易となる（**図2**）。

図2 **手術体位**

手術はビーチチェアポジションの後方鏡視で行い，患肢をリムポジショナーで固定する。

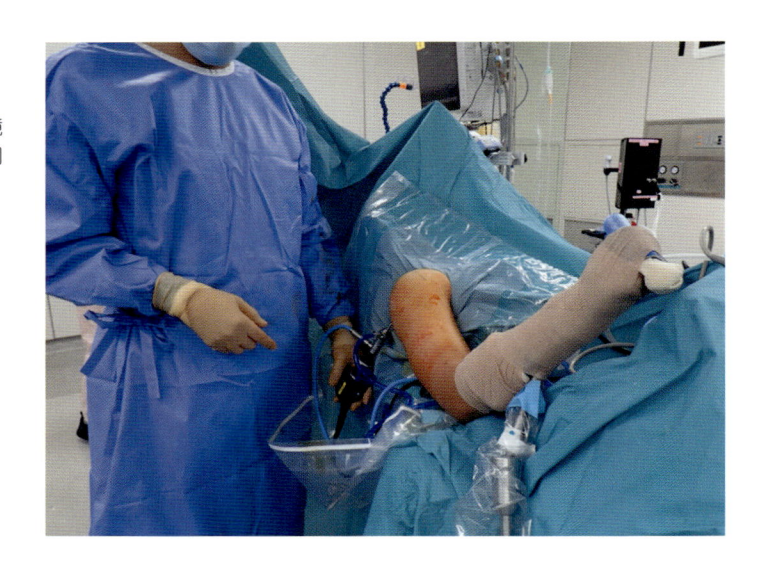

2 後方ポータルの作製

　鏡視下Bankart修復術は，基本的に肩甲上腕関節の後方鏡視で行う。肩峰後角から約2cm下，1cm内側付近の関節裂隙を指で触れ，同部に後方ポータル用の皮切を行う。

　肩関節鏡は基本的に4mmの関節鏡を使用し，主に30°の斜視鏡を用いるが，広い視野が必要な場合には70°の斜視鏡に切り替える。作製した後方ポータルから関節鏡を挿入し，肩甲上腕関節を鏡視する。

3 病変の評価

　はじめに各病変の状態を評価する。術前にMRI画像で認めていた関節唇損傷の有無とその範囲を評価する。多くはAIGHL複合体の損傷であるBankart病変もしくは同複合体の裂離骨折である骨性Bankart病変を認めるが，まれにAIGHLが上腕骨付着側で破綻するHAGL病変や，関節包実質で破綻する関節包断裂の形態をとることがあるので注意が必要である。Hill-Sachs病変の有無や大きさ，深さも確認する。また中高年以降では腱板断裂の合併により関節不安定症を呈することもあり，これらの随伴病変の有無を評価する。

　続いて肩関節の前方不安定性を評価する。患肢をフリーとし，徒手的に外転外旋位をとらせることにより，通常は上腕骨頭が前方へ移動し，Hill-Sachs病変が関節窩前方へ噛み込むengagementが確認できる。不安定性を確認した後，リムポジショナーで患肢を固定する。

4 前下方ポータルの作製

　烏口突起外側付近に前下方ポータルを作製する。腱板疎部に前下方ポータルと前上方ポータルを作製することになるため，2つのワーキングポータルの間の距離をなるべく離したほうが術中の操作が容易となる。前下方ポータルは肩甲下筋腱上縁付近，少し外側寄りに作製する（**図3**）。カテラン針で作製部位を確認し，肩甲下筋腱を損傷しないようメス刃を上に向けた状態で前方に皮切をとる。

図3 前下方ポータルの作製

前下方ポータルは肩甲下筋腱（黒矢印）の
上縁付近，少し外側寄りに作製する。

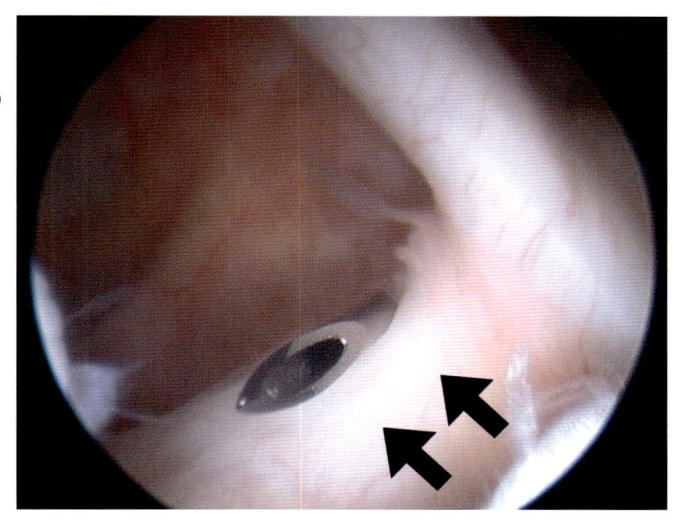

5 関節唇の剥離

　　作製した前下方ポータルからプローブを挿入し，関節唇の状態や，軟骨変性の有無を確認
する（図4）。反復性に移行している症例においては，程度の差はあるものの損傷した関節唇が
関節窩縁に変位して癒着していることが多いため，ラスプを用いてこの癒着を剥離する（図5）。
またラスプによる剥離は関節窩縁の母床の新鮮化の効果もある。関節唇の剥離の際にしばし
ば肩甲骨頚部から出血が生じるが，ほとんどは一時的なものであるため，潅流ポンプの水圧
を上げて視野の確保を行う。

> **Point**
> **コツ&注意点**
> ●通常の剥離操作は凸側に鑢面があるラスプを用いるが，内側深層や前下方部分では凹側に鑢面
> がある逆反りのラスプを用い，なるべく関節唇全体の連続性を保ったまましっかりと関節窩か
> ら剥離するようにする。

図4 病変の評価

プローブを用いてBankart病変を確認する。

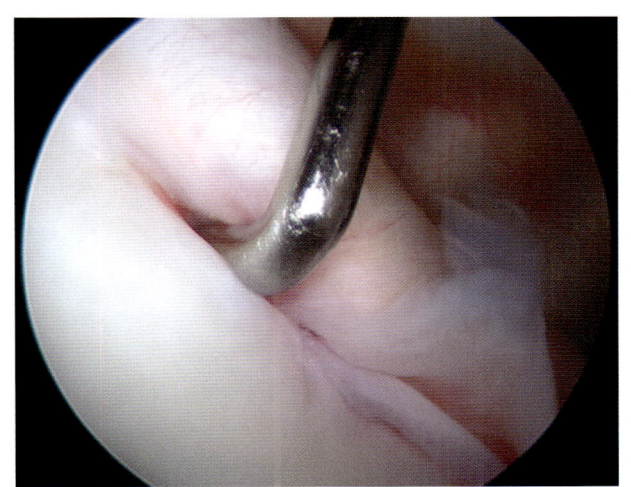

図5 関節唇の剥離

ラスプを用いて関節唇を剥離し，関節窩前縁を新鮮化する。

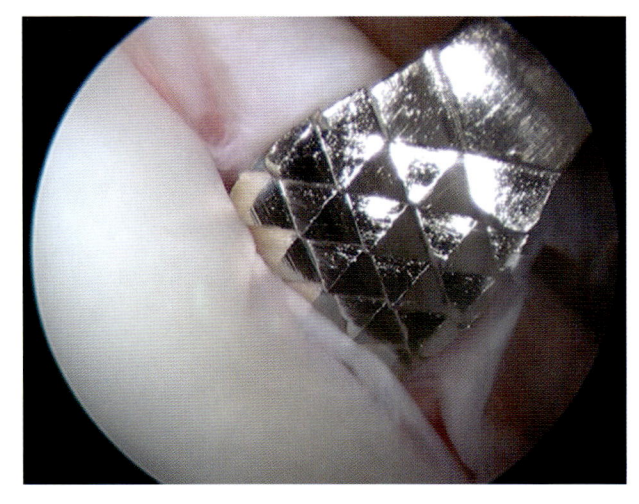

6 母床の新鮮化

　鏡視下Bankart修復術において，アンカー糸による縫合はあくまで初期固定であり，長期的には関節唇と関節窩が癒合する必要がある。ラスプを用いて関節唇を剥離した後，シェーバーやアブレーダーを用いて関節窩前面の母床を新鮮化する。関節軟骨を切除するかどうかはいまだ議論が分かれているが，筆者は関節唇のより良好な癒合を期待し，アンカーが挿入されて関節唇が被覆する予定部位の関節窩前縁のみリングキュレットで約2〜3mm程度切除している（**図6**）。

7 前上方ポータルの作製

　追加のワーキングポータルとして腱板疎部に前上方ポータルを作製する。前下方ポータルからなるべく距離をおくようにLHB直下，やや内側寄りに作製する（**図7**）。カテラン針を用いて作製部位を決定し，LHBを損傷しないようにメス刃を下に向けて皮切を行う。このポータルには縫合のためのカニューレを挿入しておく。

図6 母床の新鮮化

リングキュレットを用いて関節唇が被覆する予定部位の関節窩前縁の関節軟骨を切除する。

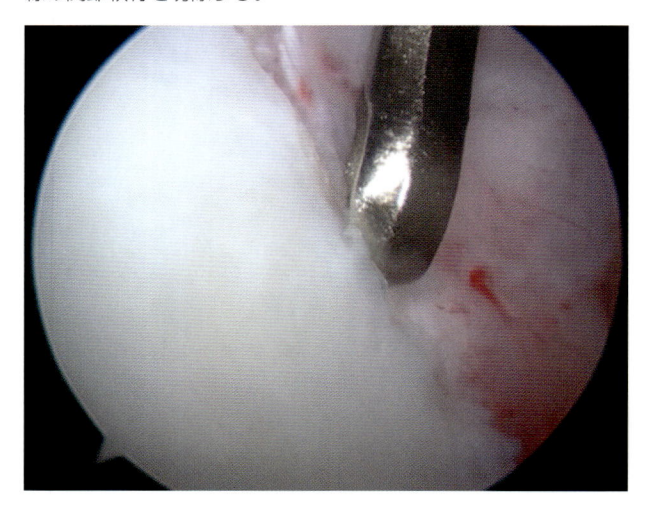

図7 前下方ポータルの作製

前下方ポータル（白矢印）からなるべく距離をおくよう，LHB直下，やや内側よりに前下方ポータル（黒矢印）を作製する。

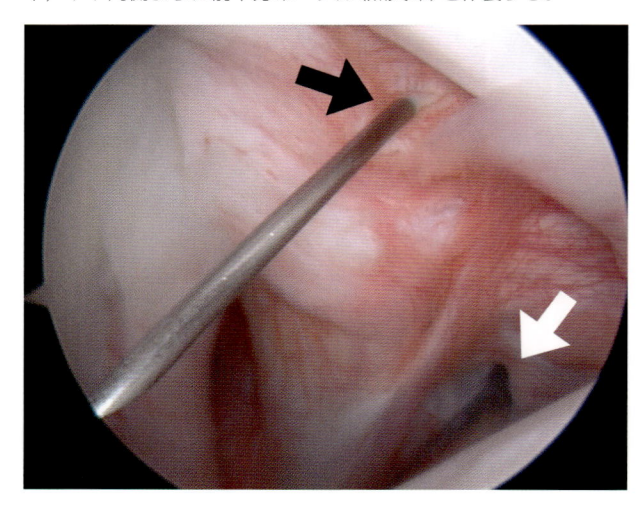

8 アンカー挿入

　鏡視下Bankart修復術では，スーチャーアンカーを関節窩に挿入し，アンカー糸を用いて関節唇を関節窩に縫着する（**図8**）。前下方ポータルからアンカーを挿入していく。スーチャーアンカーとして，主に骨置換材料からなるハードタイプアンカーと，縫合糸素材によるソフトアンカーが使用されているが，筆者はより小径で多くのアンカー挿入が可能なソフトアンカーを用いており，また肩甲上腕関節内に縫合糸の結紮部位が残らないノットレスタイプを好んで使用している（Knotless FiberTak™ 1.8mm，Arthrex社）[4]。

　ガイドを用いてアンカー挿入部位を決め，ドリルで骨孔を作製した後にソフトアンカーを挿入する。関節窩の前下方から上方に向かって順々にアンカーを挿入していくが，関節窩を時計に見立てた場合に右肩では5時半付近に一番下のアンカーを挿入する。アンカーが関節窩の中央部分の関節面に挿入された場合は関節面が減少することになり，また将来的にアンカー

挿入部より前方の関節窩の骨吸収が生じることが報告されている。一方で前面内側に挿入されると制動効果が小さく，術後の不安定性残存が危惧される。なるべく関節窩縁の角にアンカーを挿入するように心がける。

<table>
<tr><td>Point
コツ&注意点</td><td>● アンカー挿入においてはドリリングの際にきちんと骨に挿入できるかどうか，骨質が良好であるかどうかを確認する必要があり，また縫合を行う際にも慣れが必要となる。アンカー挿入以降の操作においては関節鏡視を助手に任せ，アンカー挿入や縫合糸のリレーと縫合を術者が行うようにしている。</td></tr>
</table>

図8 アンカー挿入

鏡視下Bankart修復術においては，関節窩にスーチャーアンカーを挿入し，関節唇に通したアンカー糸を締結して関節唇を修復する。

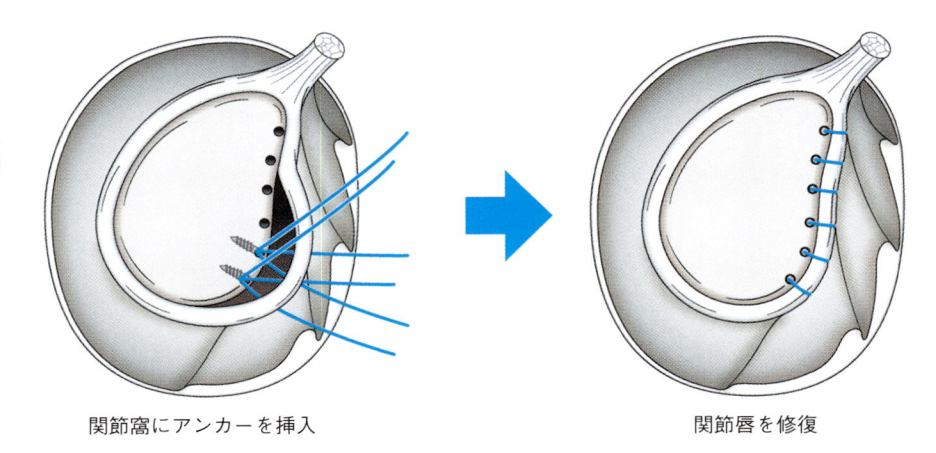

関節窩にアンカーを挿入　　　　　　関節唇を修復

9 関節唇の修復

　個人差はあるが，AIGHLは右肩でおおよそ2時から5時の間に付着する。レトリーバーなどで関節唇を引き上げ，対応する部位の関節唇にアンカー糸を通していく。スーチャーラッソ（QuickPass SutureLasso，Arthrex社）やスーチャーシャトル（ACCU-PASS Suture Shuttle，Smith & Nephew社）などを用いて対応する関節唇にアンカー糸を通していく（**図9**）。通常右肩の手術では右曲がりを，左肩の手術では左曲がりを用いる。ノットレスタイプのアンカーでは，関節唇にアンカー糸を通した後，アンカー糸とシャトルスーチャー糸を前上方ポータルのカニューラに抜き，シャトルスーチャー糸を前下方ポータルから引き抜くことによりアンカー糸をソフトアンカー内に通す。締結する際には前上方ポータルからレトリーバーやグラスパーを用いて関節唇を上方に引き上げながら，スーチャー糸を少しずつ引っ張って締結していく（**図10**）。ノットレスタイプは増し締めが可能であることから，締結後も糸は切らずに残しておき，1つ上のアンカー糸を締結した後に，前のアンカー糸をもう一度引っ張って再締結を行った後にアンカー糸を切離する。

　損傷範囲の大きさやアンカーの種類などにより，使用するアンカー数は変わる。アンカー挿入部位が近接しすぎると関節窩骨折を生じる可能性があり，また離れすぎると挿入可能なアンカー数が減ってしまう。あらかじめ挿入位置を想定してからアンカーを挿入するが，筆者は1.8mm径のソフトアンカーを5mmごとに1つの間隔で挿入するようにしている。

図9 関節唇への糸通し

スーチャーシャトルを用いて対応する関節唇にアンカー糸を通す。

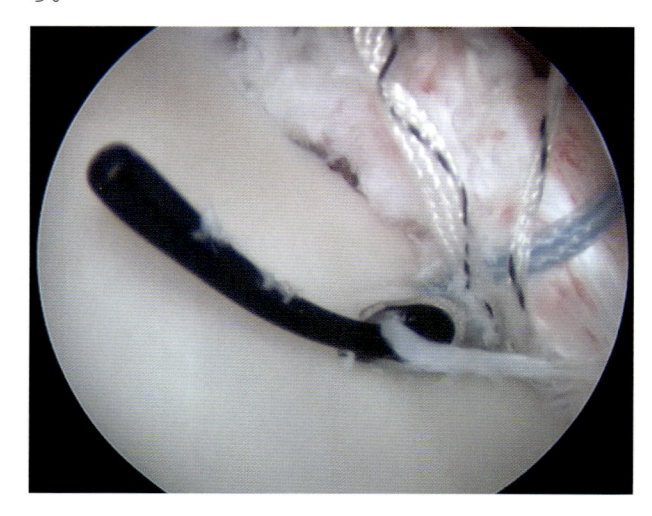

図10 アンカー糸の締結

関節唇を上方に引き上げながら（黒矢印），アンカー糸を少しずつ引っ張って締結していく。

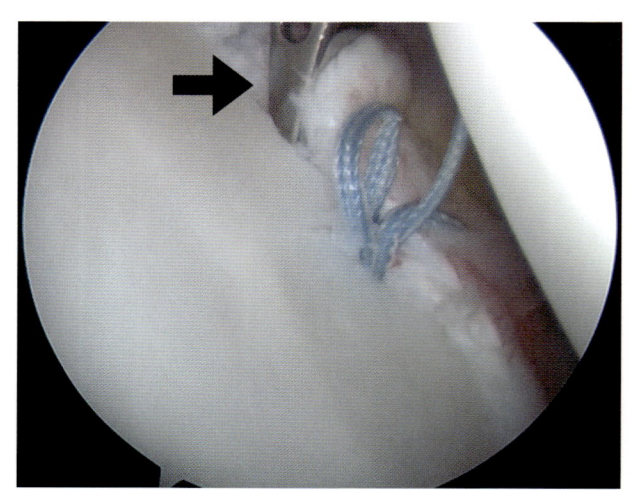

⑩ AIGHLの緊張回復

　AIGHLの機能回復が本手術の主目的となる。Bankart病変の修復を行うことにより，AIGHLの緊張が回復していくことを意識する。AIGHLの下方や靱帯実質にアンカー糸を通すようにし（**図11**），関節唇を引き上げながら徐々に下方から上方に向かって関節唇修復を進めていく（**図12**）。筆者はBankart病変に連続して前上方関節唇や上方関節唇にも損傷が及んでいる場合には，関節制動を高めるため修復を上方まで行うようにしている。

　関節唇修復後に再度患肢をフリーとしてゆっくりと肩関節の外転外旋位をとり，関節制動性が得られたかどうかを確認する。AIGHLの機能は肩関節外転外旋位において上腕骨頭を後方および内側に保持することであるが[5]，機能再建ができた場合には外転外旋位で関節裂隙が狭くなり，また術前に比べて上腕骨頭の前方変位が減少する。ただし過度の負荷はアンカーの脱転や関節唇修復の破綻を生じる可能性があり，特に骨脆弱が疑われるような症例では控えたほうが安全である。

11 関節唇の引き上げ

AIGHLの下方や靱帯実質（黒矢印）にアンカー糸を通すようにし，関節唇を引き上げながら徐々にAIGHLの緊張を回復させていくことを意識する。

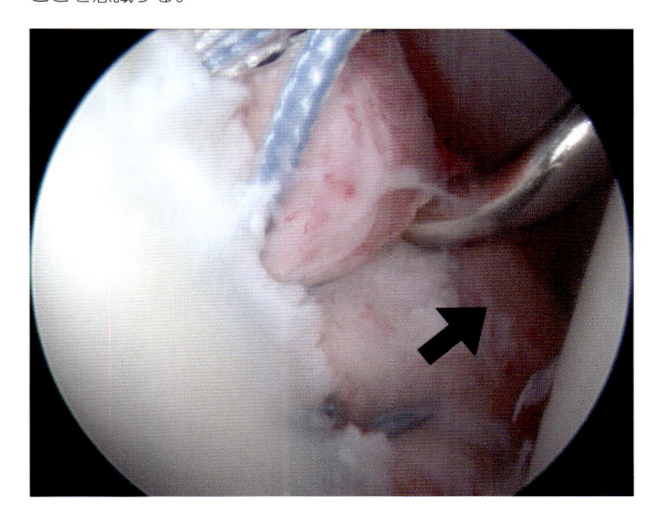

12 関節唇の修復

関節唇修復を，下方から上方へ向かって順々に行う。

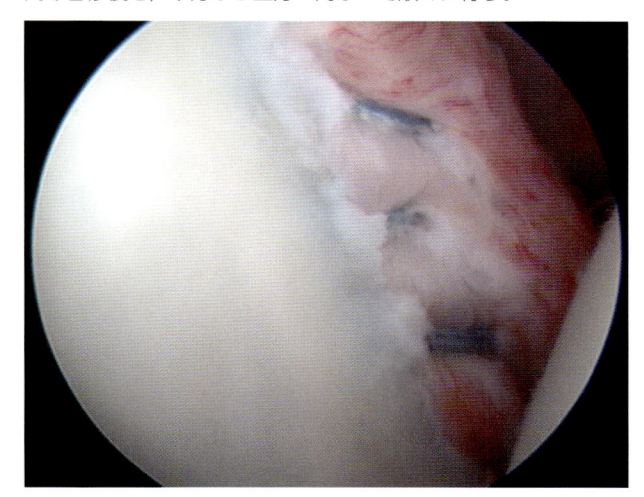

文献

1 ）Matsumura N, Kaneda K, Oki S, et al. Factors related to large bone defects of bipolar lesions and a high number of instability episodes with anterior glenohumeral instability. J Orthop Surg Res 2021; 16: 255.

2 ）Burkhart SS, De Beer JF. Traumatic glenohumeral bone defects and their relationship to failure of arthroscopic Bankart repairs: significance of the inverted-pear glenoid and the humeral engaging Hill-Sachs lesion. Arthroscopy 2000; 16: 677-94.

3 ）Yamamoto N, Itoi E, Abe H, et al. Contact between the glenoid and the humeral head in abduction, external rotation, and horizontal extension: a new concept of glenoid track. J Shoulder Elbow Surg 2007; 16: 649-56.

4 ）Pearce SS, Horan MP, Rakowski DR, et al. Knotless All-Suture, Soft Anchor Bankart Repair Results in Excellent Patient-Reported Outcomes, High Patient Satisfaction, and Acceptable Recurrent Instability Rates at Minimum 2-Year Follow-Up. Arthroscopy 2023; 39: 1793-9.

5 ）Matsumura N, Oki S, Fukasawa N, et al. Glenohumeral translation during active external rotation with the shoulder abducted in cases with glenohumeral instability: a 4-dimensional computed tomography analysis. J Shoulder Elbow Surg 2019; 28: 1903-10.

鏡視下Bankart・Bristow法

麻生総合病院スポーツ整形外科　**鈴木一秀**

手技の Point

▶本術式のポイントは，まず烏口突起から大胸筋下にかけてのスペースと視野を確保すること，烏口突起の移行する角度はPM（pectoralis major）ポータルの設置位置により決まるためPMポータルを正確に設置すること，烏口突起の骨切り面中央から垂直にスクリューを挿入し関節窩母床との良好な接触面を確保することなどである。

▶本術式は肩関節専門医でも相当な技術を要するため，専攻医はまず肩関節鏡視を，その後鏡視下Bankart法を習得し可能であれば直視下烏口突起移行術を経験してから試みるべき術式であることを認識する必要がある。

▶鏡視下烏口突起移行術の合併症は，筋皮神経の不全麻痺が1%と烏口突起の骨癒合不全が約6%に認められるが，過去の直視下および鏡視下烏口突起移行術と比較しても頻度は低い。

▶十分な解剖学的知識や経験および技術がないと筋皮神経や腋窩神経損傷という大きな合併症の危険性もあり，手術見学やキャダバートレーニングを経験してから試みてほしい術式である。

introduction

術前情報

手術の適応

　外傷性肩関節前方不安定症例のうち，術後再脱臼リスクの高い症例。具体的にはコリジョン・フルコンタクトスポーツ例（ラグビー，アメリカンフットボール，柔道，レスリング，アイスホッケー，スノーボード），関節窩骨欠損が大きく骨片のない症例，コントロール不良なてんかん症例，関節弛緩を有する症例である。また，職業上，再脱臼が許されない状況下に陥る可能性のある職種（警察官，消防士，自衛隊員），競輪選手やバイクレーサーなど転倒リスクの高い職種，鏡視下Bankart法術後再脱臼例なども適応となる。初回完全脱臼に関してもコリジョン・フルコンタクトスポーツ例は適応としている。

手術Step

1 使用するポータル(p.48)

2 使用するインストゥルメントとスクリュー長の選択(p.48)

3 関節内の観察および処置(p.49)

4 烏口突起の展開と骨切り(p.49)

5 烏口突起へのCCSの挿入(temporary outside technique)(p.50)

6 肩甲下筋のスプリット(p.51)

7 PMポータルの設置とPMポータルからの手技(p.51)

8 ガイドピンとCCSの連結(p.52)

9 烏口突起の関節内への誘導と固定(p.53)

10 Bankart修復(p.54)

画像検査

・単純X線

正面像(true AP view)に加え，必ずscapula Y像を撮影する。

・CT

関節窩前縁の骨性Bankart損傷の大きさや骨欠損の程度(erosion)，骨頭の後外側部に欠損を生じるHill-Sachs損傷の幅や深さを把握する。Glenoid trackを計測し，on trackかoff trackかを術前に判断する。

・MRI

受傷後早期のMRIでは関節内に血腫が存在するため，前方関節唇の関節窩からの剥離(Bankart損傷)が診断可能である。また，関節包靱帯の断裂なども診断できる。慢性期の症例には肩外転外旋位(abduction and external rotation position；ABER位)での撮像を含めたMR関節造影検査を行い，Bankart損傷や関節包断裂，下関節上腕靱帯骨頭側剥離損傷[humeral avulsion of glenohumeral ligament(HAGL)lesion]などを診断する。中高齢者の場合は腱板断裂の合併に注意する。

麻酔

麻酔は斜角筋ブロックを併用した全身麻酔で行う。

手術体位

60°ヘッドアップしたビーチチェア位で，上肢の保持にはSPIDER Limb Positioners(Smith＆Nephew社)を使用し，肩関節外転，軽度屈曲位で下方牽引を加える。

手術に必要な解剖 (図1)[1]

鏡視下Bristow法では共同腱に内側から入り込む筋皮神経の走行に注意をし，損傷しないように確認しながら行う。また腋窩神経を確認しその外側で肩甲下筋を線維方向にスプリットするため，これらの神経は鏡視で確認する必要がある。

 図1 鏡視下烏口突起移行術に必要な解剖

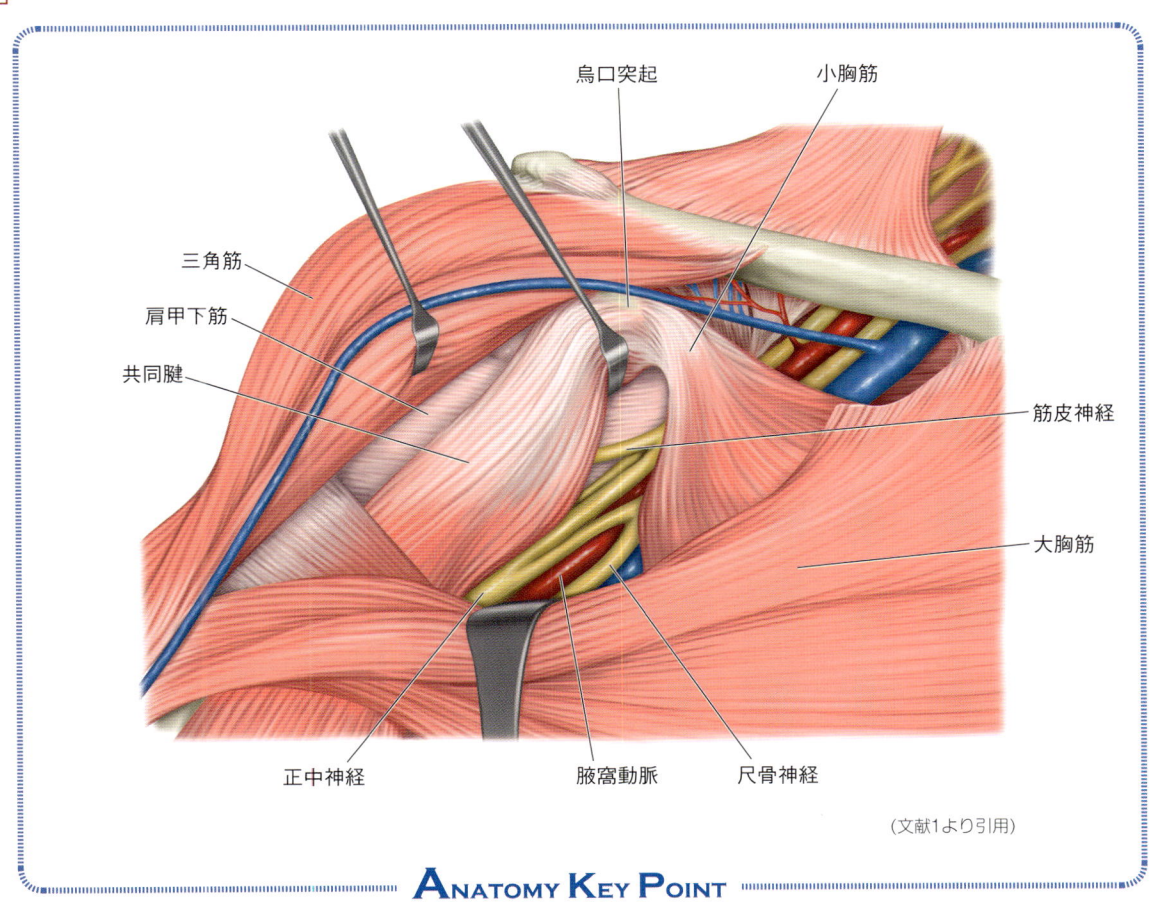

烏口突起　小胸筋

三角筋
肩甲下筋
共同腱

筋皮神経

大胸筋

正中神経　　腋窩動脈　尺骨神経

(文献1より引用)

ANATOMY KEY POINT

手術手技[2-9)]

1 使用するポータル

　ポータルは後方，前方，前外側，烏口突起の骨切りに用いるcoracoidポータル，大胸筋を貫くPMポータルの計5ポータルを使用する（**図2**）。PMポータルは烏口突起先端より腋窩方向に7cm下方，内側方向に7cmの位置に作製するが，体格によって1cm程度内下方に位置を変更する。

 図2 使用ポータル（前方）

A：anterior（前方）
AL：anterolateral（前外側）
PM：pectoralis major
C：coracoid

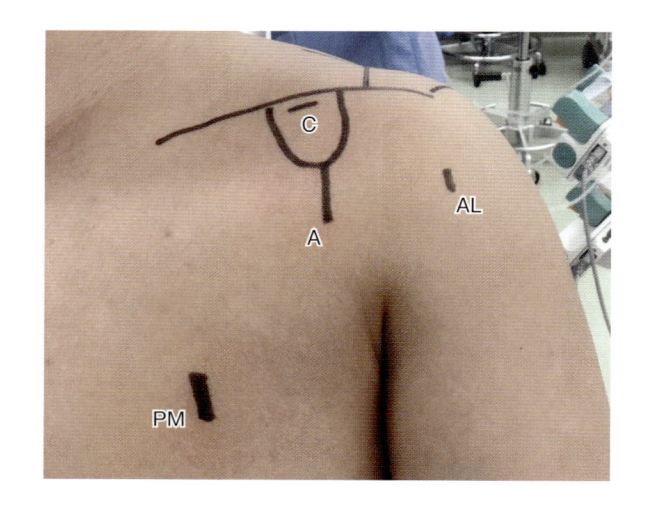

2 使用するインストゥルメントとスクリュー長の選択

　現在Bankart法で用いているスーチャーアンカーはスーチャータックアンカー（Arthrex社），マイクロラプターアンカー（Smith＆Nephew社）などの小径吸収性アンカーやICONIXアンカー（Stryker社）などのソフトアンカーである。Bristow変法で用いるスクリューはメイラ社のチタン製4.0mm cannulated cancellous screw（CCS）や骨片が小さく薄い場合は3.75mm LP スクリュー（Arthrex社）であり，スクリュー長は術中採取した烏口突起の長さと術前CTによる関節窩前後径（骨欠損の程度），体格を考慮し36 〜 42mmを使用している。2014年8月からは独自に開発した専用インストゥルメント（**図3**）を使用している。

 図3 鏡視下Bankart-Bistow変法（ASBB）用に独自に作製したインストゥルメント

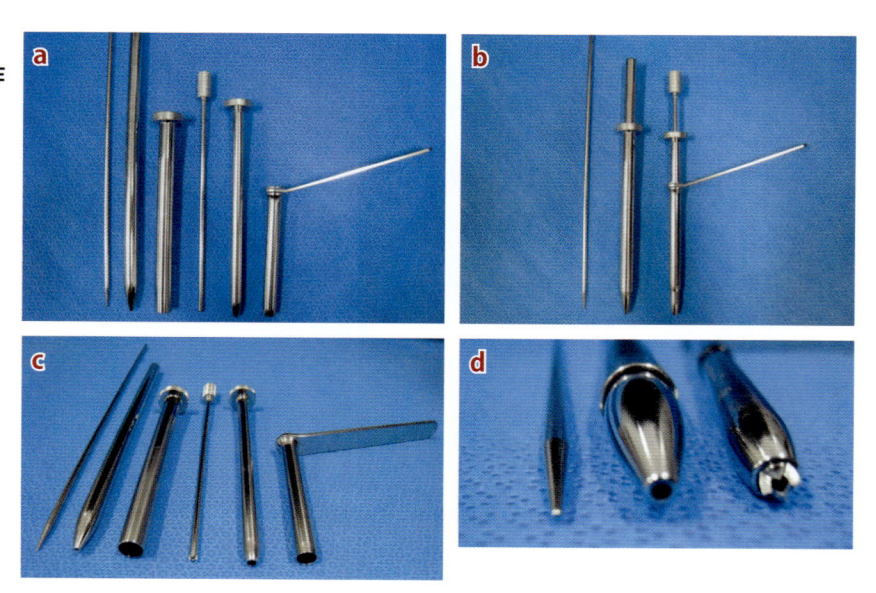

3 関節内の観察および処置

　まず，後方鏡視にて関節内を観察し，Bankart病変に対して前方ポータルから前下関節上腕靱帯関節唇複合体を肩甲下筋の筋腹が観察できるまで，関節窩前縁よりRF（radiofrequency）deviceやリベレーターおよびラスプを用いてモービライゼーションする。その後，関節窩軟骨前縁を約2〜3mm幅でアブレッダーを用いて切除し関節唇が生着するtroughを作製しておく。また烏口突起の移行部（関節窩時計表示で3〜4時の内側面）をアブレッダーにて平坦化しておく。

Point コツ&注意点
- 術前の3D-CTにて関節窩骨形態を把握し，骨欠損がない正常の骨形態の場合は関節窩面前縁（3時半〜4時）のビークをあらかじめ削っておくことが重要である。

4 烏口突起の展開と骨切り

　次に前外側ポータルより鏡視し，前方ポータルよりRF deviceを用いて烏口突起付着部から烏口肩峰靱帯（**図4**）および小胸筋（**図5**）を切離した後，coracoidポータル（**図2**）より烏口突起の骨切りをボーンソーにて行う（**図6**）。

図4 前外側鏡視像でのRF deviceを用いた烏口肩峰靱帯（CAL）の烏口突起からの切離

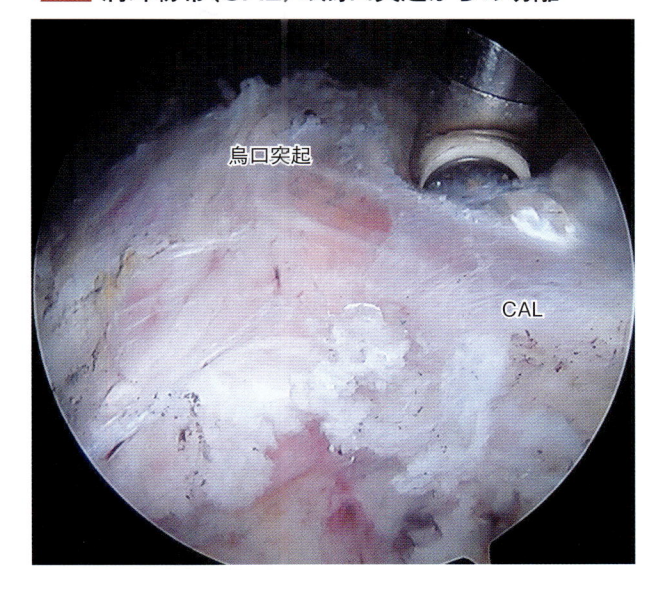

図5 前外側鏡視像での小胸筋の烏口突起付着部からの切離

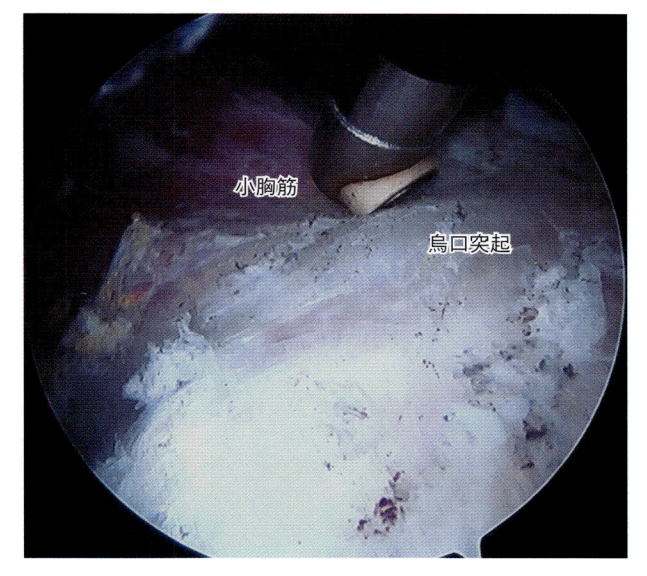

Point コツ&注意点
- この際の骨切り部は先端より1.5cm程度とし，骨切り面は烏口突起の長軸に対して垂直に行う。

図6	烏口突起の骨切り

a：coracoidポータルからボーンソー
を用いた烏口突起の骨切り
b：骨切り後の烏口突起

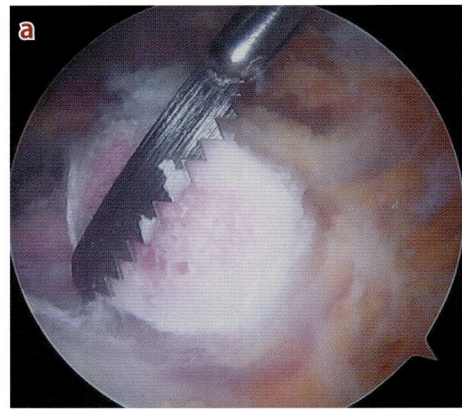
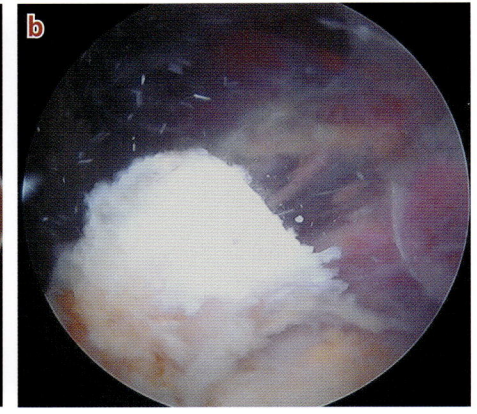

次に切離した烏口突起を前方ポータルから把持し前外方に牽引しながら共同腱の内側部裏側を鏡視し（図7a），coracoidポータルより筋皮神経（図7b）に注意しながら再度リリースする。

図7	烏口突起から共同腱周囲にかけての剥離

a：共同腱の内側部裏側のリリース
（前外側鏡視像）
b：筋皮神経（矢頭）の確認

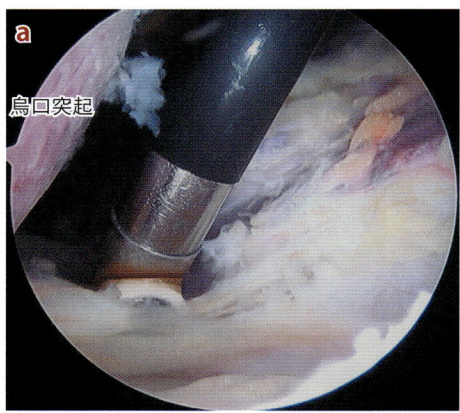
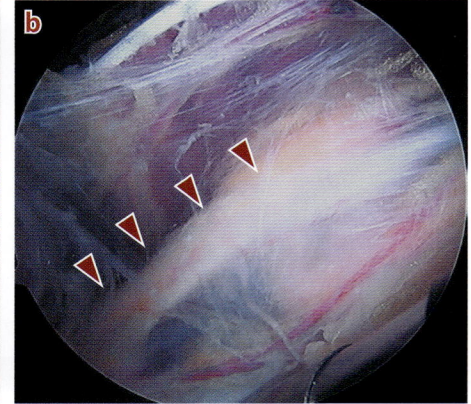

5 烏口突起へのCCSの挿入（temporary outside technique）

前方ポータルより烏口突起をコッヘルで把持した後一時的に直視下に出し，長さを1cm程度に調節したらラスプなどで骨切り面を平坦化した後，CCSをフラットワッシャー付きで骨切り面中央から垂直に挿入し（図8），三角筋と肩甲下筋間の内視鏡下に戻す（図9）。

図8	Temporary outside technique（烏口突起にCCSを挿入）

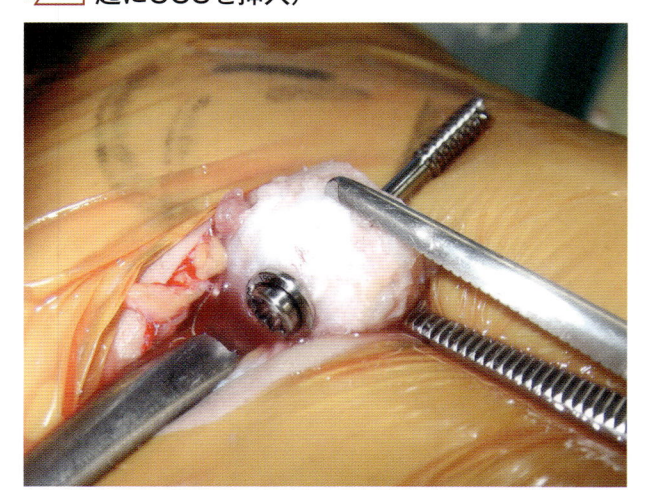

図9	スクリュー挿入後の烏口突起（前外側鏡視像）

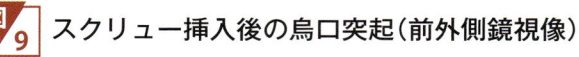
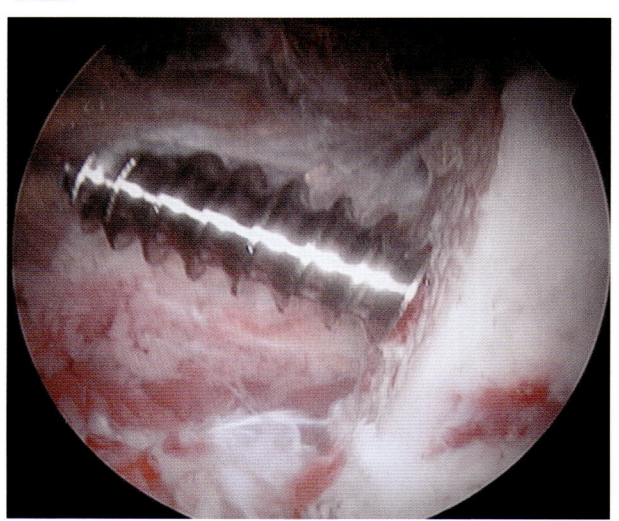

Point コツ&注意点

● この手技は内視鏡下にも可能であるが，日本人の烏口突起断面は正円ではなく扁平であり小さく薄いため，少しでもCCSの挿入部や方向を間違うと骨片がチーズカットしたり，関節窩の母床に対して骨切り面が合わずに癒合不全の原因になる。従って，これらの問題を回避するには直視下に行うのが確実である。

6 肩甲下筋のスプリット

肩甲下筋を腋窩神経の外側で線維方向にRF deviceを用いて2cm程度スプリットする（**図10**）。

Point コツ&注意点

● この際，肩関節を内転外旋させると筋の走行がわかりやすく，やや外旋位でスプリットすることで腋窩神経損傷のリスクを回避できる。

図10 肩甲下筋のスプリット

矢頭：腋窩神経

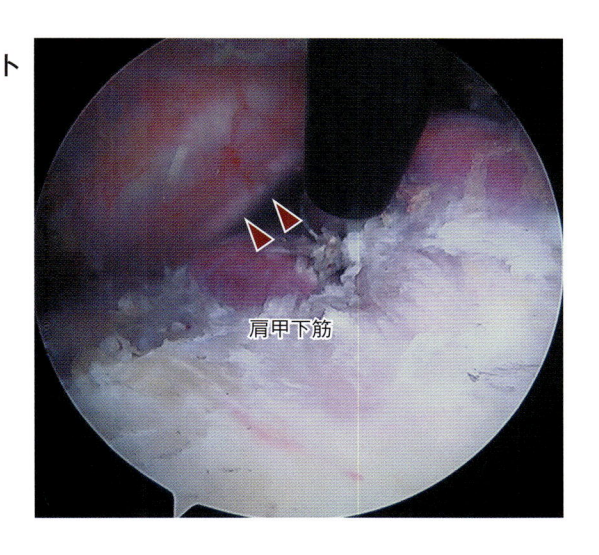

肩甲下筋

7 PMポータルの設置とPMポータルからの手技

前外側ポータルから鏡視で大胸筋を貫くところを確認しながらoutside-in法でPMポータルを設置（**図11a**）したら，PMポータルからロットをスプリットした肩甲下筋筋間より関節内に挿入する（**図11b**）。後方鏡視にて肩甲下筋を貫いてくるロットの先端を関節内から確認し（**図12a**），関節窩内側の至適位置（右肩時計表示で3〜4時，関節窩面より5mm内側）（**図12b**）にドリルガイドを介して1.6mmガイドピンを刺入後（先端は後方の皮膚を貫通させる），3.0mmキャニュレイティドドリルを用いてドリリングする。次にガイドピンを介してPMポータルからダイレーターを挿入し軟部組織をレトラクト後，専用リーマーにて関節窩前縁を平坦化する（**図13**）。

図11 PMポータルの設置

a：大胸筋を貫いたロット（前外側鏡視像）
b：ロットをスプリットした肩甲下筋間に誘導する。
矢頭：筋皮神経

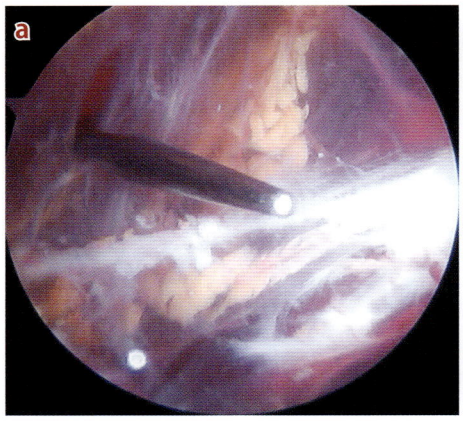
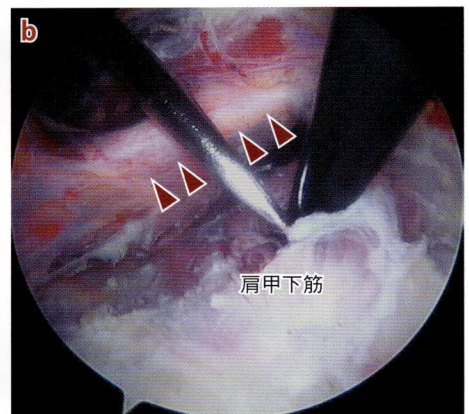

肩甲下筋

図12 ドリルガイドの固定

a：肩甲下筋を貫いて関節内に出たロットの先端（関節内後方鏡視像）
b：関節窩内側に固定されたガイド

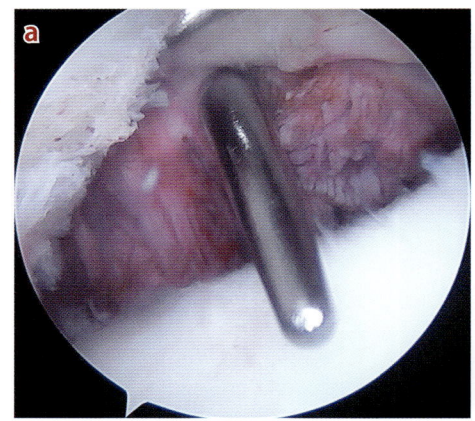
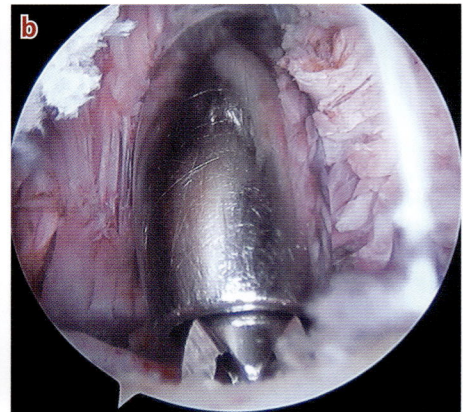

図13 関節窩前縁をダイレーター越しにリーミングする

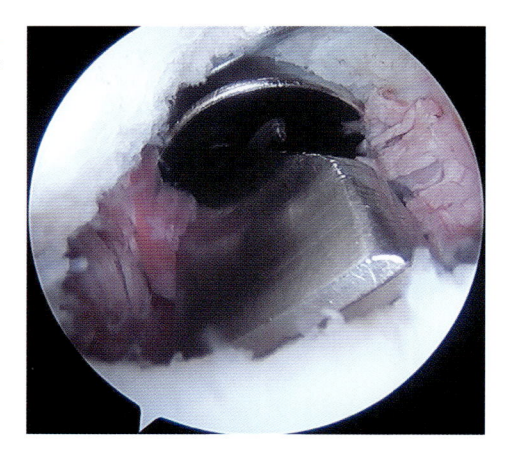

8 ガイドピンとCCSの連結

前外側鏡視にてガイドピンの先端を確認しながら，後方の皮膚上から出たガイドピンを後方に引きつつ肩甲下筋の直上で止める。鳥口突起に挿入されたCCSの先端をコッヘルで把持し，スクリューをなるべくガイドピンと平行にしてから（**図14a**），ガイドピンの先端に連結させる（**図14b**）。

Point コツ&注意点

● Coracoidポータルからプローブを挿入しガイドピンの方向調節に用いたり，粘膜剥離子で筋皮神経や腋窩神経を巻き込まないようにレトラクトするのが合併症を回避するコツである（**図14c**）。

図14 スクリューとガイドピンの連結（前外側鏡視像）

a：コッヘルで把持したスクリューとガイドピンの先端
b：スクリューとガイドピンを連結
c：粘膜剥離子で筋皮神経をレトラクトしながらスクリューと烏口突起を肩甲下筋内へ誘導する。

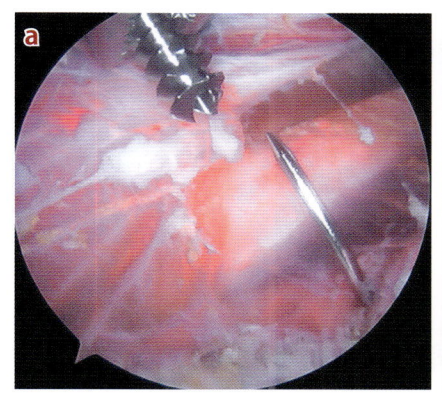 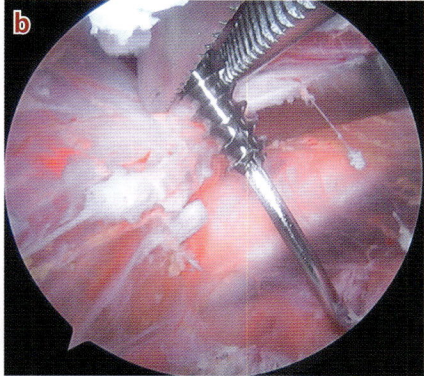 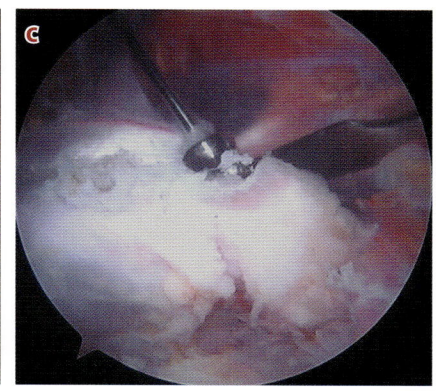

9 烏口突起の関節内への誘導と固定

　ガイドピンの先端を再びPMポータル外に誘導し（**図15**），PMポータルからガイドピンを介してドライバーでスクリューを回しながら烏口突起を肩甲下筋筋間より関節内に誘導し（**図16a**），関節窩に固定する（**図16b，c**）。

図15 PMポータルへのガイドピンの誘導

a：PMポータルから挿入されたシースとガイドピン
b：矢印の方向にガイドピンをシース内に誘導

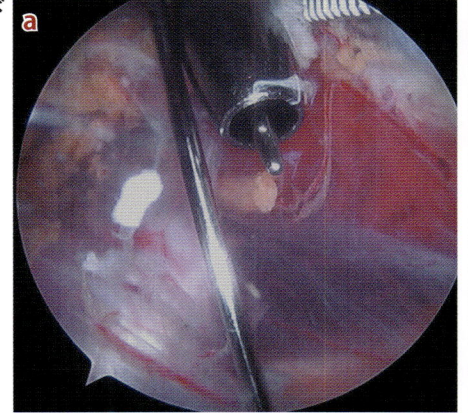 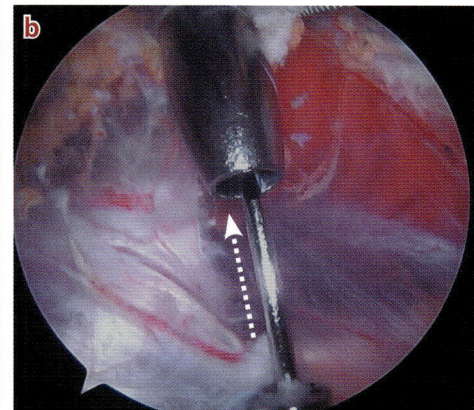

● 関節内後方鏡視にて烏口突起骨切り面が肩甲下筋を貫くところを確認しながら，介在する筋内腱や軟部組織をシェーバーにて除去する（図16a）。

図16 烏口突起の関節内への誘導（関節内後方鏡視像）

a：肩甲下筋を貫いた烏口突起骨切り面
b：烏口突起の接骨面を調整する。
c：関節窩に固定された烏口突起

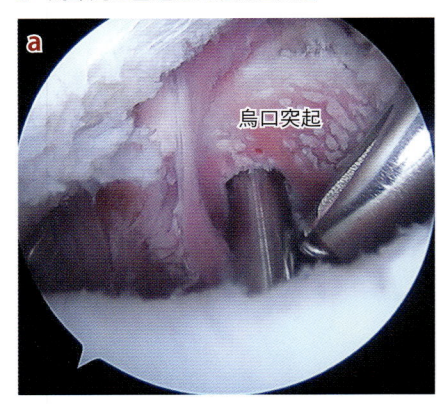 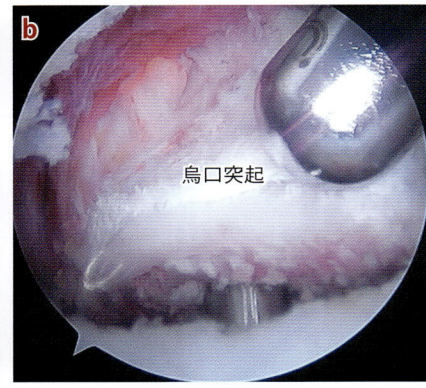 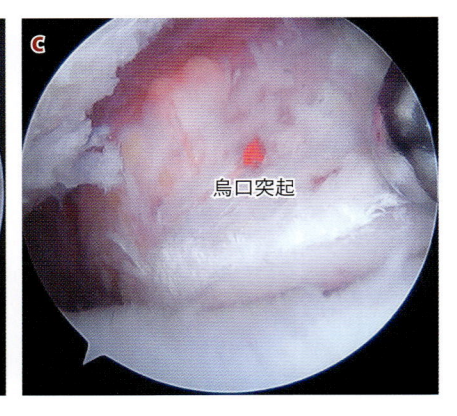

● 骨切り面と関節窩の母床が合わずに突出部が当たる場合は，関節窩面をアブレッダーにて切除し調節する（図17）。

図17 関節窩面の調整

a：関節窩の突出部（矢印）をアブレッダーにて平坦化する。
b：烏口突起骨切り面と関節窩の良好な接触状態（矢印）

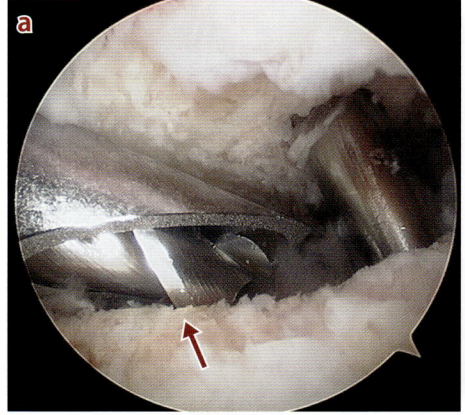 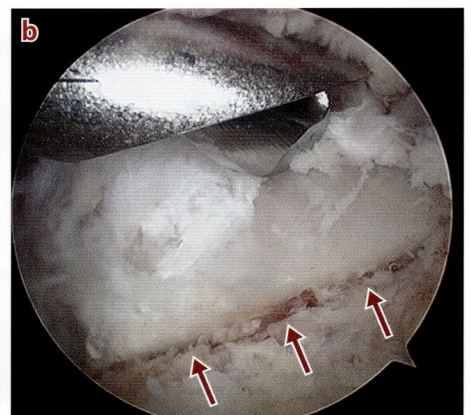

10 Bankart修復

　最後に後方鏡視にて前方ポータルより小径アンカーを用いてBankart修復を行う（図18）。アンカーの挿入位置は関節窩の右肩時計表示で5〜2時に1本ずつ使用する。また3時の位置はCCSと干渉しないように方向を工夫する必要がある。3〜5本（平均4本）のアンカーを使用するようにしている。

図18 Bankart修復（関節内後方鏡視像）

a：リトリーバーで関節唇に通したモノフィラメント糸とアンカー糸を関節外に取り出しリレーする。
b：ノットプッシャーを用いてアンカー糸で関節唇を修復する。

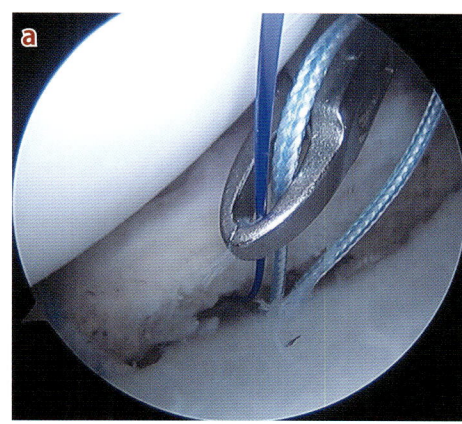
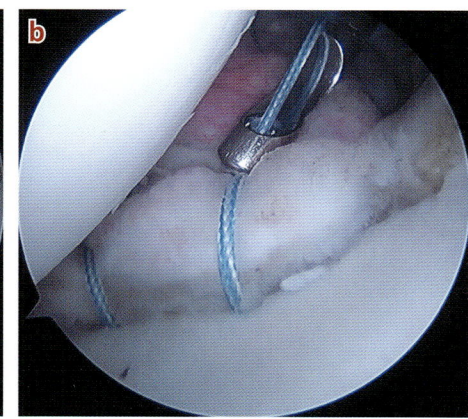

後療法

　3週間のアームスリング固定後，屈曲・外転運動を開始するが，固定期間内でも0°までの外旋自動運動と外転屈曲は45°まで許可する。外旋は5週まで0°以内とし，5週以降徐々に0°以上の外旋運動を許可する。ランニングは術後4～5週から許可するが，負荷をかけた肘の屈伸運動は8週まで禁止する。

　烏口突起の骨癒合とスクリューのバックアウトの有無をX線像（**図19a**）で確認しながら，8週からダンベルを用いた筋力トレーニングを開始，可動域の回復次第で対人以外の基礎練習を許可し，術後3カ月の時点でCTによる骨癒合状態（**図19b，c**）を確認し対人，タックルなどのコンタクトプレーを許可する。術後4～5カ月でのゲーム復帰を目標に後療法を進める。

図19 術後画像

a：単純X線正面像
b：3D-CT像
c：CT横断像

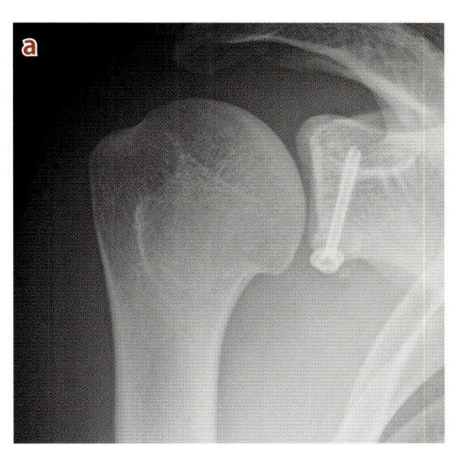
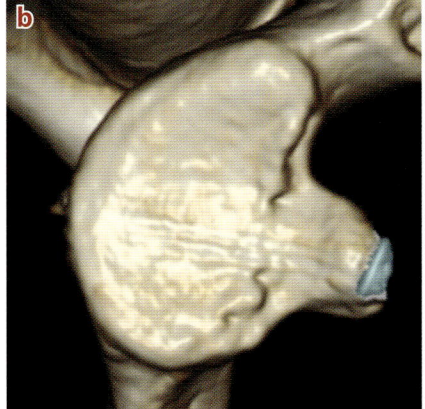
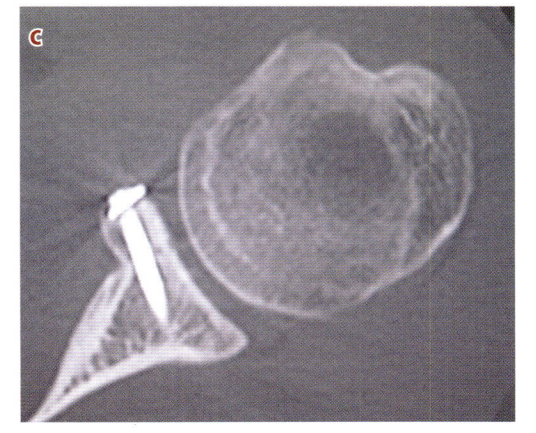

文献

1）鈴木一秀. 鏡視下烏口突起移行術（Bristow- Bankart法）. 肩関節手術のすべて. 東京: メジカルビュー社; 2018. p.31-41.

2）鈴木一秀, 永井 英, 上原大志, ほか. コリジョン・コンタクトスポーツ選手の外傷性肩関節前方不安定症に対する鏡視下Bankart＆Bristow変法の手術手技と術後短期成績. 肩関節 2013; 37: 527-30.

3）鈴木一秀, ほか. コンタクトアスリートの反復性肩関節脱臼に対する鏡視下烏口突起移植術: 鏡視下Bankart＆Bristow変法. 臨床スポーツ医学 2013; 30: 13-5.

4）鈴木一秀. 外傷性肩関節前方不安定症 鏡視下Bankart修復術と鏡視下Bankart＆Bristow法の使い分け. MB Med Reha 2013; 157: 112-8.

5）鈴木一秀, 永井 英. コリジョンアスリートの反復性肩関節脱臼に対する鏡視下Bristow-Bankart法. MB Orthop 2014; 27(5): 7-13.

6）鈴木一秀, 永井 英. ラグビー選手の反復性肩関節脱臼に対する鏡視下Bristow-Bankart法. 肩関節外科 手術テクニック. 大阪: メディカ出版; 2014. p.54-62.

7）鈴木一秀, 永井 英, 上原大志, ほか. コリジョン・コンタクトスポーツ選手の外傷性肩関節前方不安定症に対する鏡視下Bankart＆Bristow変法－烏口突起の設置位置および手術成績－. 日関節病会誌. 2015; 34(1): 1-11.

8）鈴木一秀, 永井 英. 反復性肩関節前方脱臼④ －鏡視下Bankart＆Bristow法－. 関節外科 2016; 35(10): 1028-35.

9）鈴木一秀, 永井 英. 肩関節鏡 反復性肩関節前方脱臼に対する鏡視下烏口突起移行術. 関節外科 2017; 36(13): 22-30.

II

肘関節

Ⅱ 肘関節

肘関節鏡手術の基本手技

JCHO大阪病院整形外科 **島田幸造**

手技の Point

▶体位は腹臥位または側臥位で，肘屈曲前腕下垂位で行う。

▶仰臥位でも可能で，その場合は手（指）を牽引して行う。

▶前方，後方，後外側と3スペースに分けて処置を行う。

▶周囲が腫脹する前に，まず前方の処置を優先して行う。

▶各ポータルでの解剖学的リスク（橈骨神経，尺骨神経，外側側副靱帯）を理解する。

introduction

　肘関節手術は術後瘢痕拘縮との戦いの歴史である。関節鏡視下手術は術後瘢痕形成が少なく，後療法が早く進むことで早期に良好な機能回復が期待できる。

術前情報

手術適応

　滑膜炎や関節内遊離体など関節内病変の切除，関節症により増生した骨棘の切除形成，離断性骨軟骨炎など骨軟骨病変に対するデブリドマンやドリリング，外側上顆炎に対する短橈側手根伸筋腱の切離や滑膜ヒダ切除，などが肘関節鏡視下手術の代表的な適応である。関節内骨折や離断性骨軟骨炎に対する鏡視下接合術，骨移植術なども手技の上達によって適応となりうる。

術式選択（手術の適応と禁忌）

　Savoieは「肘関節鏡の手術適応は医学的根拠よりも術者の技量に依存する」としている[1]。基本的に関節内病変はすべて関節鏡視下手術の適応となるが，器具の取り扱いなど鏡視下手術の熟達度によって手術適応は広がる。一方，病巣へ向けて器具を入れる際の方向・経路（途上の瘢痕形成を含む）に重要神経血管組織が存在する場合，特に外傷後や他医での手術後で拘縮をきたしているような例はリスクが高く，相対的禁忌となる。

　まず対象患者の病態を把握し施行すべき手術内容を設定し，それが鏡視下に可能か（術者の技量の評価も含めて）判断して手術適応とする。

手術Step

1 麻酔と手術体位(p.61)

2 器具とセッティング(p.61)

3 上腕骨内側および外側上顆，橈骨頭，肘頭，尺骨神経のマーキングと，各ポータルの位置(p.62)

4 ポータル作製，鏡視と器具の挿入(p.63)

5 処置：滑膜切除，遊離体切除，骨棘アブレージョン(p.67)

6 処置：骨折や軟部組織の内固定(p.67)

7 洗浄，ドレーン留置，閉創(p.68)

術前計画（図1）

　視野が狭くなりがちな肘関節鏡視下手術では，術前に病態の全体像を大局的に把握し標的を絞ることが重要である。滑膜炎の広がりの把握にはMRI，遊離体の位置や個数，可動域制限を引き起こしている骨棘の位置や大きさの把握にはCTが有用であり，3Dプリンタを使用すれば立体模型も容易に作成可能であり，これを滅菌して手術室にもち込むとイメージをつかみやすい（図1a）。さらに正確な病態把握にはCTデータから屈伸軸を求めPC上で屈伸をシミュレーションすることで鏡視下手術でのターゲットを定めて手術に臨むことも可能となった（図1b）[2]。特に関節症における骨棘切除では，切除不足は術後機能低下（可動域制限の残存）につながる一方，過剰切除は関節の不安定性を招来するため，特にアスリートや重労働者に対する場合の術前計画は重要である。骨折の骨接合術でも，どの骨片をねらい，どの位置に向けて内固定するか（pull-outの方向や内固定材の挿入方向）を術前に想定しておくことが重要である。

図1　骨棘切除（左肘）

a：術前CTから3Dプリンタで作製したモデル。関節面の形状や屈伸時に衝突する部分の骨棘がわかりやすい。

b：最大屈伸位と90°屈曲位の3ポジションでCTを撮影することで比較的正確な屈伸時の回転軸を計算でき，PC上その回転軸回りで肘を実際の可動域以上に屈伸させた場合に骨棘同士の重なる部分が可動域制限の責任病巣と判断，その部分をPC上で着色し，そこをターゲットとして鏡視下切除を行う。

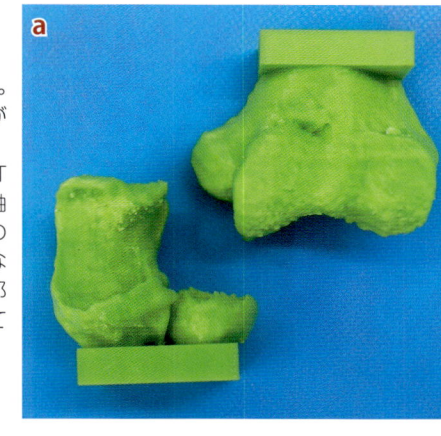
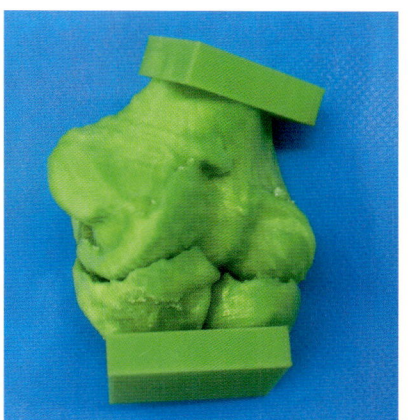

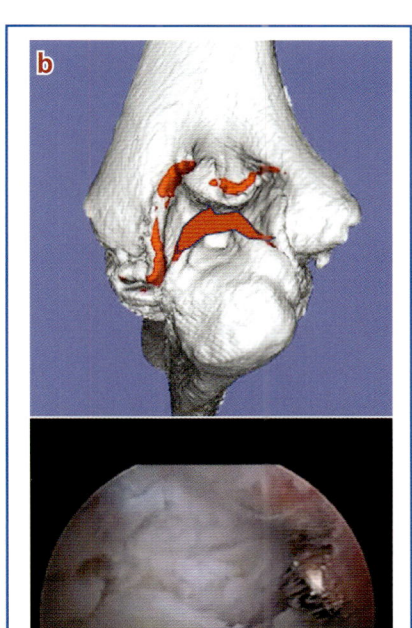
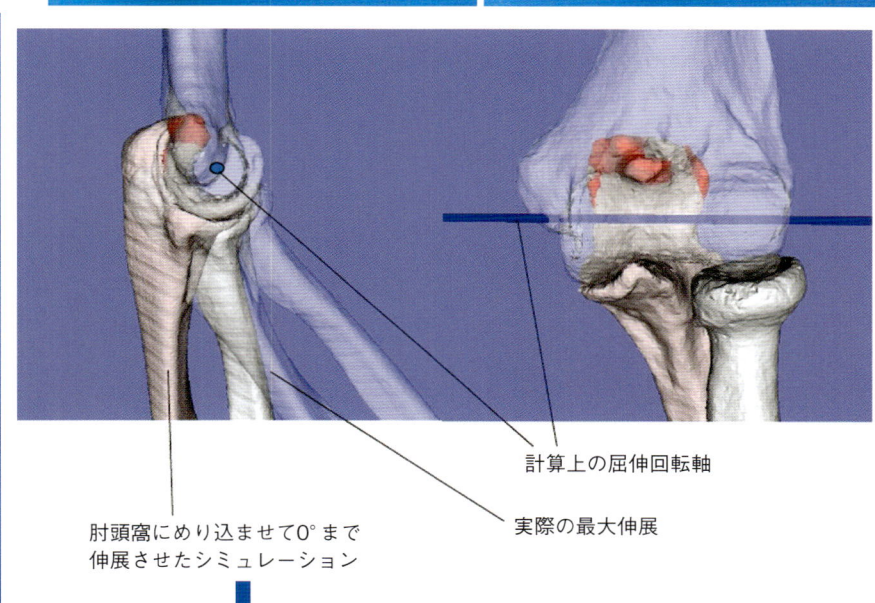

計算上の屈伸回転軸

実際の最大伸展

肘頭窩にめり込ませて0°まで伸展させたシミュレーション

シミュレーション上，赤で塗られた骨の重複部位（骨棘）の切除を目指す

肘関節鏡視下手術に必要な周辺解剖（図2）

前方では表層の血管と皮神経（橈側・尺側皮静脈，前腕外側・内側皮神経）および深層の血管と神経（上腕動脈，正中神経，橈骨神経），近位刺入や後方処置時には尺骨神経，後外側では外側尺側側副靱帯の解剖の理解が重要である。

①前方ポータル作製の際に皮膚の内側外側ともに皮静脈や並走する皮神経を損傷しないよう留意が必要である。ポータルの皮切は皮膚のみにとどめ，そこからはペアンなどで鈍的に進めていく。

②初心者が気になる上腕動脈と正中神経については，通常上腕筋の前に位置するため，前方鏡視の際によほどスコープや器具が前方に向けて刺入されない限り損傷することはない。

③橈骨神経は前方関節包に比較的近い位置を下行し，肘屈曲，前腕下垂位とすると橈骨神経が前方に逃げやすいため，現在では肘関節鏡は腹臥位や側臥位で行うのが一般的である[3, 4]。さらに，前外側刺入の際には助手が前腕を回内することで橈骨神経が刺入位置から遠ざかるため，安全度が増す。

④尺骨神経は上腕筋間中隔に沿って下行し，腕尺関節尺側関節包の後ろを関節包に接して尺側手根屈筋の二頭間に進む。前内側ポータルを近位後方に作りすぎたり，後方鏡視の際に尺側の関節包を損傷すると尺骨神経損傷をきたすリスクがある。

Point コツ&注意点

● 上腕動脈や正中神経は上腕筋の浅層にあり，器具が前方から関節に向いている限り刺入時の損傷リスクは低い。橈骨神経の走行は伸筋群の深層で関節包に近いため，器具刺入時に助手が前腕を回内して遠ざけるようにするとよい。

図2 肘関節の周辺解剖（左肘）

肘関節前方の表層解剖（**a**）と深層解剖（**b**）および，後外側からみたときの橈骨神経の位置（**c**）。

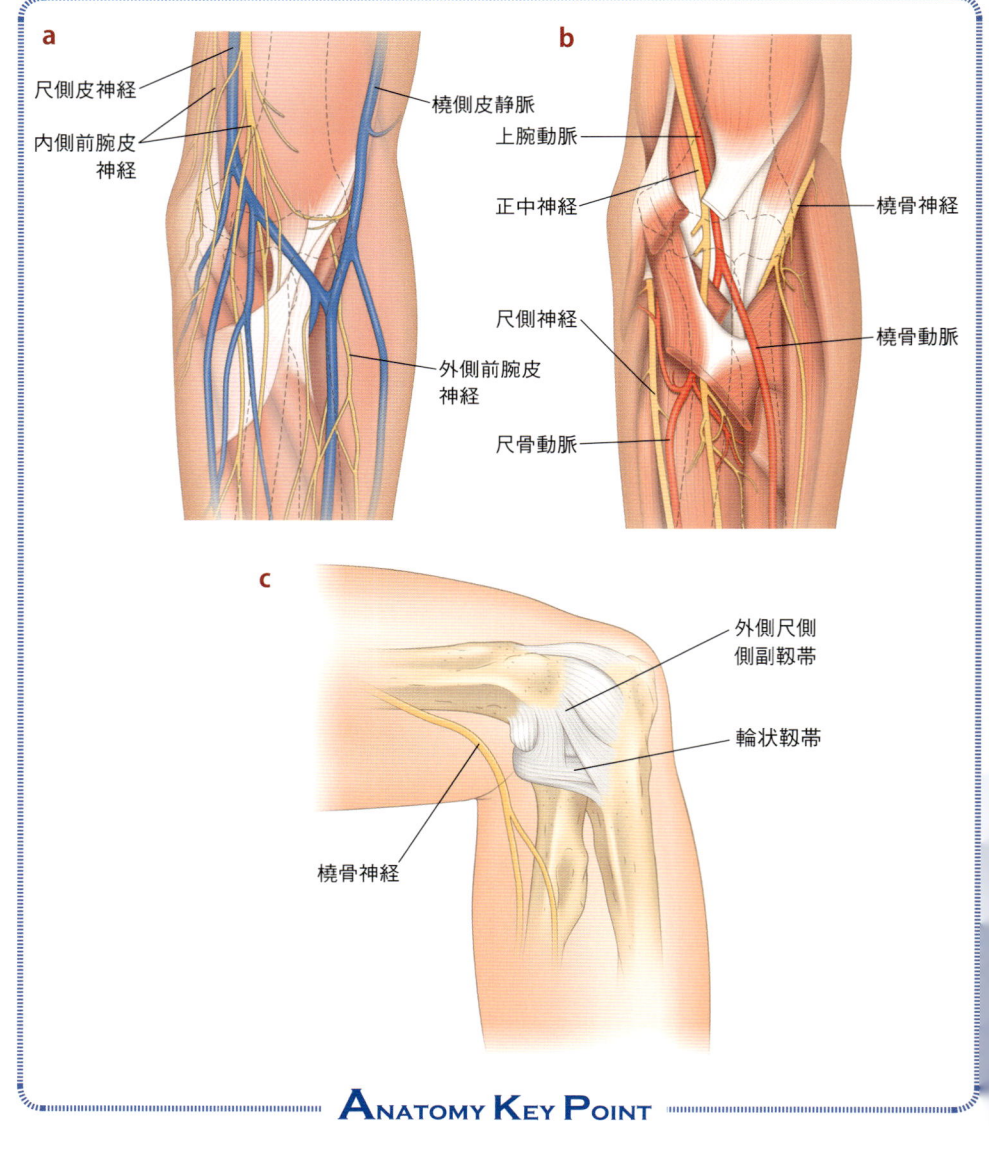

a
- 尺側皮神経
- 内側前腕皮神経
- 外側前腕皮神経

b
- 橈側皮静脈
- 上腕動脈
- 正中神経
- 尺側神経
- 尺骨動脈
- 橈骨神経
- 橈骨動脈

c
- 外側尺側側副靱帯
- 輪状靱帯
- 橈骨神経

ANATOMY KEY POINT

手術手技

1 麻酔と手術体位（図3）

　原則全身麻酔下に，術側の上腕近位にターニケットを装着し支持台などで上肢を支え前腕を下垂して行う。腕が長い患者ではターニケット装着部を支持台に乗せたときに下垂した前腕が下がりすぎない（肘が伸びすぎない）よう，バランスを考えて装着する。前腕を下垂位で保持できれば手術は腹臥位でも側臥位でも可能であるが，いずれの場合も術者の手や器具の操作の邪魔にならないよう，挿管チューブや非術側上肢の配置に留意する。われわれは，特に麻酔上のリスクがない患者においては，腹臥位で患者の顔を対側に向けることによりチューブ類が手術操作の邪魔にならないように配慮している。

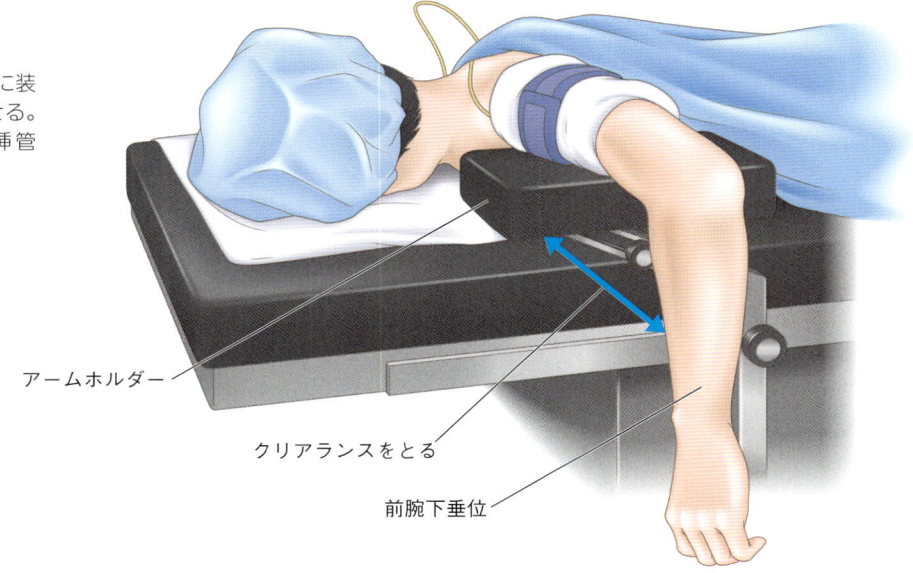

図3 術中体位（腹臥位）

ターニケットは上腕のやや近位に装着しアームホルダーの上に乗せる。患者の顔は対側に向けると挿管チューブ類が邪魔にならない。

アームホルダー

クリアランスをとる

前腕下垂位

2 器具とセッティング（図4）

　肘では通常，膝や肩と同様の径4mm（外筒径5mm）の関節鏡を用いる。初めは30°の斜視鏡が使いやすく，慣れてくれば刺入位置の真横から後方まで鏡視できる70°鏡もときに有用だが，最近はその中間的な性格の45°斜視鏡も使用可能で筆者は愛用している（小児の患者や腕尺関節内など狭いスペースへの処置に際しては，ときに2.7mmの小径関節鏡が有用な場合もある）。シェーバーやアブレダー類も同様の大きさのものを使うが，肘ではシェーバーには先端がカーブしているアングルシェーバーが使いやすい。また，軟部組織の蒸散にはRadio Frequency Deviceが効果的である。

　通常，「1 麻酔と手術体位」で述べたように上腕やや近位にエアターニケットを装着し，上腕遠位1/3以下を消毒しドレーピングする。関節鏡ディスプレイなどの本体，シェーバーなどの手術装置，灌流液やポンプを患者を挟んで術者の対面に設置，デバイス類は患者の腰の辺りにメイヨー台を置いて準備するが，コード，チューブ類の長さを調整し，それらを患肢の直上に固定することで，肘を中心に内外側対称に同じような距離感・操作性で手術できるようにセットする。

図4 手術の基本器具とその設置（左肘）

左から鉗子（直のモスキートペアン），スイッチングロッド2本，鈍棒，45°斜視鏡カメラ，シェーバー（アングル）。

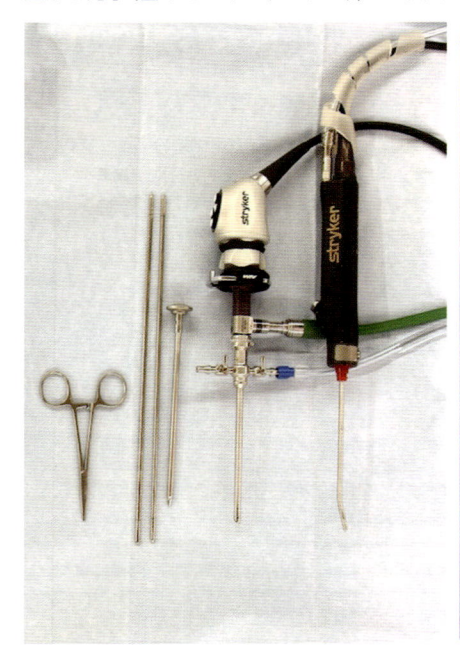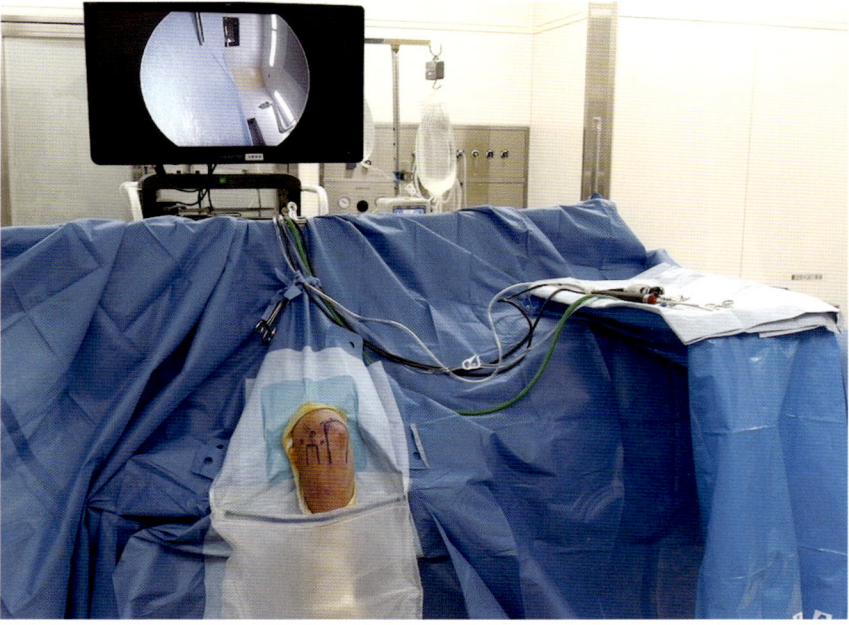

3 上腕骨内側および外側上顆，橈骨頭，肘頭，尺骨神経のマーキングと，各ポータルの位置（図5）

　肘を触知しながら，上腕骨内側上顆，上腕骨外側上顆，橈骨頭，肘頭，尺骨神経の走行を皮膚上にマーキングする。そのうえで上腕骨の骨軸，前腕骨の骨軸を想定し，後述する基本ポータルをマーキングする。病態によっては目的とする病巣や処置内容に合わせて刺入位置，方向をイメージして1～2cmずらしてポータルを作製することもある。

①前内側ポータル：内側上顆を基部に上腕軸と前腕軸それぞれ2cmの四辺形の対角

②前外側ポータル：外側上顆を基部に上腕軸と前腕軸それぞれ2cmの四辺形の対角

③後方ポータル：肘頭の近位2cm

④後外側ポータル：後方ポータルの2cm外側

⑤外側（ソフトスポット）ポータル：外側顆，橈骨頭，肘頭を頂点とした三角形の中央，腕橈関節の後方に相当

⑥副外側（アクセサリー）ポータル：外側ポータルの2cm外側，外側顆後方に相当

図5 皮膚上のマーキングと各ポータル（左肘）

上腕骨内側上顆，上腕骨外側上顆，橈骨頭，肘頭，尺骨神経の走行をマーキングし，内側および外側上顆から上腕軸，前腕軸に沿ってそれぞれ2cmの四辺形の対極に前内側および前外側ポータルとする。後方ポータルは図の通り。
a：後内側からみるポータルの作製位置
b：後外側からみるポータルの作製位置

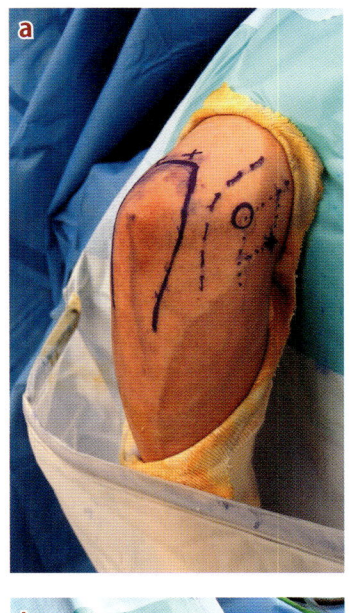 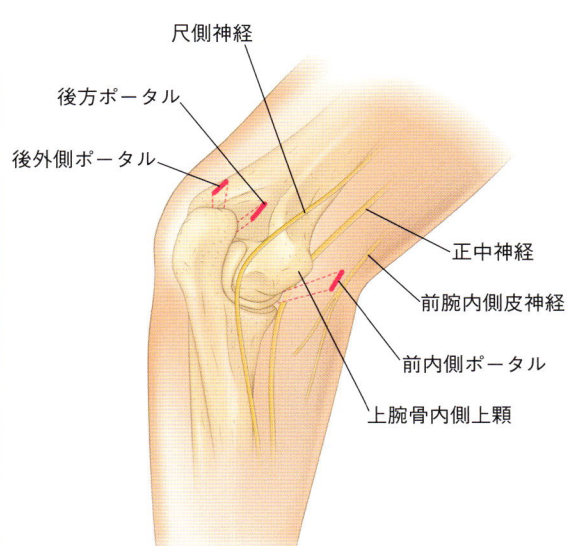

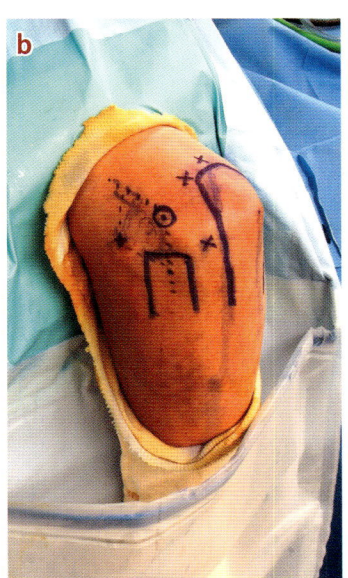 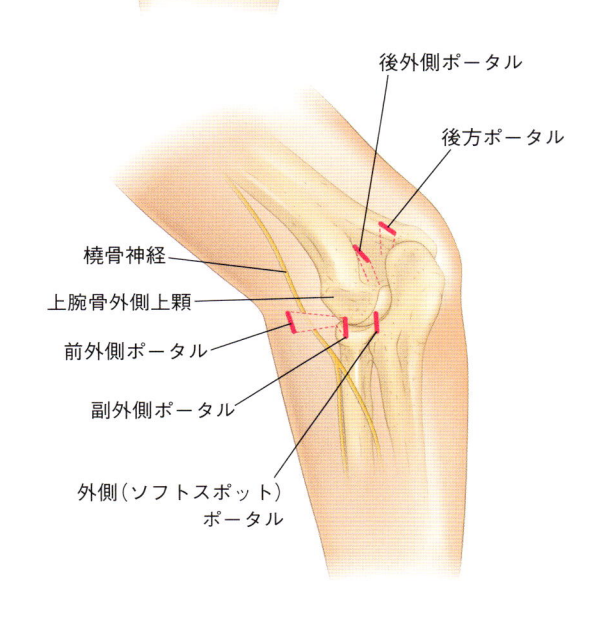

4 ポータル作製，鏡視と器具の挿入

　肘関節を前方関節腔，後方関節腔，腕橈関節後方と3つのスペースに分けて処置を行う。前述の①〜⑤の基本5ポータルと，補助的に⑥などのアクセサリーポータルを追加し手術に臨む。

前方関節腔（図6）

　前内側ポータル鏡視から始め，前外側からシェービングし視野を確保，処置していく。ソフトスポットから乳酸リンゲル液を関節内に注入，通常15〜20mL注入でき肘関節腔は膨らむ。7〜8mmの皮切を前内側ポータルの位置に入れ，皮下をまっすぐのモスキートペアンなどで肘関節前方に向けて進める。皮下脂肪，筋膜貫通，関節包貫通など，その都度の感触を注意深く感じながら進めるのがコツである。また関節包を突き破る際には，ソフトスポットに刺入した注射器で助手にリンゲル液を圧入してもらい，関節包全体が風船のように膨らむようにさせると刺入しやすい。前内側から関節内に関節鏡を挿入できたら，そのまま対側，腕橈

関節の前方を鏡視し，そこに前外側ポータルを作る。鏡視しつつその部位を皮膚上から指で押すなどして位置を確認，22G注射針を刺して確認するとより確実である。同部位を先程と同様7〜8mmの皮切の後モスキートペアンで外側の関節包まで達し，関節包を突き破ってポータルを作ったら，鈍棒などでさらにその経路を確実にし，前外側ポータルからシェーバーを挿入する。前方鏡視では術者の視線とカメラや器具の方向が異なることへの「慣れ」が必要である。ただ，これこそが肘関節鏡のキモであり，直視下手術では侵襲の大きくなりがちな前方関節腔を小侵襲で処置できることが肘関節鏡の最大のメリットである。

　関節鏡挿入部位である前方尺側（鏡の根元であって，最もみえにくい）以外の処置を済ませたら，関節鏡と手術器具を入れ替えて残る前方尺側の処置を行う。入れ替えの際にはポータルを見失わないよう，スイッチングロッドなどを用いるとよい。スイッチングロッドは術中に筋肉が腫脹して視野が狭まる際に，関節包を支えるためにも有用である。

図6 前内側鏡視の際のポータルと主要神経・血管との位置関係（左肘）

器具が関節からはずれて前方の筋肉内に入ってしまうと神経・血管損傷のリスクが上がる。

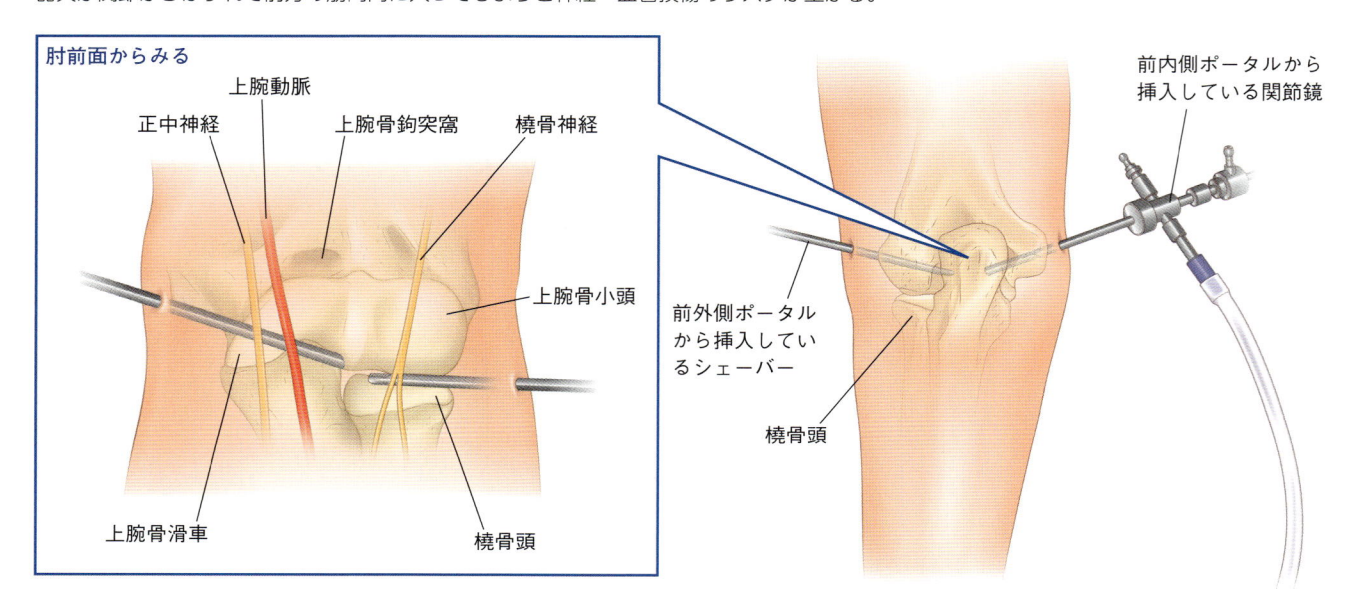

肘前面からみる

- 上腕動脈
- 正中神経
- 上腕骨鉤突窩
- 橈骨神経
- 上腕骨小頭
- 上腕骨滑車
- 橈骨頭
- 前内側ポータルから挿入している関節鏡
- 前外側ポータルから挿入しているシェーバー
- 橈骨頭

【動画】
前方関節腔処置

前方関節腔処置

　まず前内側ポータルから腕橈関節前方を観察し，外側から注射針などで位置を確認したうえで鉗子を挿入する。続いて鈍棒でポータルを確立してシェーバーを挿入し処置する。続いてスイッチングロッドなどを使って関節鏡と手術器具をスイッチし，前外側から鏡視しつつ腕尺関節前方を処置，徐々に関節鏡を引き抜いて腕橈関節まで戻って確認する。

後方関節腔(図7)

　後方ポータルから鏡視し，後外側ポータルからシェービングする。後方から肘頭窩に関節鏡を刺入する際，関節包の穿破が難しいことがあり，その際には関節鏡の先端が肘頭窩直上に位置することを確認して，後外側から挿入したシェーバーの先端を関節鏡の先端に合わせて鏡視下に関節包を切除するとよい。後方ポータルから関節鏡が挿入されたら，そのまま肘頭窩および腕尺関節外側の処置を行う。腕尺関節の尺側部分の処置は関節包に尺骨神経が接しているため，そこの処置には関節鏡とシェーバーをスイッチして後外側ポータルから鏡視し，後方ポータルからのシェービングを尺側関節包を背にして行うとよい。この場合，後方ポータルをあえて尺骨神経に近いやや内側に設定すると器具を尺側ガターに挿入しやすくなり，むしろ処置はしやすい。拘縮肘などで上腕三頭筋の癒着があるような例に対して，後方関節腔からそのまま上腕骨後面に沿って癒着を剥離する操作も可能である。

図7 後方・後外側ポータルでの鏡視と器具の挿入（左肘）

シェーバーを尺側に向ける際には関節包を破らないよう留意する。

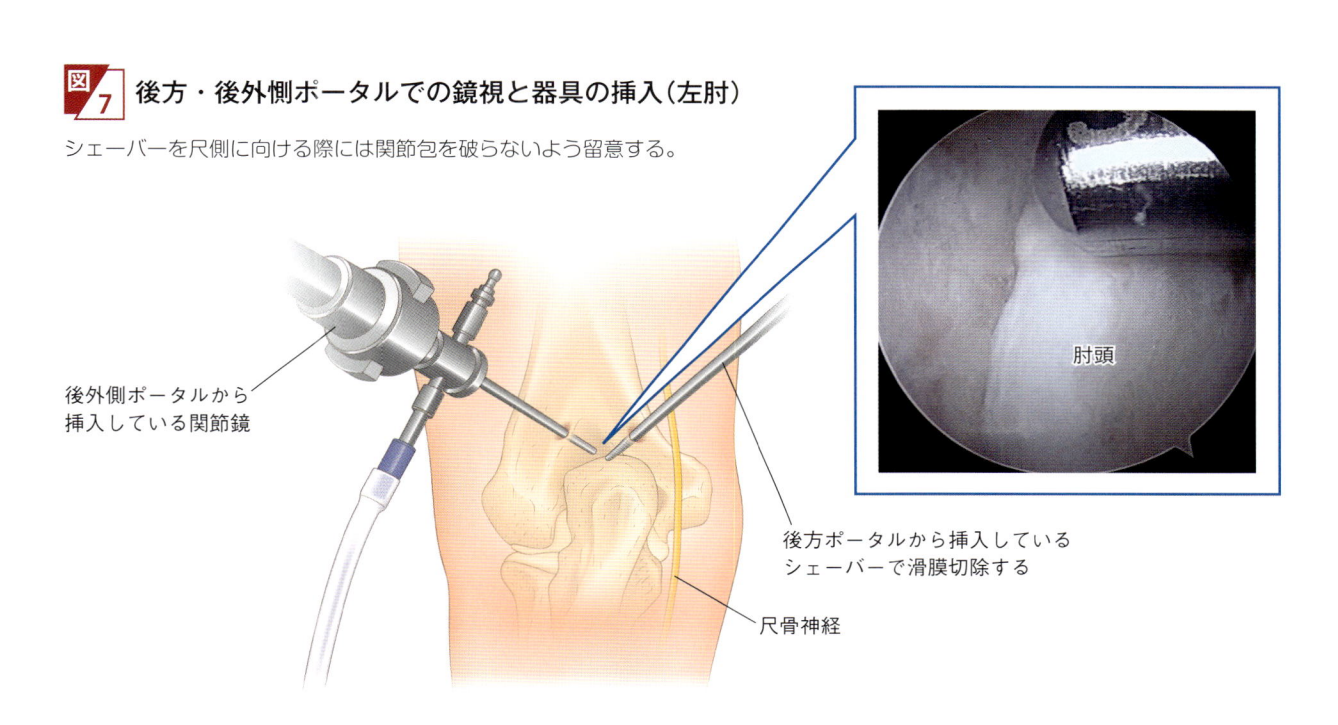

後外側ポータルから挿入している関節鏡

肘頭

後方ポータルから挿入しているシェーバーで滑膜切除する

尺骨神経

後方関節腔処置

【動画】
後方関節腔処置

　まず後側ポータルから腕尺関節後方を鏡視し肘頭窩や肘頭周囲を処置する。腕尺関節の橈側は思い切ってシェービングできるが尺側へは深追いせず，関節鏡と器具をスイッチして後外側から鏡視しながら，関節包に背を向けたポジションでシェーバーを使うことで尺骨神経損傷を回避する。

後外側（腕橈関節後方）関節腔（図8）

　後外側ポータルから腕尺関節橈側に沿って関節鏡を遠位に進めていくと，斜視鏡を前方に向けることで腕橈関節〜近位橈尺関節を鏡視できる。ここを鏡視しつつ外側（direct lateralまたはソフトスポット）ポータルからシェーバーを挿入して視野を確保する。後外側ポータルからうまく鏡視できないときには，外側ポータルから鏡視しつつその外側（前外側ポータルとの中間付近）に副（アクセサリー）ポータルを作ってシェーバーを挿入する。ただしこのポータルは外側側副靱帯を貫く位置に当たるので，シェービングなどの際には靱帯を損傷しないように注意を要する。

図8 外側（ソフトスポット）ポータルからの鏡視（左肘）

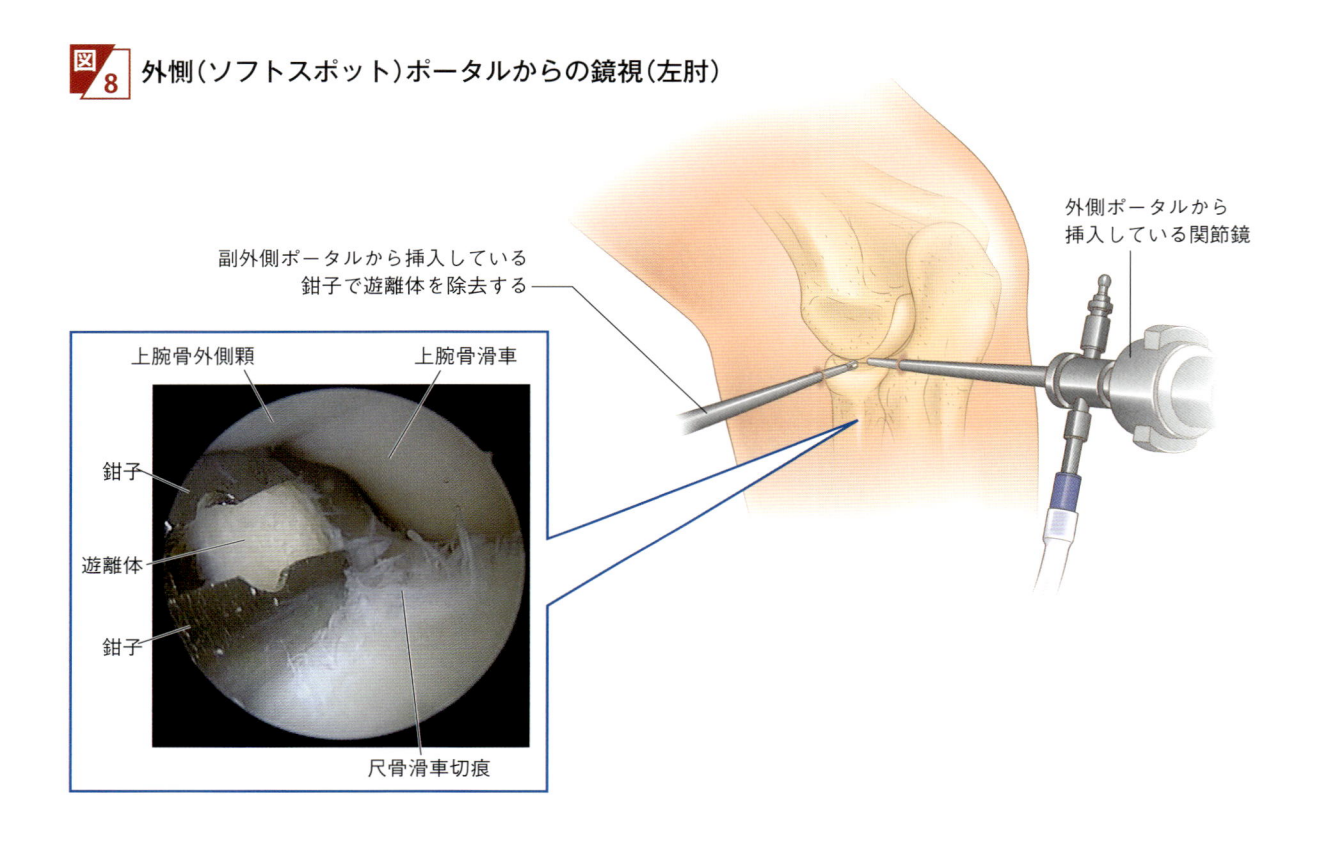

副外側ポータルから挿入している鉗子で遊離体を除去する

外側ポータルから挿入している関節鏡

上腕骨外側顆　　上腕骨滑車

鉗子

遊離体

鉗子

尺骨滑車切痕

【動画】
外側関節腔処置

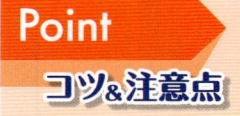

外側関節腔処置

　外側（ソフトスポット）ポータルから腕橈関節後方および腕尺関節橈側を鏡視し，副外側ポータルからシェービングする。ときに腕尺関節内に嵌頓した遊離体を切除するのにも有用なアプローチで，特に腕尺関節をよくみるにはこの副ポータルに関節鏡をスイッチするとよい。

5 処置：滑膜切除，遊離体切除，骨棘アブレージョン

　滑膜，遊離体，骨棘の切除は肘関節鏡視下手術で治療することが最も効果的な病態であり，基本的な処置なのでまず習熟すべき手技でもある。肘関節鏡視下手術では「4 ポータル作製，鏡視と器具の挿入」で述べたように肘関節腔を3つのスペースと考えて，それぞれ関節内の処置を行うが，「術前情報」で述べたように責任病巣の位置と大きさ，数を把握したうえで，器具を挿入する方向に合わせて適宜ポータルをスイッチしながら手術を行う。ポータルスイッチの際には，スイッチングロッドを用いるとポータルを閉塞させることなく関節鏡の外筒を入れ替えることができる。なお，4で述べた5〜6ポータルが基本的な器具挿入位置となるが，病態や病巣位置によっては挿入位置を少し変える工夫が必要となる［例：上腕骨小頭離断性骨軟骨炎など外側顆下面にある病巣に対してアブレージョンする際の処置は，外側ポータルや副外側ポータルをあえて遠位側に設定(low direct lateral)して下から突き上げるように挿入する，**図9**］。

図9 いわゆる「敬礼位」

上腕骨小頭の離断性骨軟骨炎では，患肢を外転・外旋し肘を最大屈曲したいわゆる「敬礼位」にて，やや遠位から突き上げるようにドリリングや骨接合を行う。

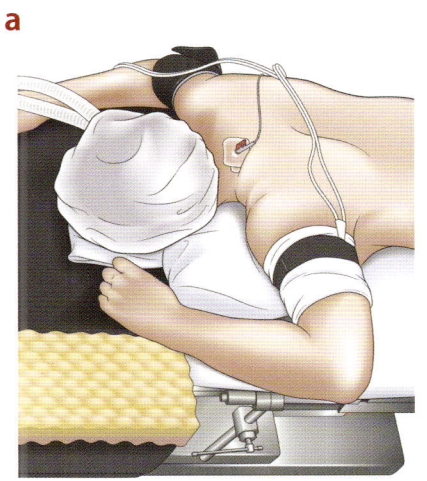
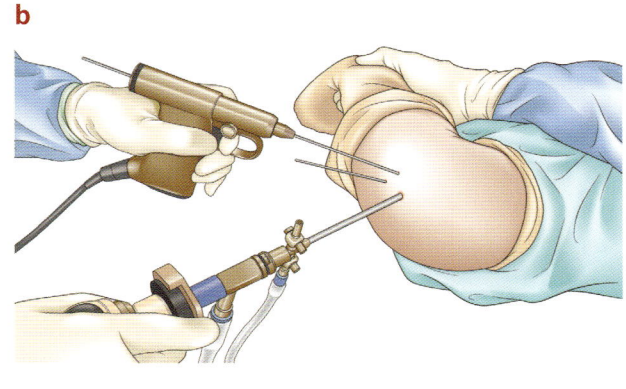

a　　　　b

6 処置：骨折や軟部組織の内固定

　技術的に難易度が上がるが，特殊器具の扱いや標的へのアプローチに熟達してくると，その熟達度に応じて手術適応は拡大する。上腕骨外側顆骨折や小頭の骨軟骨骨折など関節内骨折では鏡視下に骨折片の整復を確認し，関節面の適合を確認できたら鉗子やKirschner鋼線(K-wire)で仮固定し非吸収糸やスクリュー固定に移行する。その際，鏡視下に複数のK-wireを刺入できればそのうちの適切な位置にあるK-wireをいったん抜き，そこにできた骨孔に注射針やsuture retrieverを刺入して縫合糸をsuture relayすることで骨片を関節包など軟部組織越しにpull-out固定，あるいは中空スクリューのガイドワイヤーを挿入し先端を把持しながらドリリングすることで中空スクリューによる関節内骨折の内固定などが可能である(**図10**)。ただし，これら骨折手術ではまず血腫をシェーバーなどで除去する手技から始めねばならず，また軟部組織損傷も合併していると関節鏡の灌流液が容易に関節外に漏出し，手技は容易ではない。まずは「5 処置：滑膜切除，遊離体切除，骨棘アブレージョン」に述べたような関節内病変の切除，クリーニングの手技に慣れてから手術適応として広げていくべき手技といえる。

図10 鉤状突起骨折（右肘）に対する処置

鉤状突起骨折に対して，複数のK-wireで固定した後，最適な位置の鋼線をガイドワイヤーに入れ替えその先端を鉗子で把持してドリリングし，スクリュー固定する。

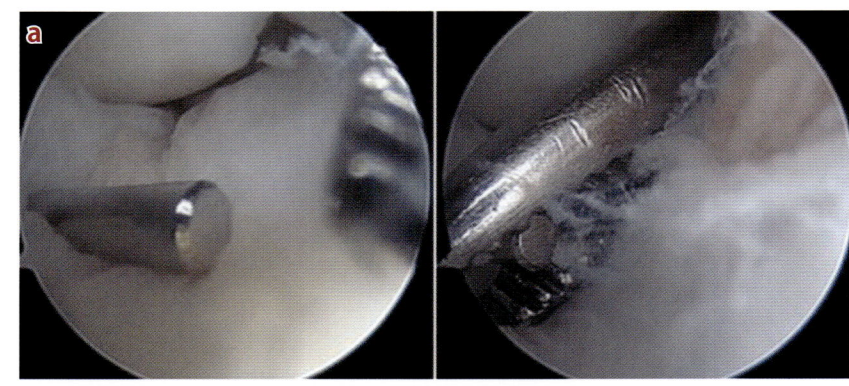

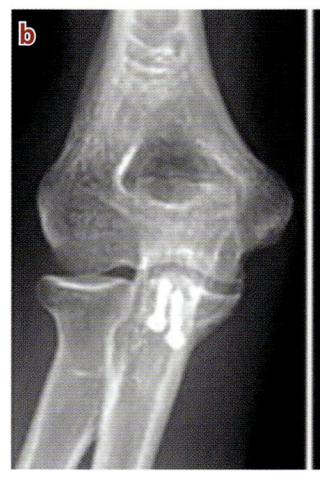
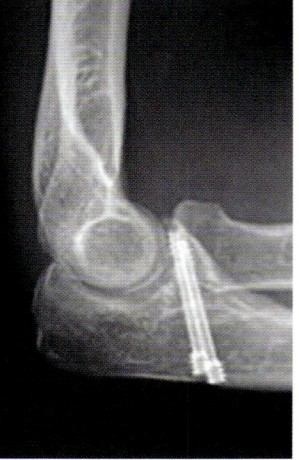

7 洗浄，ドレーン留置，閉創

　すべき処置が済んだら，エアターニケットを弛めて異常出血がないことを確認する。続いて潅流液で関節内を十分洗い流した後，ポータルから関節鏡の外筒などを用いて関節内にドレーンを挿入する。ドレッシングの後，必要に応じて外固定を行う。術後早期に動かす場合には，圧迫包帯固定のみとし，術翌日にはドレーン抜去，ドレッシングも薄くして可動域訓練を開始する。

文献

1）Savoie FH 3rd. Guidelines to becoming an expert elbow arthroscopist. Arthroscopy 2007; 23: 1237-40.

2）島田幸造. 変形性肘関節症の鏡視下関節形成術. 整外最小侵襲術誌 2010; 56: 51-8.

3）Poehling GG, Whipple TL, Sisco L, et al. Elbow arthroscopy: a new technique. Arthroscopy 1989; 5: 222-4.

4）青木光広. 肘関節鏡におけるポータル設定の安全性と斜視鏡の選択による視野. 整外最小侵襲術誌. 2010; 56: 2-8.

肘離断性骨軟骨炎に対する鏡視下手術

若草第一病院スポーツ整形外科　**今田光一**

手技の Point

▶ 手術体位は安定した術野確保と合併損傷予防の要である。

▶ ポータル作製，操作は神経損傷回避に万膳を尽くす。

▶ 関節外への潅流液漏出などで腫脹が大きくなる前に手技を進める。

▶ 郭清や新鮮化の処置は必要最低限で行う。

▶ 骨軟骨移植（osteochondral autograft transfer；OAT）は方向・深さを厳格に行い視野確保に妥協しない。

introduction

術前情報

手術適応

　肘の離断性骨軟骨炎（osteochondritis dissecans；OCD）に対する治療は，保存療法が原則であることをまず明記しておく。

　特に骨端線閉鎖前の成長期は修復能力が高く，小頭部への侵襲はかえって肘の形態を悪化させることもあるため手術適応は慎重に決定すべきである。骨端線閉鎖以前に発覚した肘OCDの症例については，関節内遊離体（関節ねずみ）の発生がない場合は保存療法で対応すべきである。筆者の肘OCDに対する手術適応判断のチャートを**図1**に示す。

・International Cartilage Research Society （ICRS）分類と画像所見

　ICRS分類（**図2**）のⅢ，Ⅳ，すなわち病変部が不安定なものが手術の対象となる。

　MRIのSTIR像と関節鏡所見のICRS分類を対比検討した結果では，**図3**に示す関節面の辺縁不連続像，高輝度の小囊胞様像，軟骨下骨の高輝度線状貫通像，欠損像を示すものがICRSのⅢまたはⅣの状態であった。一方，**図4**に示すような小頭部のびまん性高輝度像や低輝度肥厚像を呈する症例ではICRS分類ⅢやⅣの所見はなく，積極的に手術を勧める病態ではないと考えられる。

　肘のOCDに対する画像診断は，超音波検査による早期発見，単純X線でのX線分類の把握と健側との比較や骨端線閉鎖有無の判断，CTおよびMRIでの手術適応判断と術式選択が重要である。CTでは軟骨は描出されないため，病変部に大きなクレータの形成がみられても関節鏡では軟骨に覆われて一見正常にみえてしまうことも多い。必ずMRI画像と合わせて，関節鏡所見はどうか，たとえ軟骨が正常にみえたとしてもその下部でどこにどのような病変があるかをしっかり想定しておく必要がある。

手術Step

1. **体位**(p.74)
2. **遊離体摘出**(p.74)
3. **病変部郭清・ドリリング**(p.77)
4. **骨軟骨移植（OAT）**(p.79)

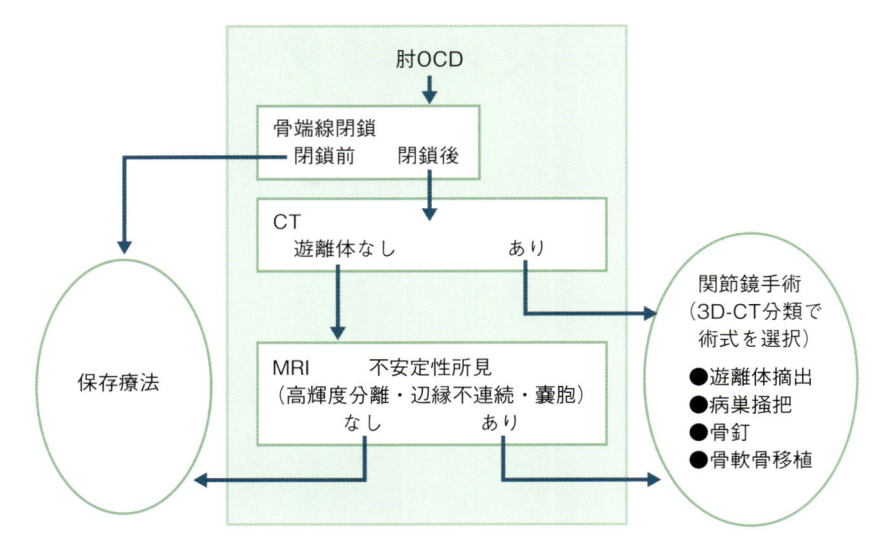
図1 肘OCDに対する治療方針

肘OCD

骨端線閉鎖
閉鎖前　閉鎖後

CT
遊離体なし　　　　あり

MRI　　不安定性所見
（高輝度分離・辺縁不連続・嚢胞）
なし　　　　あり

保存療法

関節鏡手術
（3D-CT分類で
術式を選択）

- 遊離体摘出
- 病巣掻把
- 骨釘
- 骨軟骨移植

図2 ICRS分類と関節鏡所見

a：OCD Ⅰ
正常軟骨に覆われた軟らかい部分が
あるが連続した安定性がある。
b：OCD Ⅱ
部分的に不連続性があるがプロービ
ングでは安定している。
c：OCD Ⅲ
完全に不連続だが，まだ転位してい
ない。
d：OCD Ⅳ
転位した骨軟骨片や遊離体がある骨
軟骨欠損

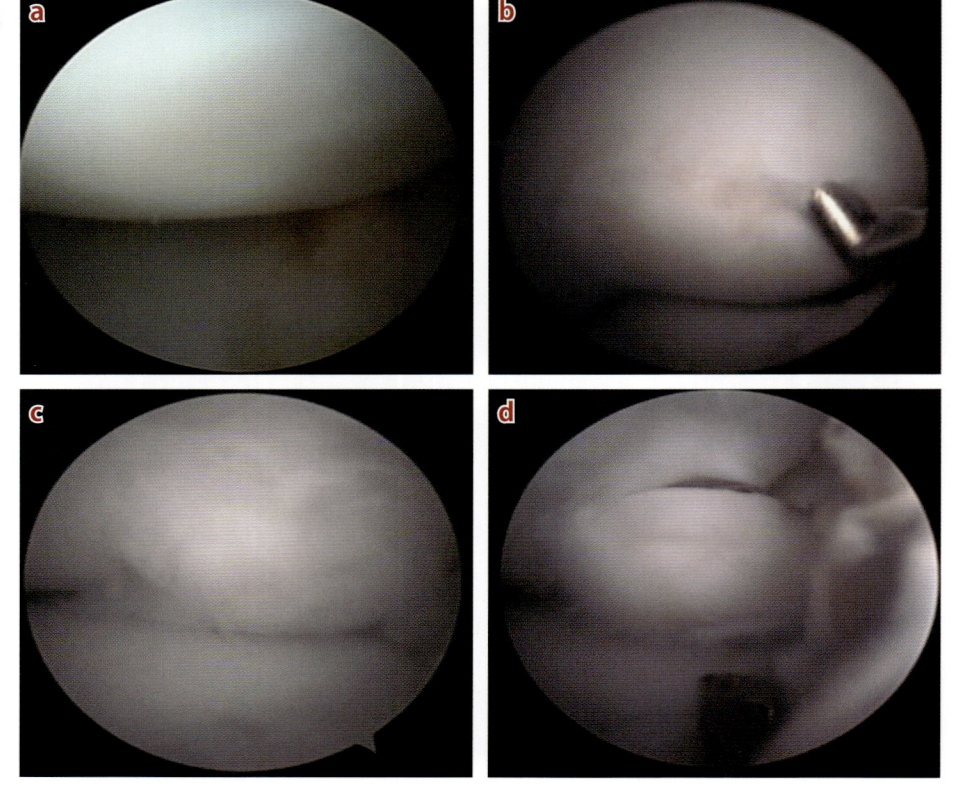

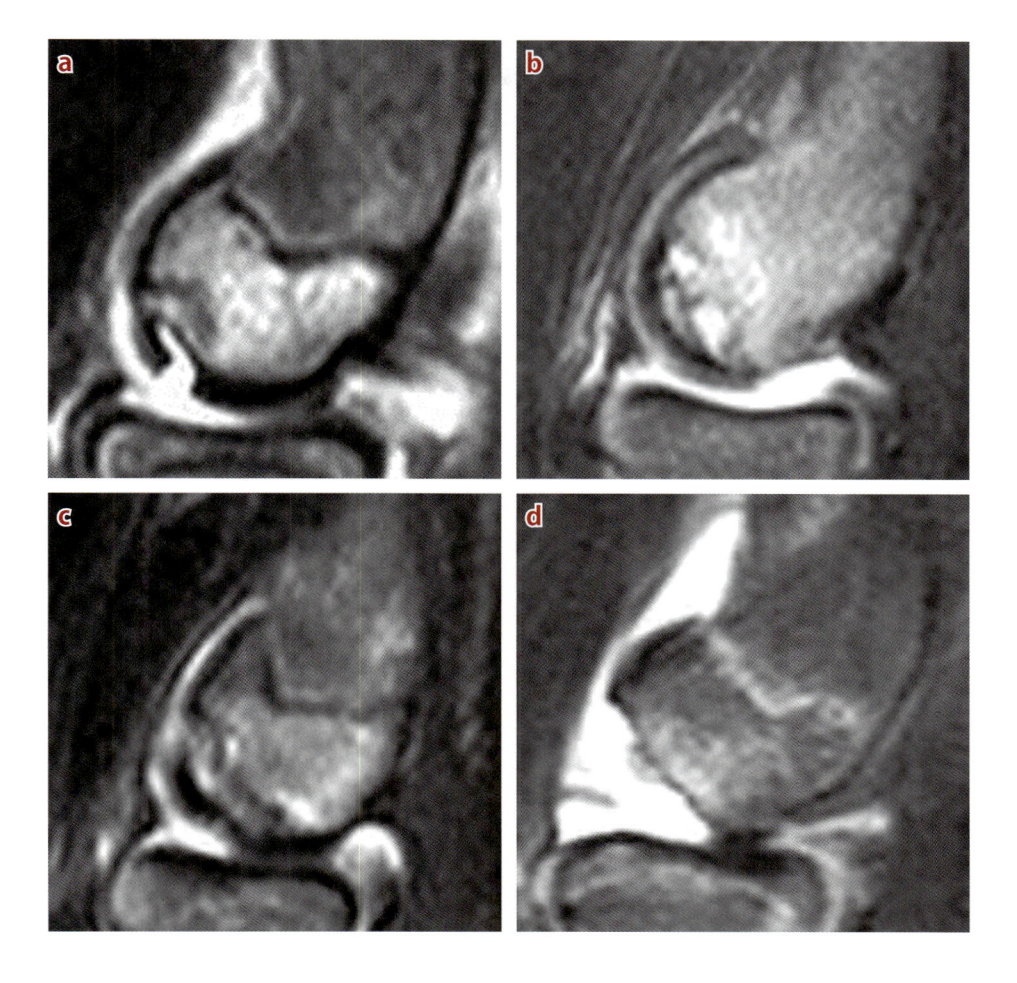

図 3	手術を考慮するMRI（STIR法）所見

a：辺縁不連続
b：小嚢胞
c：線状貫通
d：欠損

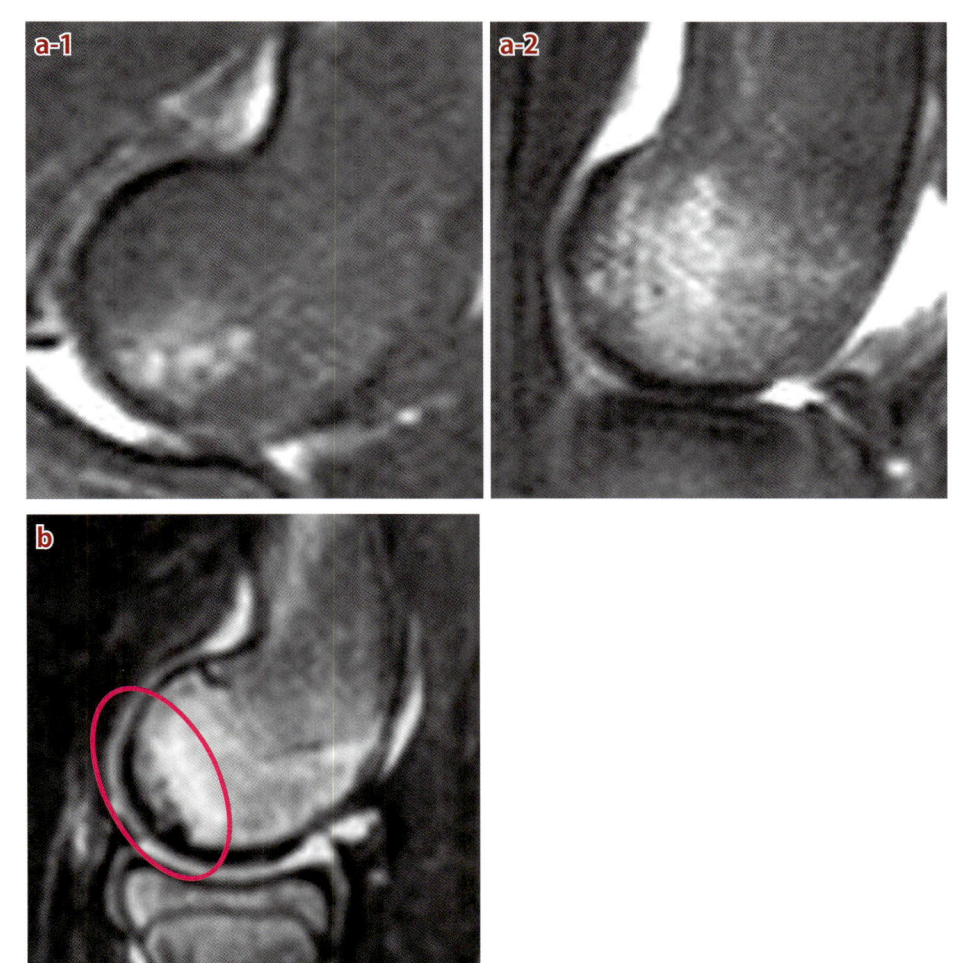

図 4	保存療法を優先するMRI（STIR法）所見

a：高輝度びまん像
b：低輝度肥厚像

手術の適応や術式選択に当たっては，病変の大きさや位置を把握しておくことが重要である。これにより手術の効果や復帰時期などが異なる。病巣が小頭の50％を超える例では郭清術がかえって病態の悪化をきたす可能性があり，OATなど関節面の再建を考慮しなければならない。外側広範型では外科的修復は困難で，保存療法により少しでも外側辺縁の改善を図ることも考慮しなければならない。

術式選択

肘OCDに対する関節鏡手技は，遊離体摘出，病変郭清，骨釘（または吸収ピン）打ち込み，OATの4つを単独または組み合わせて行う。前述したように骨端線閉鎖前は遊離体摘出以外の選択は慎重になるべきと考える。また，術後の修復状況を定期的に把握し早期のスポーツ復帰を考慮するのであれば，骨釘打ち込みよりも

OATのほうが修復状況がわかりやすいと考えている。特にPLLAなど吸収ピンを用いると経過フォローのMRIでは輝度変化が大きく映るため，スポーツ再開に十分な骨癒合が得られているかどうかの判定がしにくい事例を多く経験した。

手術に必要な解剖

肘関節鏡手技では，後方関節包へのアプローチでは大きな危険性はないが，前方関節包へのアプローチはポータル作製を含め，橈骨神経，正中神経，尺骨神経の位置をしっかりと把握しておく必要がある（図6）。肘関節鏡手術の体位には，背臥位，腹臥位，側臥位があるがこの体位および肘の屈曲角度によりポータルを介した鏡先端と橈骨・正中神経の距離は異なり，腹臥位の肘90°屈曲位がより安全な肘関節鏡操作の体位肢位であるという報告がある[2]。

図5 肘OCDの3D-CTによる病巣分類[1]

a：外側限局型
Lateral localized type
b：外側広範型
Lateral massive type
c：中央広範型
Medial massive type
d：中央限局型
Medial localized type

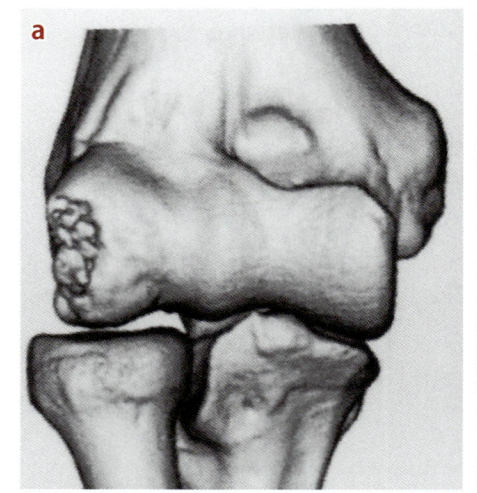
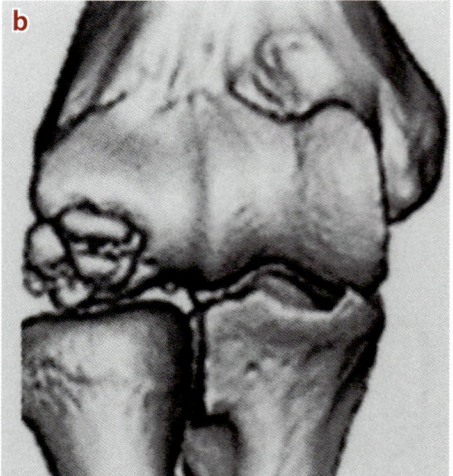
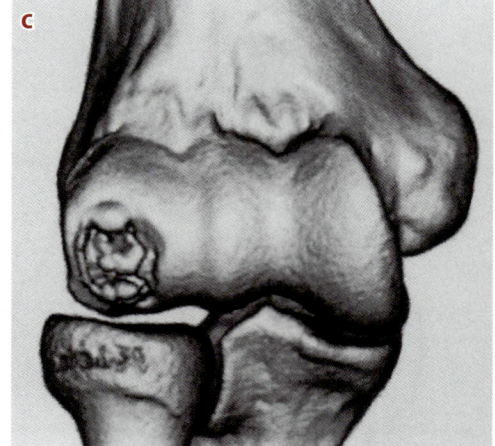
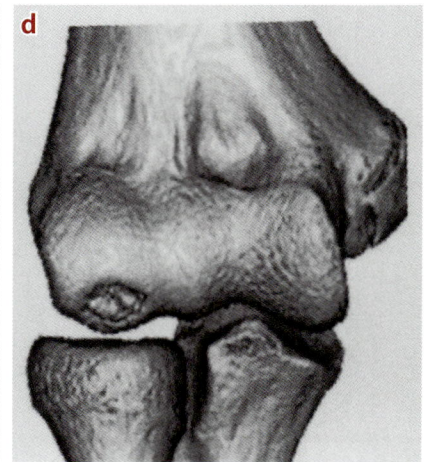

（柏口新二. 手術治療 治療理念と方法. 肘実践講座 よくわかる野球肘 離断性骨軟骨炎（岩瀬毅信, ほか編）. 東京: 全日本病院出版会; 2013. p170-83.より引用，画像提供：京都府立医科大学　木田圭重 先生）

図6 肘関節前方の神経走行（横断面）

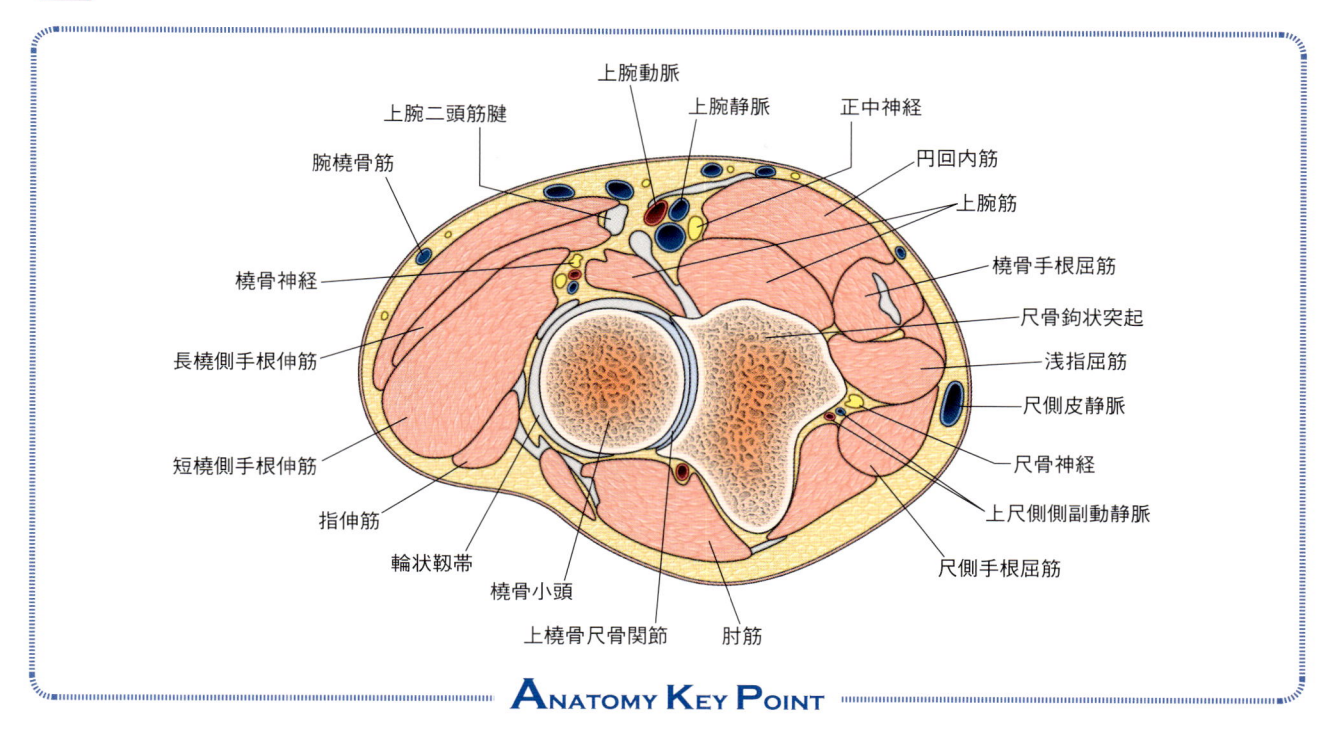

上腕動脈
上腕静脈
正中神経
上腕二頭筋腱
円回内筋
腕橈骨筋
上腕筋
橈骨神経
橈骨手根屈筋
長橈側手根伸筋
尺骨鉤状突起
浅指屈筋
短橈側手根伸筋
尺側皮静脈
指伸筋
尺骨神経
輪状靱帯
上尺側側副動静脈
橈骨小頭
尺側手根屈筋
上橈骨尺骨関節
肘筋

ANATOMY KEY POINT

図7 前腕の回内回外による神経の移動[3]

a：回外
b：回内

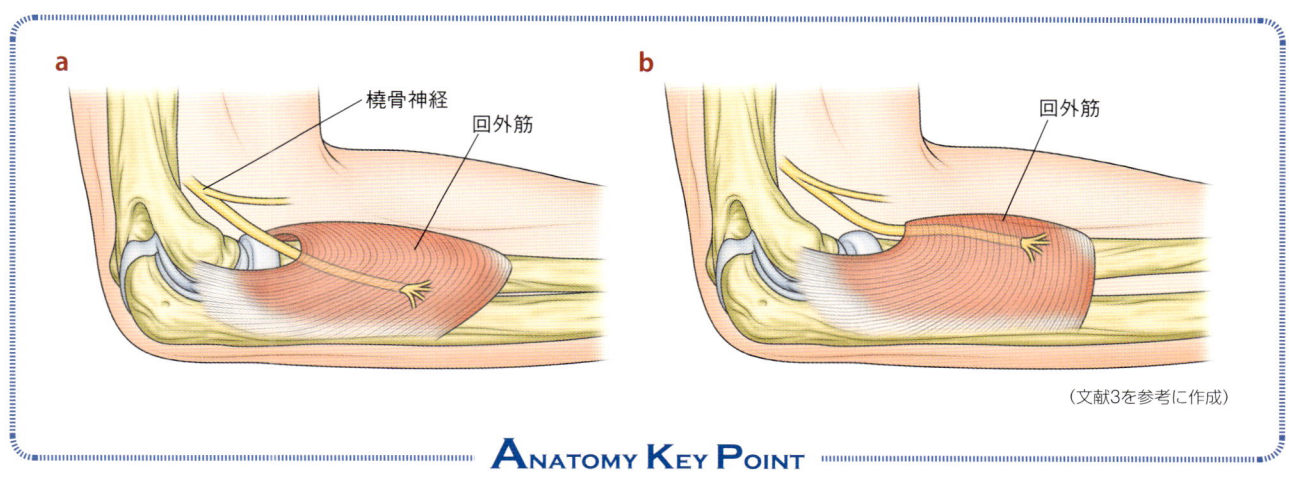

a
橈骨神経
回外筋

b
回外筋

（文献3を参考に作成）

ANATOMY KEY POINT

　橈骨神経は前方関節包に近接しており，損傷を防ぐためには解剖学的位置の理解が必須である。また前腕の回内外によっても近接度合いが大きく異なり，回内位では関節から離れ，位置も内側寄りになる[3]（**図7**）。関節内に確実に灌流液を注入し，ポータル作製時は回内位を保つことが重要になる。回旋を確認するため，筆者は前腕部のストッキネットは装着していない。

　一方，尺骨神経は通常内側上顆の後方に位置するが，屈曲時には内側上顆に乗り上げたり，乗り越えて前方に脱臼する例も少なくない。前内側ポータルを作製する際に損傷の危険があるため，術前に肘を屈伸させながら尺骨神経をしっかりと触知しておく必要がある。超音波にて尺骨神経の屈伸による移動を画像で確認しておくことを勧める。

1 体位

　肘関節鏡の体位，ポータルの作製，上肢肢位については前項「肘関節鏡手術の基本手技」(p.58)を参考にされたい。

　筆者は腹臥位で行っているが，鏡視下OAT手技では後方ポータルからの小頭前方部分へのアプローチには深屈曲位が取れることが必要となるため，屈曲を阻害しないような肘台の選択が必要になる(**図8**)。

図8 肘の台

a：腹臥位で深屈曲可能な肘台
b：実際の使用

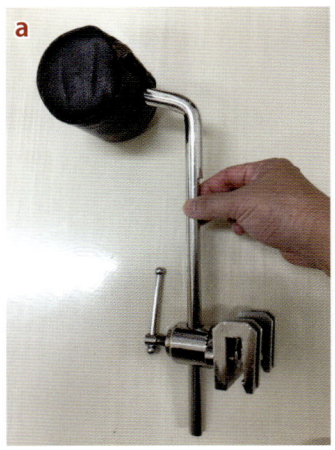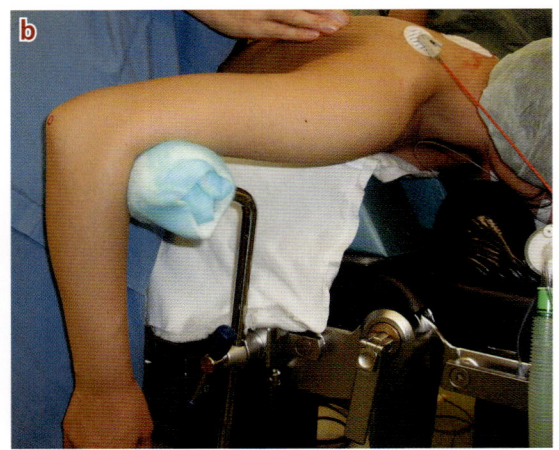

2 遊離体摘出

　骨軟骨揺遊離体は関節包の前方，後方，肘頭窩部，滑車部にみられ複数あることもある。X線やCTに描出されない場合もあり，また画像検査時と手術時で遊離体が移動していることもある。関節潅流液が関節包から漏出すると関節外部の腫大により徐々に橈骨神経が操作部分に接近してくる可能性もあるため，安全上前方の操作から開始するのがよい。

前方関節包での遊離体摘出
・前外側ポータルの作製

　後方ポータルより関節内に0.5％キシロカインを10〜20mL注入し，関節を膨らませる。この際，確実に関節包に入れるため，逆流を確認しながら行うことが重要である。

　上腕骨内側上顆部より1.5〜2.0cm前方，1.5〜2.0cm遠位の位置より関節に向かって21〜23Gのカテラン針を刺入する。膨らませた関節内注入液の逆流を確認し，針を進めた際に骨に当たることが確認できたら刺入部の皮膚を小切開し直モスキートで関節内へ到達し，このルートで鈍棒(オブチュレータ)を入れた関節鏡外套を挿入，関節への到達を触知した後，光学視管に変更する。一連の操作は，関節包内の液が漏出しないうちに行う必要がある。

・前内側ポータルの作製

　前外側ポータルで関節腔前方に摘出・処置すべき遊離体や骨棘などが確認できたら，前内側ポータルを作製する。尺骨神経の走行を触知した後，上腕骨内側上顆の2cm遠位，2cm前方部分より23Ｇ針を鏡視下で確認しながら関節内に刺入する。神経血管損傷を恐れて刺入部

位が後方になってしまうと針の方向は刺入部より前方に向かう形になる。ここでポータルを作製してしまうと操作しにくいポータルとなるので針の方向を確認しながら至適ポータル部位を決め，関節内を十分膨満させてポータルを作製する。

　　前内側ポータルを作製するもう一つの方法としては「スイッチングロッド」を用いる方法がある。

　　前述したように関節内に貫く針の部位に，前外側ポータルから入れた関節鏡スコープを当て，そのまま押し付け外套を関節包に当てたまま，スコープを3mmのKirschner鋼線（K-wire）に替え，K-wireを内側から皮膚の外に出し，これをスイッチングロッドとして残し，内側からK-wireに関節鏡外套を関節内に入れて，K-wireを抜いてスコープを関節内に入れる方法である（**図9，10**）。これにより適宜，ワーキングポータルと観察ポータルを替えて関節腔前方の遊離体摘出や骨棘切除を行うことができる。何度も入れ替える必要がある場合には，カニューラやヘラを使用し，スコープや器具が関節包前方に迷入しないよう細心の注意を払う。

　　視野の確保のためには滑膜の切除を必要とする場合があるが，その際にもシェーバーの刃の開口部分やベーパー®などの高周波電気手術機器の蒸散部が前方を向かないようにする。シェーバーの吸引郭清では急に関節包前方組織を巻き込むこともある。

図9　スイッチングロッド（径3mmのK-wire）を用いた肘関節前方へのアプローチ

a：右肘前外側ポータルから関節鏡外套をガイドに内側へK-wireを貫く。
b：内側へ貫いたK-wireをスイッチングロッドとして関節鏡外套を内側から関節内へ誘導する。

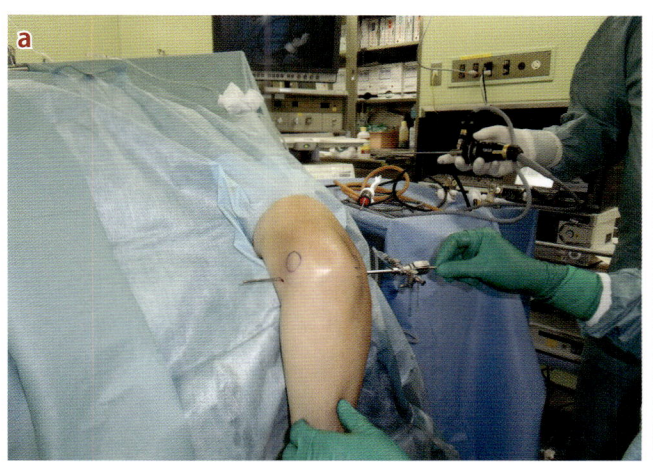
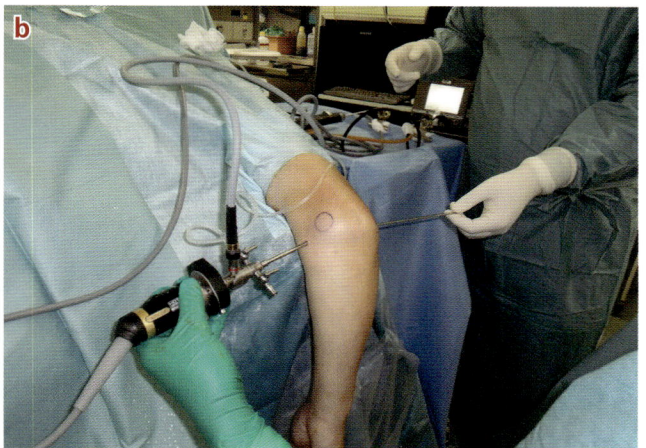

図10　スイッチングの模式図

a：光学規管を抜いて外套にロッド（K-wire）を入れて対側の関節包，皮膚を貫く。
b：ロッドを残し対側から関節鏡の外套を入れる。
c：ロッドを抜いて外套に沿って光学規管を入れる。

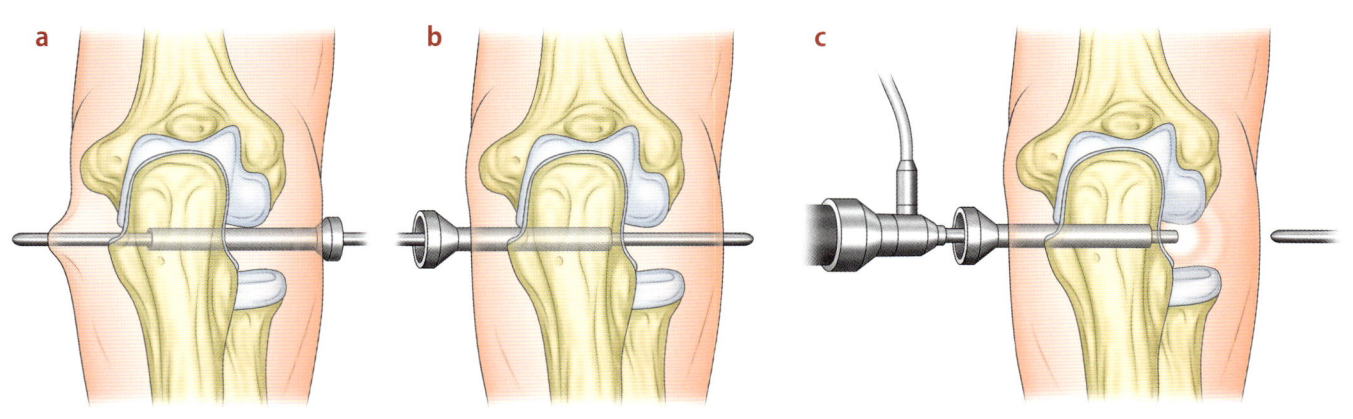

図
11 関節内遊離体の摘出

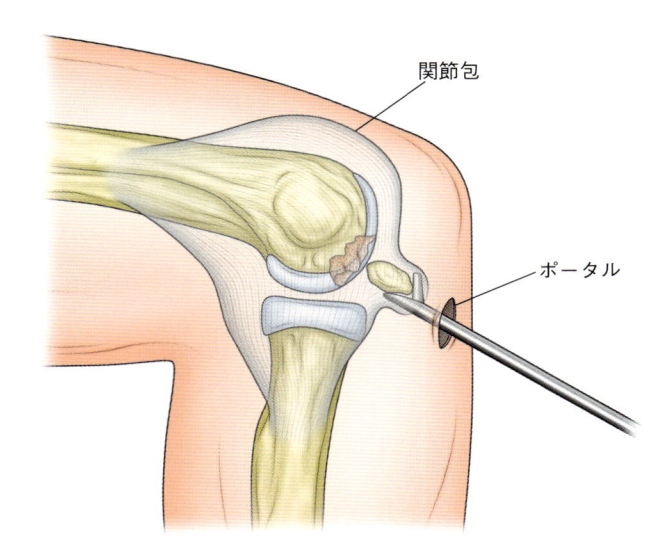

関節包

ポータル

・遊離体の摘出

　把持力の強い関節鏡パンチ・腱鉗子で遊離体をしっかりとつかみ，摘出する。骨軟骨遊離体は楕円状になっている場合が多く，長軸方向に把持しないと関節包外に出せない。また，把持が甘いと関節包と皮膚ポータルの間で遊離体を落としてしまうことがある。皮下に迷入すると取り出すのは困難になるので摘出が完了するまで油断しないこと**（図11）**。

肘頭窩部での遊離体摘出

　OCDでみられる骨軟骨遊離体は，肘頭窩部に移動していることも多い。この部分へのアプローチは，肘頭直上のポータル作製により摘出する。

・肘頭外側ポータルの作製

　腕橈関節直上，肘頭部の外側部分から約5mm橈側でまず後方正中ポータルを作製する。この際にも関節内は生理食塩水で膨満させておくことが重要である。このポータルから肘頭窩部に向かい鈍棒を入れた関節鏡外套を挿入し，スコープに入れ替える。スムーズに肘頭窩部を外側下方からみる視野が確認できたら，鏡視下で肘頭窩の橈側直上部分の皮膚から23G注射針を刺す。摘出するポータルとして適切な位置であることが確認できたら，尖刃のメスで関節内まで刺し直モスキートで広げ，肘頭外側のワーキングポータルを作製する。

・遊離体の摘出

　この部分からパンチを用いて前述の「前内側ポータルの作製」の項と同様に遊離体を摘出する**（図12）**。

　OCDでは肘頭窩部に骨棘形成を伴っていることもあり，このポータルからパンチやシェーバーを使ってこれらの郭清処置を行うこともある。

後方関節包での遊離体摘出

　OCDではこの部位での処置が多い。後方に観察ポータルとワーキングポータルを作製する場合には2つのポータルが接近すると関節内で視野確保，操作ともに支障が出るので皮膚上では1.5〜2cm離すべきである**（図13）**。

　後方外側ポータルから観察を行う場合は30°より70°斜視鏡スコープのほうがみやすい。遊離体は尺骨滑車部分にも入り込んでいることがあるので，ここも観察し処置を行う。

図12 肘頭窩部の遊離体摘出

a：肘頭窩部の骨軟骨遊離体
b：aの鏡視位置
c：肘頭外側ポータルからの摘出

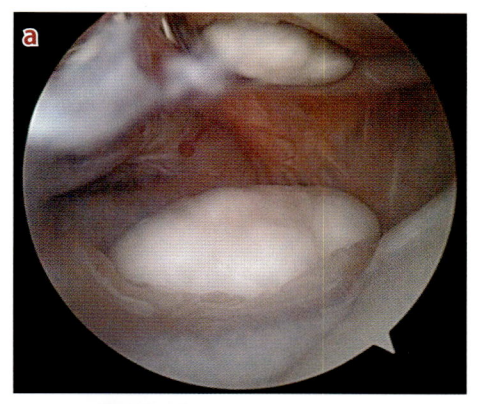
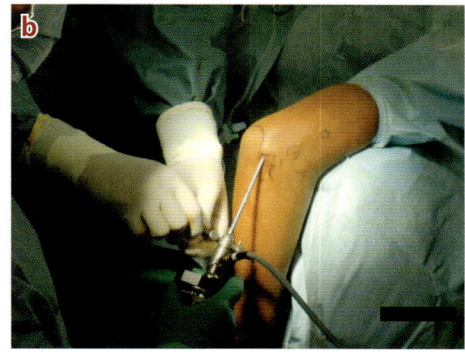
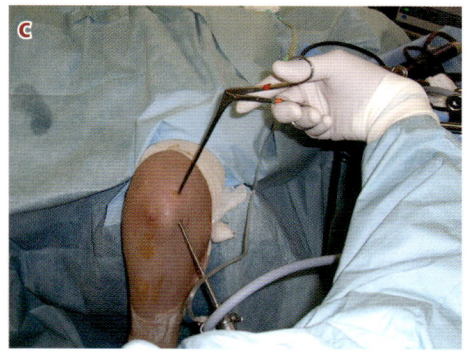

図13 後方正中ポータル鏡視，後方外側ポータルからシェーバーで処置

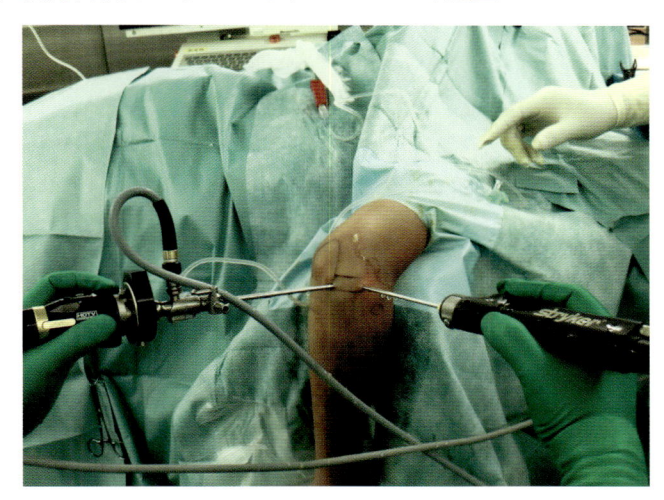

3 病変部郭清・ドリリング

肢位

　小頭でのOCD病変部の処置はほとんどが後方正中，後方外側ポータルより行われる。病変部は小頭のやや前方に位置することが多いので，ここにアプローチするには前述したように深屈曲させることが必要である。肘を台に置いたままでは深屈曲しにくいので，上腕を外旋させ，前腕を水平位に近づけて屈曲させる（敬礼位，salute position）と容易に病変部を確認できる（図14）[4]。

病変郭清

　軟骨が欠落または脱落しかかってクレータ状に陥凹した病変部の床は瘢痕組織で覆われている。この部分をパンチや小さな耳かき状の剥離子で郭清し，海綿骨組織を露出させるが，郭清が深くならないように留意する（図15）。

図14 肘を深屈曲するための敬礼位（salute position）

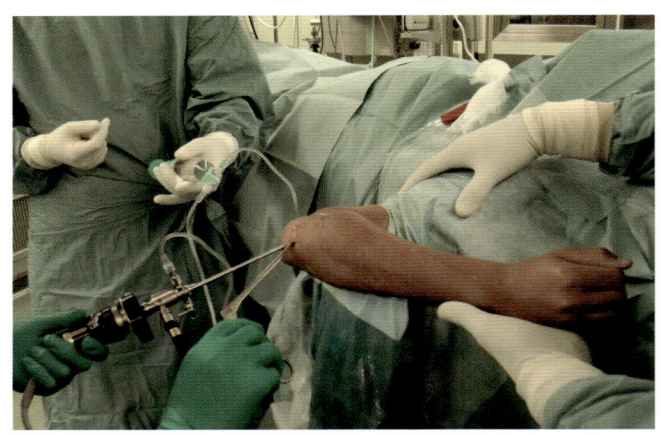

図15 病変部の郭清

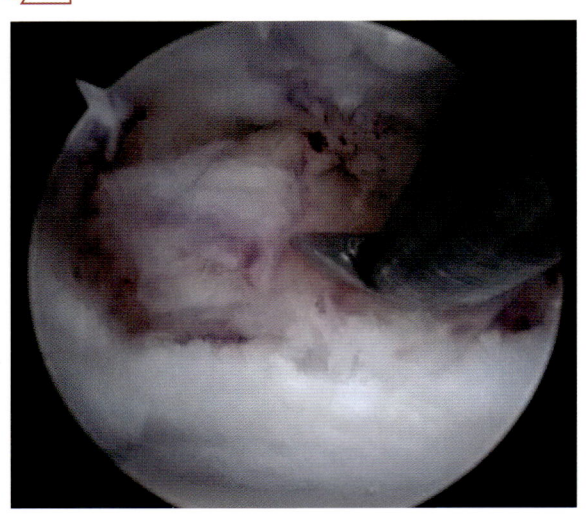

ドリリング・骨穿孔

　手術適応で記載したように骨端線閉鎖前はこの処置は行うべきではない。

　剥離脱落していない正常な軟骨が残っている場合は軟骨の上からドリリング・骨髄刺激穿孔を行う。この場合の穿孔の位置を決めるには，術前に確認した部位を参考にプロービングすると他の部分より柔らかくなっていることが確認できる。穿孔は関節鏡用のピッキングデバイス，または鋼線で行う。径の太いもので行うと小頭の破壊を誘起する恐れもあるため，筆者は1.2mmのK-wireを用い深さが10mmを超えない範囲で，また穿孔する位置を十分に離して行っている。穿孔の方向は側面からみた小頭中央部分に向かうよう行うが，必ずしも作製した後方ポータルから行うわけではなく，関節やや遠位より経皮的に行う場合もある。穿孔はドリルの回転で周囲組織を巻き込まないように，また深く入り込みすぎないようにするため，16〜18Gの血管内留置針サーフロー®を用いる。

　まず留置針を穿孔しようとする部位まで刺して内針を抜き，透明な外套部分を残してこれをガイドにしてK-wireを穿孔させる。

　K-wireの先端がカニューラから10mm以上出ないように，あらかじめドリルに装着する長さを調整しておくとよい（**図16**）。

図16 血管内留置針サーフロー®を用いた骨穿孔

a：サーフローにK-wireを入れたところ
b：サーフローをガイド外套としたK-wireでの穿孔

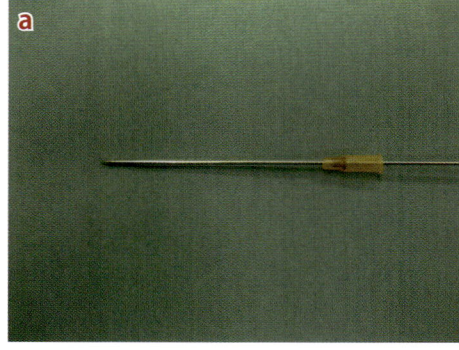

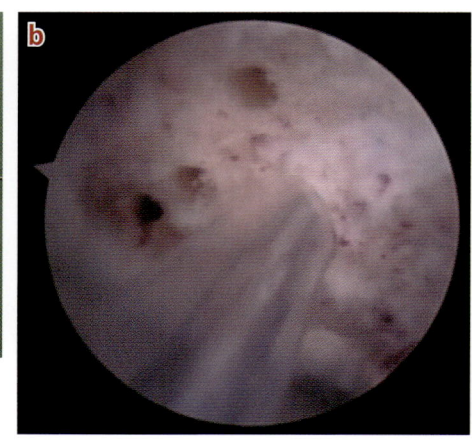

4 骨軟骨移植（OAT）

グラフト採取およびグラフト挿入の準備

　肘関節鏡視下のOATにはArthrex社製のSingle-Use OATS®またはOATS-DEX®キットを使用する（図17）。OATS®キットでは小頭部での母床孔作製を筒状のハーベスタでくり抜く方法で行うが，OATS-DEX®キットではキャニュレイティドドリルで行うという違いがある。他のOAT用のキットも流通しているが，本キットではデリバリーチューブとよばれる透明な樹脂のガイドを使用することと，構成する器具がいずれも細く長いことが特徴で関節鏡視下にOAT操作を行いやすいメリットがある。

　本項では，鏡視下OAT手技がより安全に行えるOATS-DEX®キットを用いる方法を紹介する。

グラフトの採取

　肘OCDに対し骨軟骨移植術を行う際のグラフトは，膝（大腿骨外顆または内顆）から採取する手技と肋軟骨から採取する手技がある。本項では筆者が行っている膝からの採取について述べる。

　膝からの採取は膝関節鏡視下で行う場合と小切開で行う場合があるが，ここでは小切開で行う場合を述べる。

Point
コツ&注意点

● 小切開で行った場合でも，特に膝の愁訴遺残やランニングへの復帰時期に影響がないことから症例を重ねるまでグラフト採取は鏡視下にこだわらず，まずはしっかりとよいグラフトを採取することを習熟してほしい。

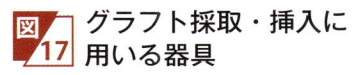

図17 グラフト採取・挿入に用いる器具

a：OATS-DEX®キット内容
b：グラフトデリバリーチューブ

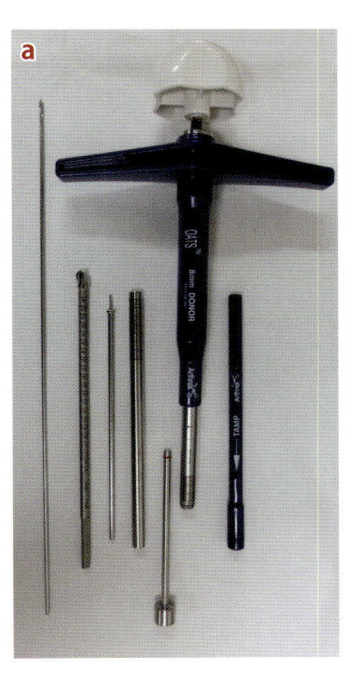
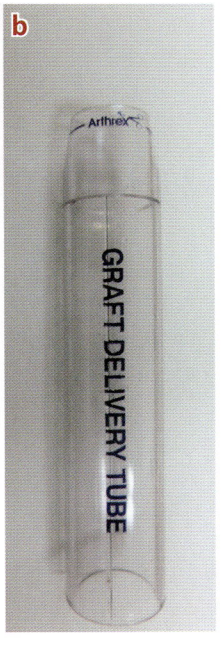

　仰臥位または側臥位で，膝蓋骨外側の2〜3cmの皮切から，関節包を切開し大腿骨外顆非荷重部を展開，関節軟骨面に垂直にOATS-DEX®キットのDonerハーベスター（青ハンドルの筒状ノミ）を当てて15mmまで打ち込み採取する。採取径ごとにキットがあるが，病変の大きさに合わせ6mmまたは8mmを1〜2本採取する。4.75mmは細いため挿入時に軟骨部分が脱落

する危険性がある。10mm径のグラフトは鏡視下での移植は困難である。複数採取する場合は3mm以上あけて行い、採取穴が深部で合流しないようにする。術野洗浄後採取穴にはβ-TCP入り吸収性人工骨（スーパーポアEX®、HOYA Technosurgical社）を挿入固定する。骨軟骨柱グラフトは病変部の大きさに合わせて径4.75mm、6mm、8mmのものを1〜3本採取する。術後血腫の予防のため関節内に径3mmのドレーンを留置し関節包を縫合後閉創する（図18）。

図18 膝からの骨採取の外観

a：小切開でのグラフト採取に用いる皮切（右膝）
b：実際の写真
c：Donerハーベスターによるグラフト採取

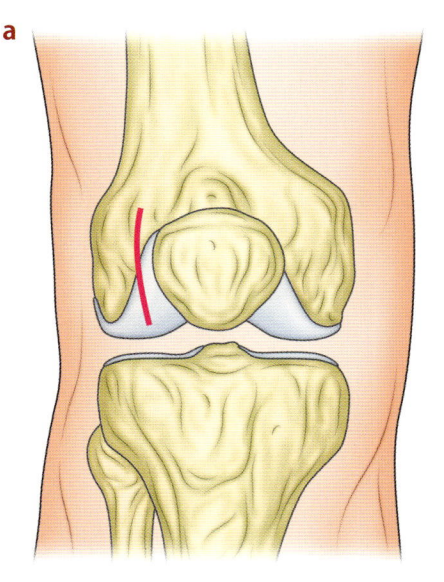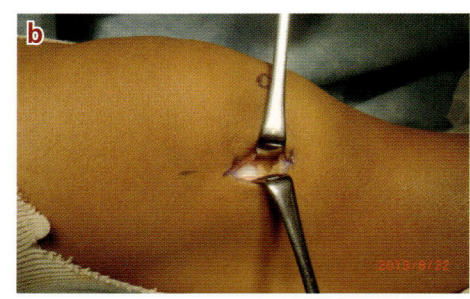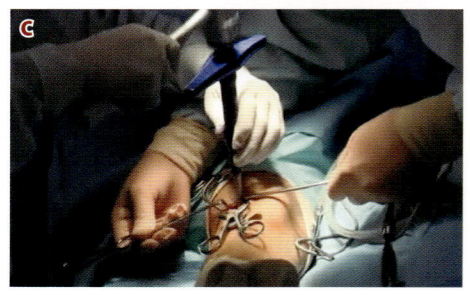

【動画】
肘鏡視下OAT手技

グラフト移植用ポータルの作製

　体位を腹臥位（または側臥位）に変更、後方正中ポータルおよび後方外側ポータルより前述した病変部の郭清操作を行った後、グラフト移植用ポータルを関節高位よりやや遠位で作製する。移植用ポータルの位置はX線側面透視をみながら、小頭中央と病変部を結ぶ線の延長の方向を鏡視とカテラン針で挿入して決める。また、このとき橈骨頭部に接触しないように、肘をどのくらい屈曲させたらよいかをキャニュレイティドドリルの径も勘案し確認しておく（図19）。

図19 グラフト移植用ポータルの位置決定

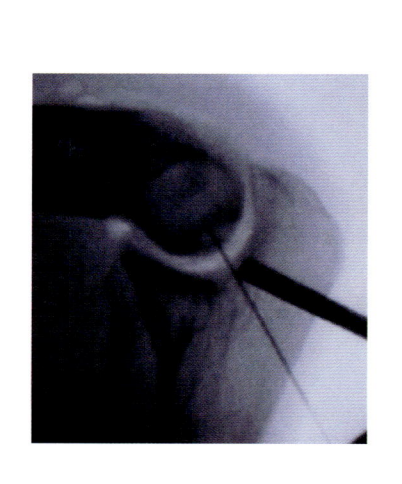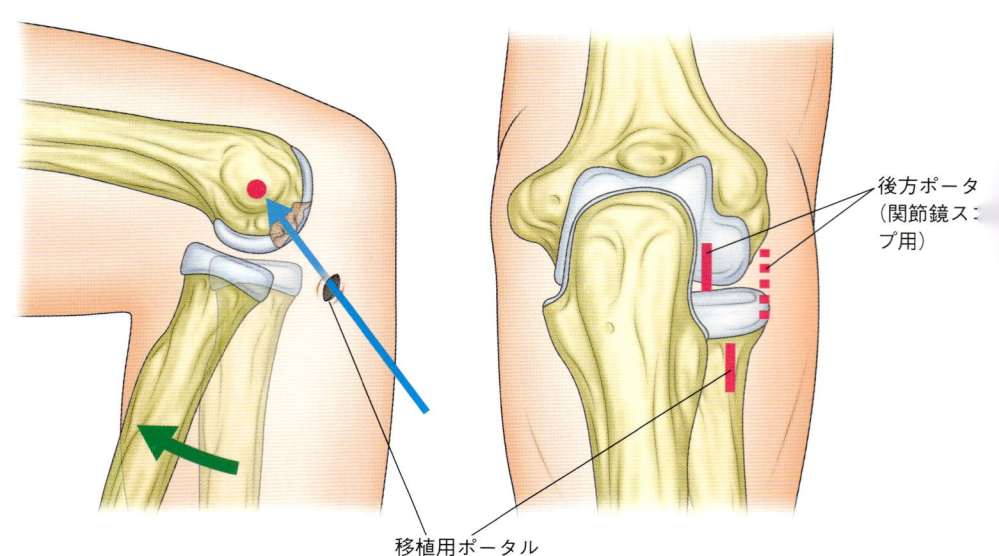

後方ポータ
（関節鏡ス
プ用）

移植用ポータル

母床孔の作製

　グラフト移植用ポータルからOATS-DEX®キットのドリルガイドピンを病変部中心にあて，側面X線透視下に小頭中心に向かって挿入する。このとき助手は「グラフト移植用ポータルの作製」で確認した肘屈曲角度を保つ。ガイドピンが挿入されたら採取したグラフト径に合わせてキャニュレイティドドリルでの掘削に移るが，ガイドピン固定後はX線透視が不要になるので，深屈曲の肘のため敬礼位(salute position，**図14**)にするとよい。ただし深屈曲は視野の確保が難しくなるので必要最小限の角度にとどめる。母床孔の深さは15mmとしている。掘削による骨粉を除去するため関節内洗浄を丁寧に行う。

移植骨の挿入固定(**図20**)

　母床孔にOATS-DEX®キットの目盛り付きアライメントロッドを挿入し，これに透明な挿入ガイドチューブ(グラフトデリバリーチューブ)をかぶせるように関節内へ入れ，チューブ先端を母床孔外縁まで押し付ける。デリバリーチューブの先端はテーパー状に細くなり母床孔に入り込むようになっているが，このまま使用するとアライメントロッドを抜いたときにチューブの先端が不安定で挿入方向が固定しないことや，母床孔に入ったチューブ先端がグラフト挿入の邪魔になる場合が多いのであらかじめ先端を5mm程切っておいたほうがよい。チューブを母床孔入口に押し付けるように固定しアライメントロッドを抜く。グラフトは採取用

図20 肘関節鏡視下OATの鏡視所見

a：ガイドピンの挿入
b：キャニュレイティドドリルによる母床孔掘削
c：掘削後目盛り付きロッドを母床孔に入れ，これにかぶせるように透明なグラフトデリバリーチューブを母床孔入口まで入れる。
d：目盛り付きロッドを抜き骨軟骨グラフトを挿入
e：タンプ(青色)でグラフトを母床孔に押し込む。
f：移植後

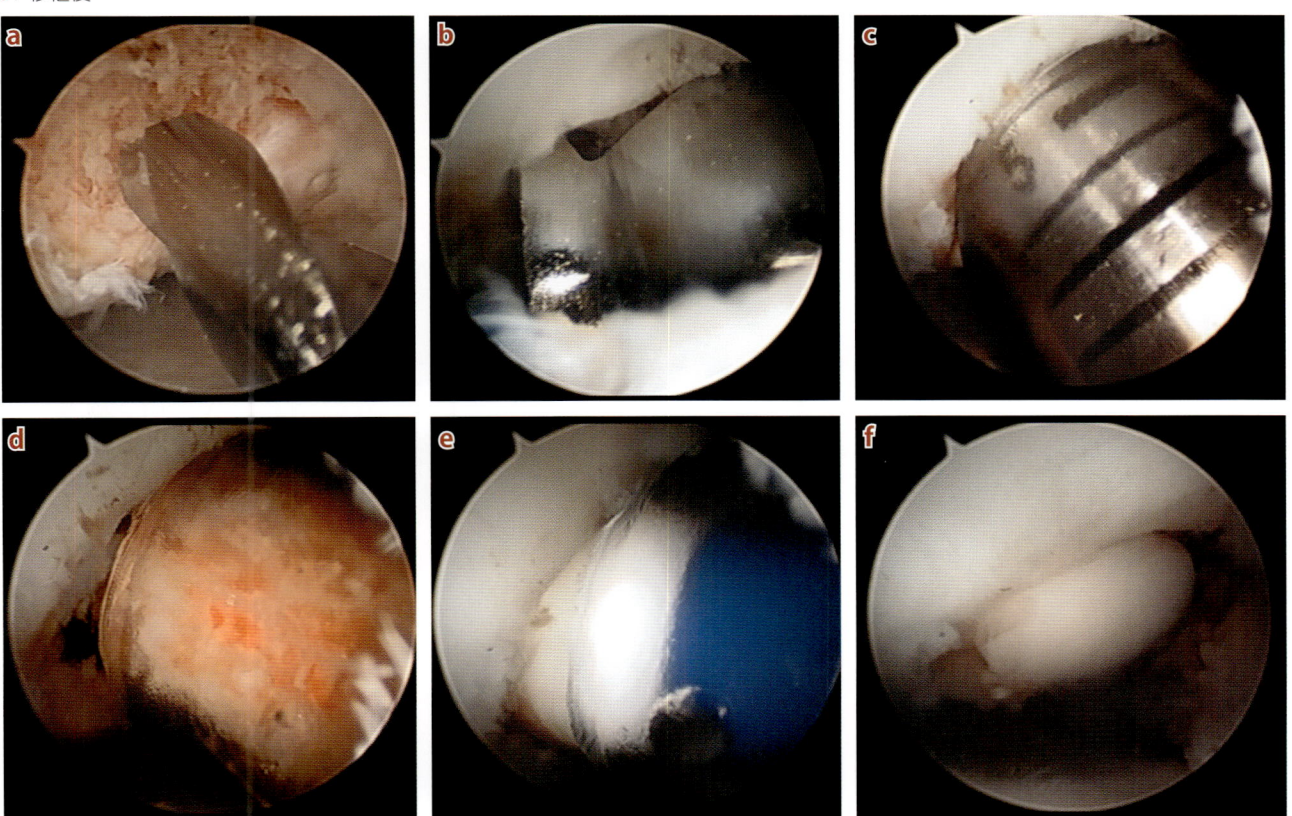

ハーベスタから取り出してデリバリーチューブに入れ、キット付属打ち込み棒（タンプ）でグラフト軟骨面と関節面が一致するように打ち込む。

【動画】
外側広範型OCDに
対するAOCPF

・外側広範型病変に対する術式（図21）

　外側辺縁まで病変が及ぶ外側広範型OCDなどで、骨軟骨片の郭清で大きな関節面欠損をきたしてしまうことが予想される場合は、骨軟骨部を郭清せずそのまま関節面より母床孔を作製し骨軟骨グラフト柱で骨軟骨部を固定する。この場合、骨軟骨片にある程度の海綿骨があることが望ましい。筆者らはこれをarthroscopic osteochondral peg fixation（AOCPF）とよんでいる[4]。

　AOCPFのアプローチで骨軟骨グラフトではなく、骨釘やPLLAなど生体吸収材料ピンで骨軟骨片を固定することも可能である

図21 外側広範型に対する鏡視下の骨軟骨片固定手技と固定後の関節鏡所見

a：骨釘・PLLAピンによる固定
b：骨軟骨移植による固定（AOCPF）

a
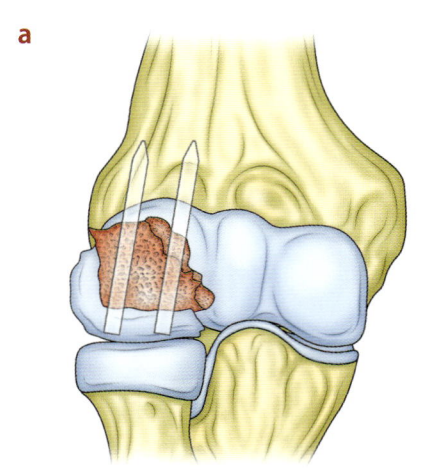
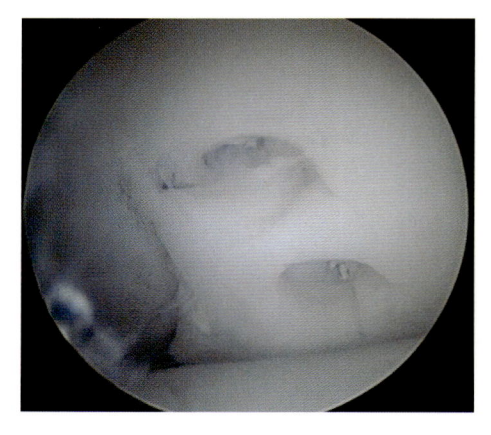

b
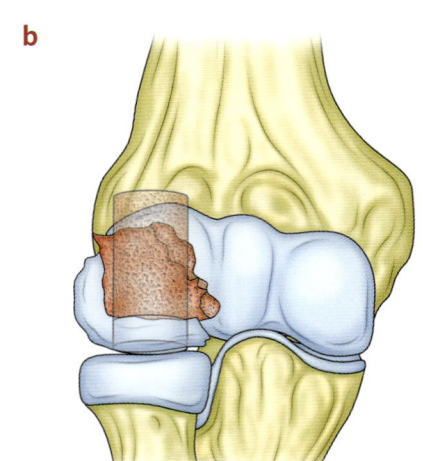
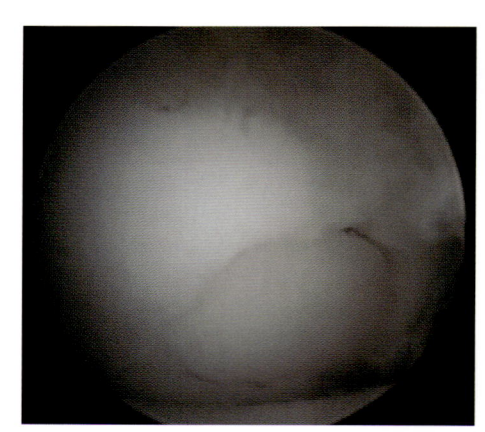

後療法

術後2週間肘をシーネ固定するが，入浴時は自己可動域運動を許可する。その後は軽度圧迫のサポーターを装着する。下肢荷重は制限しないが水腫を防ぐためジョギングやジャンプ動作を6週間待機する。術後12週までは，投球動作，素振りを制限し，体幹回旋，股関節可動域，肩甲胸郭運動の拡大，体幹下肢肩周囲筋の筋力アップなどスポーツでの肘への負荷を軽減するコンディショニングをマスターしてもらうことが重要である。運動制限期間中は，可能であれば低出力超音波パルス(low-intensity pulsed ultrasound；LIPUS)を併用している。

術後12週以降のMRIで関節水腫がなくグラフト周囲の輝度均一化が確認でき，肩，股，体幹柔軟性が基準に達していたらボールを使った練習を許可する。この条件は妥協してはならない[5]。20週程度許可できない事例もある。その後は段階的プログラムで通常投球復帰へ進めていく。

文献

1）柏口新二．手術治療 治療理念と方法．肘実践講座 よくわかる野球肘 離断性骨軟骨炎．東京：全日本病院出版会; 2013. p.170-83.
2）青木光弘．肘関節鏡におけるポータル設定の安全性と斜視鏡の選択による視野．整外最小侵襲術誌 2010; 56: 2-8.
3）堀井恵美子．肘関節拘縮 内・外側進入法．肘関節手術のすべて．東京：メジカルビュー社; 2015. p.286-93.
4）今田光一，長田龍介，頭川峰志，ほか．肘離断性骨軟骨炎に対する肘関節鏡視下骨軟骨移植術 - 手技の詳細と外側広範型肘離断性骨軟骨炎への応用．別冊整形外科 2020; 1(77): 108-14.
5）今田光一，領家幸治，藤田雄介．離断性骨軟骨炎に対する肘関節鏡視下骨軟骨移植術後のグラフト・母床のMRI画像推移の検討．JOSKAS 2021; 46: 4-5.

II 肘関節

上腕骨外側上顆炎に対する鏡視下手術

済生会小樽病院整形外科　**織田　崇，和田卓郎**

手技の Point

▶ スイッチングロッドで前方の関節包を排除して視野を確保する。

▶ 長橈側手根伸筋（extensor carpi radialis longus；ECRL）と総指伸筋（extensor digitorum communis；EDC）の関節腔側にある短橈側手根伸筋（extensor carpi radialis brevis；ECRB）腱起始部を可及的に切除する。

▶ 上腕骨小頭外側面と外側関節包とのインピンジメントを解消する。

▶ 肘の伸展で腕橈関節に嵌入する前方滑膜ヒダがあれば切開または切除する。

▶ 後方滑膜ヒダがあれば切除する。

introduction

　上腕骨外側上顆炎の手術の目的は，ECRB腱起始部の病変を切除して良好な瘢痕組織を形成することである。本項ではECRB腱起始部に隣接する筋や筋膜への侵襲をできるだけ小さくし，同時に関節内病変の観察と処置を行うことができる鏡視下手術の手術手技について概説する。

術前情報

手術適応

　6カ月以上の保存治療を行っても労作時痛や自発痛，夜間痛が改善しない症例を手術適応としている。症状が強く日常生活や仕事に著しい支障をきたす場合には，6カ月を待たずに手術適応とすることもある。MRI STIR像でECRB腱起始部に限局して高信号変化（**図1**）を示す症例はよい適応となる。滑膜ヒダ障害が併存していると考えられる屈曲回内試験陽性例や肘関節屈曲時の弾発現象を伴う症例も鏡視下手術のよい適応である。

Point　コツ&注意点

● 術前MRIでのECRB腱起始部の高信号変化の有無やその大きさは治療成績と関連するため，MRIでECRB腱起始部に異常所見のない症例では手術適応を慎重に判断する。

術式選択

　肘関節屈曲位で尺骨神経が前方に脱臼する症例では，近位内側ポータルの作製にあたり小皮切から直視下に尺骨神経を展開して確保する。尺骨神経前方移動術後の症例では直視下手術を考慮する。

手術Step

1. 手術体位（p.86）
2. 前方鏡視ポータル作製（p.86）
3. 関節包，ECRB腱切除（p.87）
4. 前方滑膜ヒダ切開（p.88）
5. 後方鏡視ポータル作製（p.89）
6. 後方滑膜ヒダ切除（p.90）
7. ドレーン挿入，閉創（p.91）

手術に必要な解剖

ECRB腱は輪状靱帯の近位縁より近位側で関節包と表裏一体となって上腕骨外側上顆に付着する（**図2**）。関節内よりみると，関節包とECRB腱の皮膚側にECRLと

EDCが存在する。ECRB腱起始部は外側上顆の頂点より近位かつ上腕骨外側稜より前方で上腕骨に付着している（**図3**）。ECRL起始部には腱成分はなく，筋が直接上腕骨外側稜に付着する。橈骨頭の後方1/2に近接する関節包には外側側副靱帯が含まれる。

図1　MRI STIR像

a：冠状断像
b：横断像
矢印：ECRB腱起始部の高信号変化

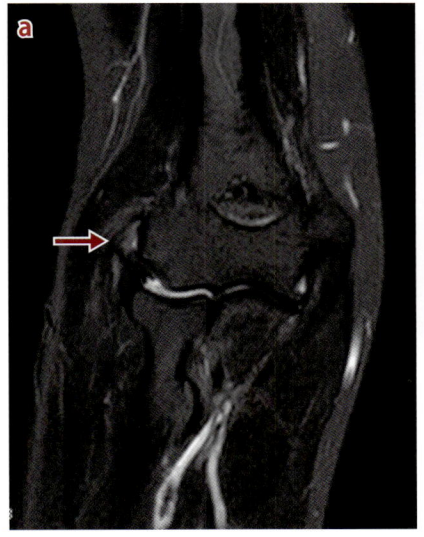
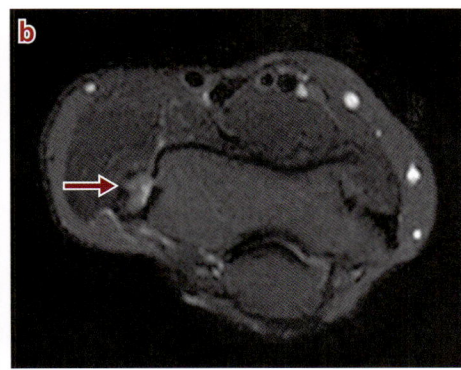

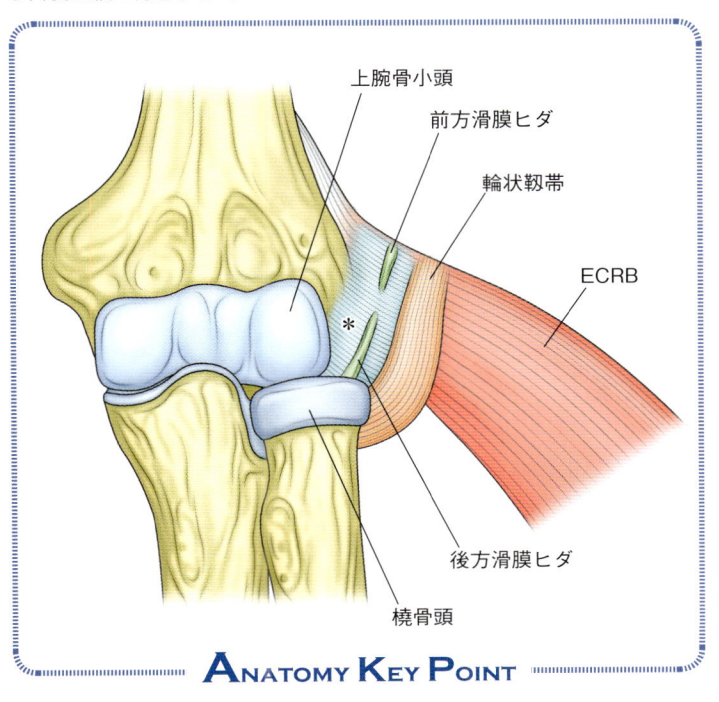

図2　肘関節外側とECRBの解剖

腕橈関節前内側で関節包を切開し，外側へ翻転している。輪状靱帯近位縁が滑膜ヒダを形成し，その近位部で外側関節包（＊）とECRB腱が一体となり外側上顆に付着する[1]。

上腕骨小頭
前方滑膜ヒダ
輪状靱帯
ECRB

後方滑膜ヒダ
橈骨頭

ANATOMY KEY POINT

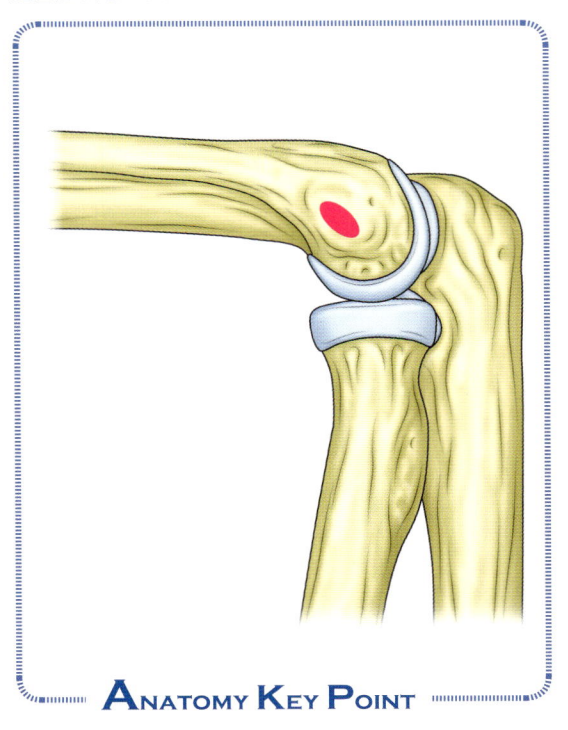

図3　ECRB腱付着部の解剖図

ECRB起始部（楕円）は腕橈関節の中央から上腕骨小頭の近位縁の間にある[2]。

ANATOMY KEY POINT

手術手技

1 手術体位

全身麻酔下で体位は側臥位とする（**図4**）。術前にポータルの位置をマーキングしておく（**図5**）。

図4 手術体位

側臥位とする。患側上肢をアームホルダーに乗せ空気止血帯を使用する。

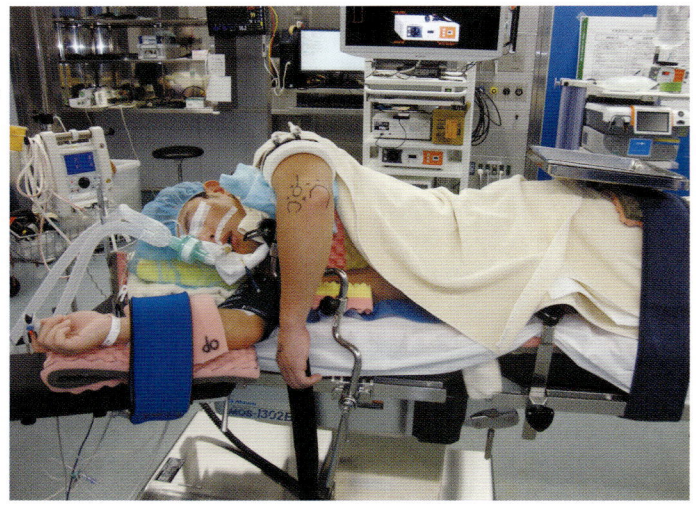

図5 ポータル

a：近位内側ポータル（内側上顆の1cm近位1cm前方）と後方ポータル（肘頭先端の近位2cm）。
b：近位外側ポータル（外側上顆の2cm近位1cm前方），前外側ポータル（腕頭関節前方），後外側ポータル（肘頭先端の1cm近位で外側ガター上）とソフトスポットポータル（腕橈関節後方）。

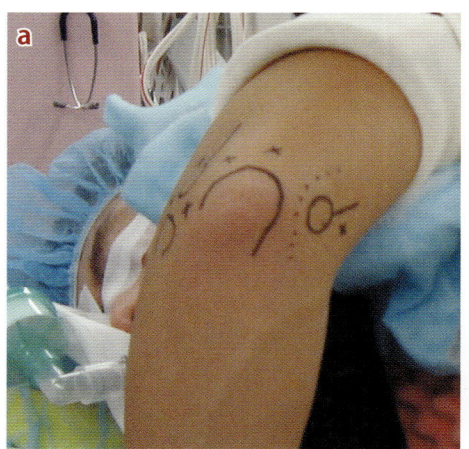
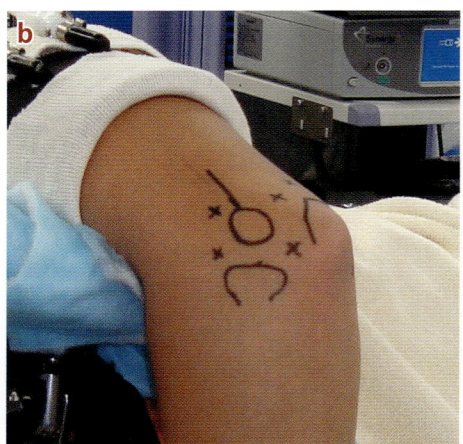

2 前方鏡視ポータル作製

【動画】
左肘前方の
処置

　ソフトスポットより肘関節腔内へ生理食塩水20〜30ccを注入する。近位内側ポータルから関節鏡を挿入し前方関節腔を鏡視する。外側関節包の摩擦痕や断裂，前方滑膜ヒダ，上腕骨小頭や橈骨頭の軟骨損傷の有無を観察する。Out-side-in法で近位外側ポータルを作製する（**図6a，b**）。近位外側ポータルからオーバルパンチ，シェーバーを挿入してポータル周囲から上腕骨小頭の外側と外側上顆前方部にかけて関節包とECRB腱を切除する（**図6c，d**）。In-side-out法で前外側ポータルを作製する（**図6e，f**）。近位外側と前外側ポータルはいずれも作業ポータルとするが，一方からスイッチングロッドを挿入して関節包を前方へ排除して視野を確保する。

図6 前方ポータル作製

a：近位外側ポータル位置から硬膜外針を刺入する。
b：硬膜外針上を滑らせて尖刃刀を刺入して関節包を切開し，直ペアン鉗子を挿入して開大する。
c：オーバルパンチで関節包を切除する。
d：シェーバーで関節包を切除する。
e：In-side-out法による前外側ポータルの作製位置（写真中央部）。
f：前外側ポータルより直ペアンを挿入して開大する。

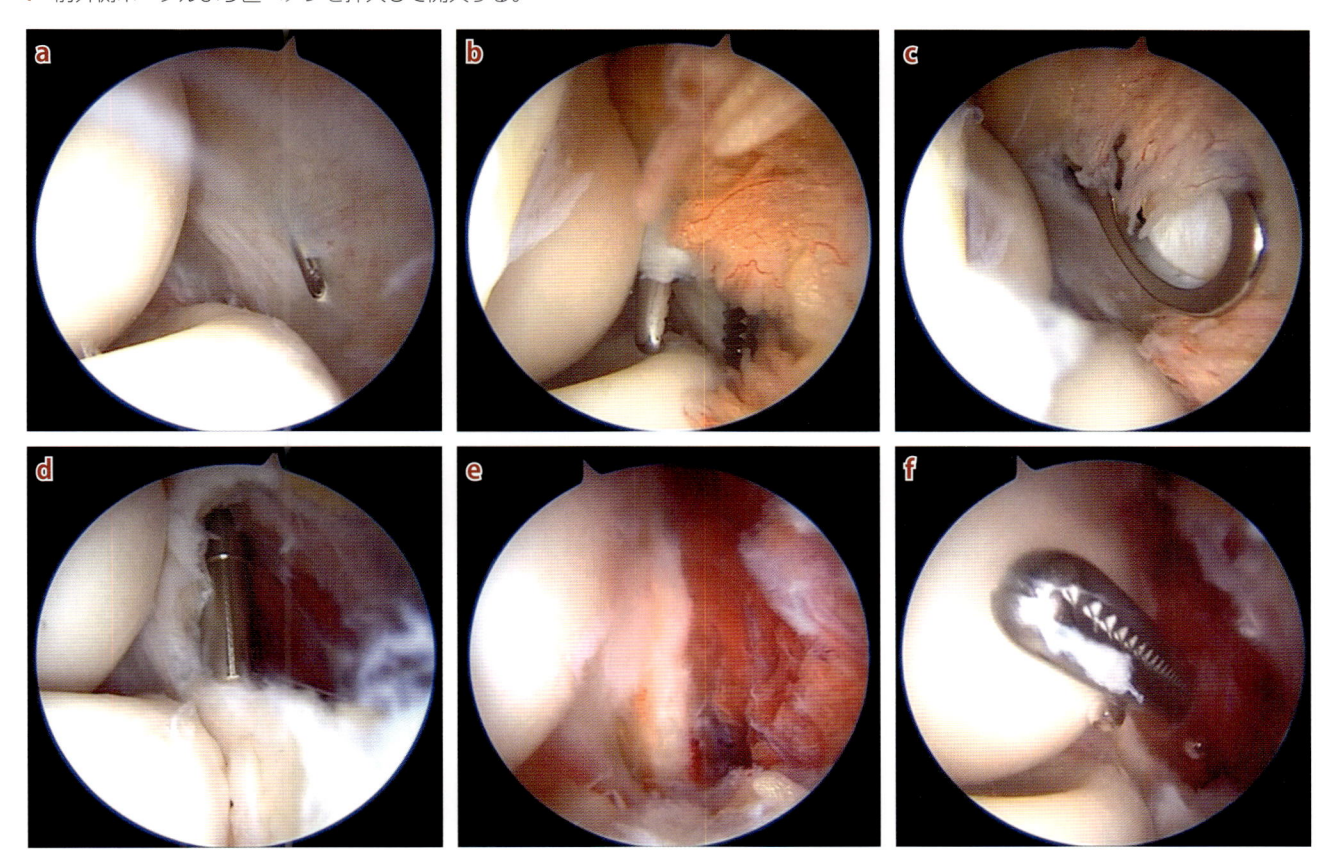

3 関節包，ECRB腱切除

　前外側ポータル，近位外側ポータルからシェーバー，Radio Frequencyデバイス（RF）を挿入してポータル周囲から上腕骨小頭の外側と外側上顆前方部にかけて関節包とECRB腱を切除する（**図7a～d**）。後方に存在する外側側副靱帯を温存するため，切除範囲は橈骨頭の前方1/2までにとどめる。前腕回内位で肘関節を伸展して，上腕骨小頭と接触する部位の関節包が切除されたことを確認する（**図7e**）。

Point コツ&注意点

● 橈骨頭，上腕骨小頭軟骨の近位縁，ECRL起始部の最遠位部とEDC腱起始部を目安としてECRB腱起始部を切除する。

図7 ECRB腱起始部切除

a：上腕骨小頭の関節軟骨近位縁を目安に外側上顆前方部に付着するECRB腱起始部をRFで切除する。

b：近位外側ポータルより挿入したスイッチングロッドで前方関節包を排除して視野を確保する。

c, d：EDCの関節腔側に付着するECRB腱起始部を切除する。

e：上腕骨小頭外側面に近接する関節包が切除されたことを確認する。

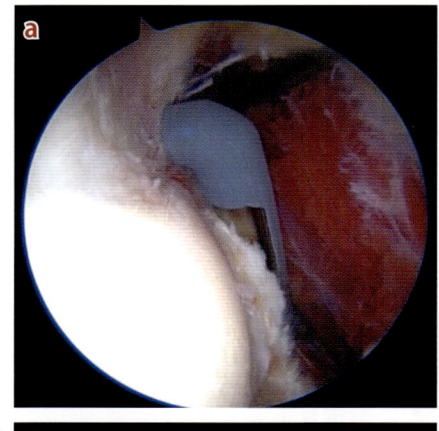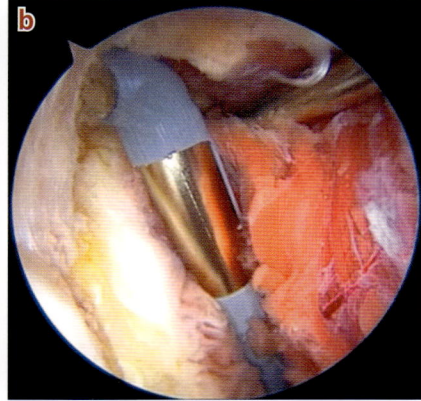
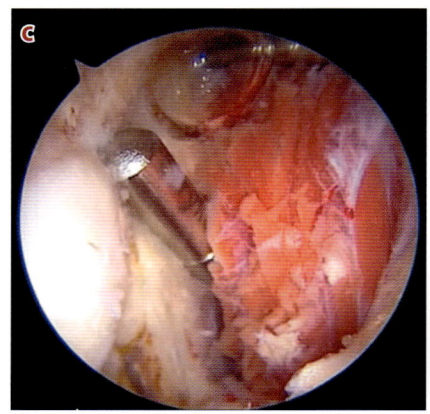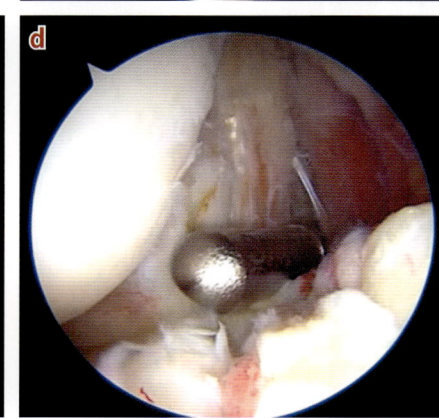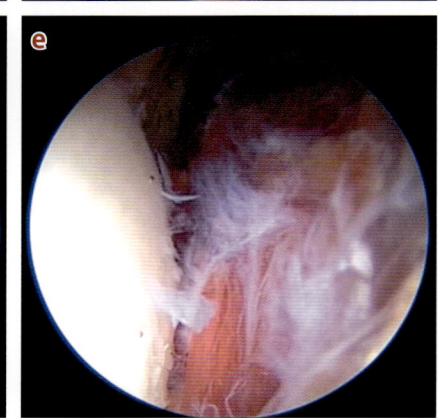

4 前方滑膜ヒダ切開

　輪状靱帯の近位縁が橈骨頭を被覆し，滑膜ヒダを形成する（**図8**）。滑膜ヒダが肘関節伸展位で腕橈関節に嵌入し，屈曲位で滑脱する症例ではパンチやRFで滑膜ヒダを切除または切開する（**図9**）。

図8 前方滑膜ヒダ

肘屈曲90°（**a**）から伸展するにつれて前方滑膜ヒダが腕橈関節に嵌入する（**b～d**）。

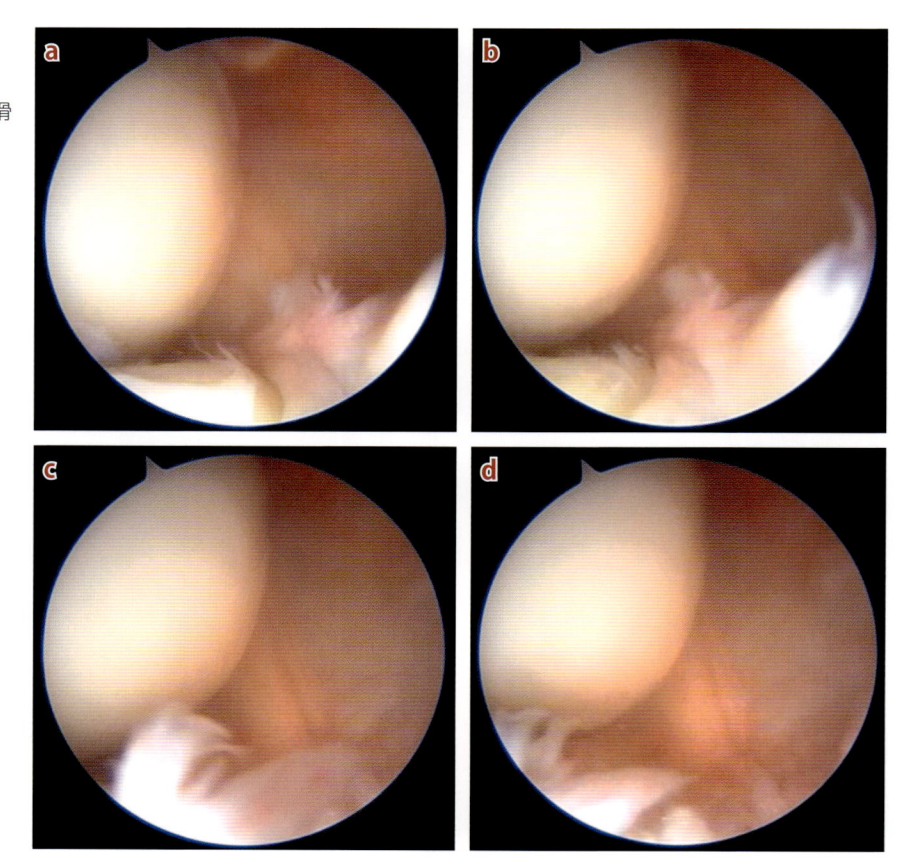

図9 前方滑膜ヒダ切離

a，b：前方滑膜にRFをかけて切開している。
c：切開後

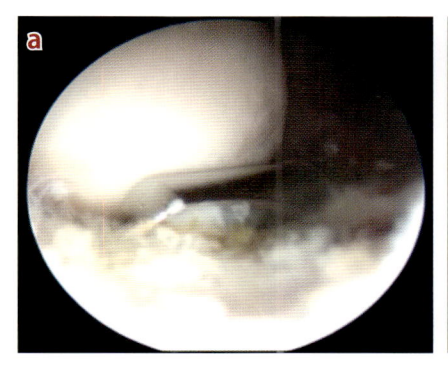 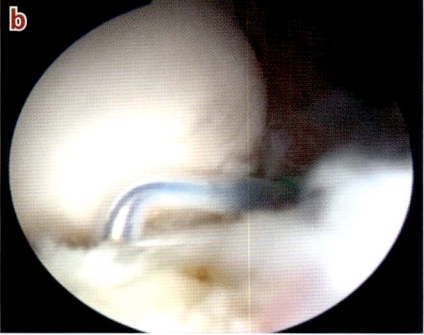 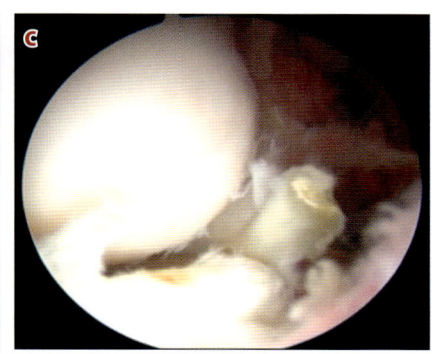

Point コツ&注意点

● 直視下手術ではECRLとEDCをよけることでECRB腱起始部の変性した病変部の全貌を確認できるが，鏡視下手術では病変部を十分に確認することが難しい。

5 後方鏡視ポータル作製

　　後外側ポータルより鏡視をして，後方ポータルよりシェーバーを挿入する（**図10**）。関節鏡とシェーバーを入れ替えて，後外側ポータル周囲の滑膜を切除して視野を確保する。

図10 後方鏡視

後外側ポータルより鏡視して，後方ポータルよりシェーバーを挿入している。

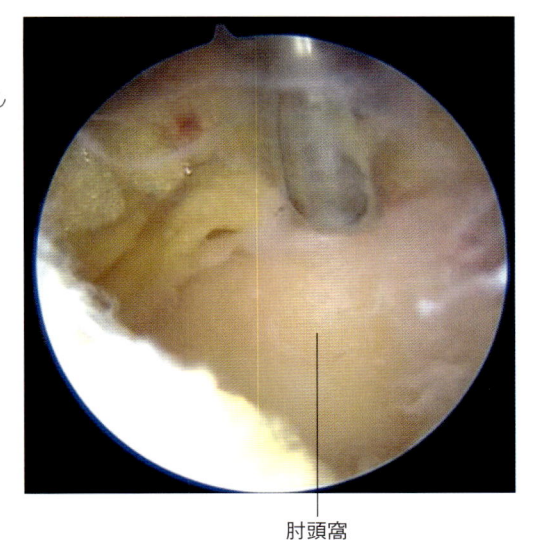

肘頭窩

6 後方滑膜ヒダ切除

　後外側ポータルより肘頭外側縁に沿って関節鏡を遠位に進めて近位橈尺関節を鏡視する（**図11a～c**）。後方滑膜ヒダや橈骨頭軟骨の損傷の有無を観察する（**図11d，e**）。Out-side-in法で作製したソフトスポットポータルより挿入したシェーバーで後方滑膜ヒダを切除する（**図11f**）。

図11 後方滑膜ヒダ切除

a：後外側ポータルより肘頭外側縁を鏡視する。
b：肘頭外側縁に沿って遠位へ鏡視を進める。
c：近位橈尺関節と後方滑膜ヒダ
d：ソフトスポットポータルより挿入したシェーバーで後方滑膜ヒダを切除する。
e：切除を外側へ進める。
f：切除後

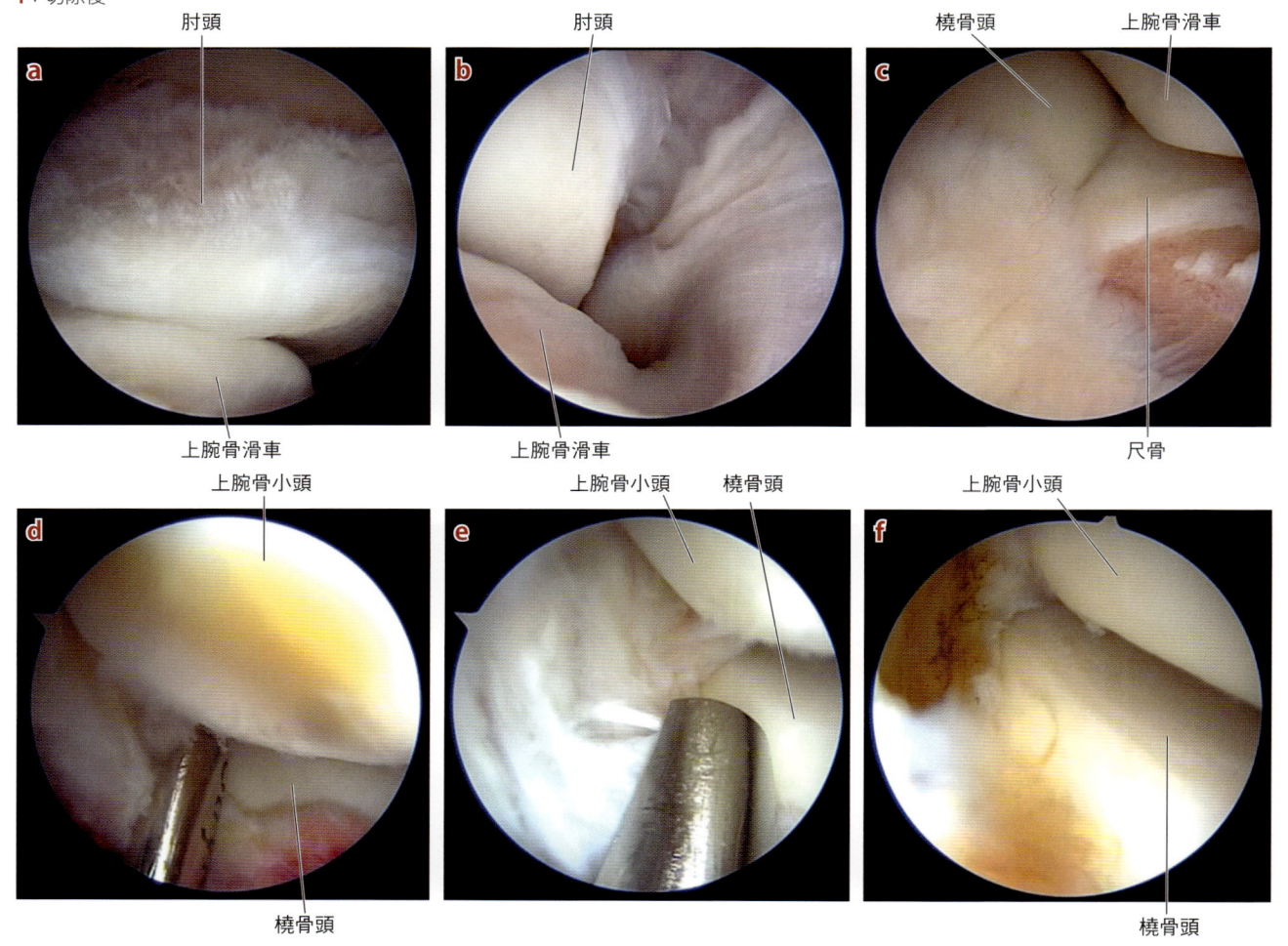

Point
コツ&注意点
●肘頭外側縁に沿って遠位へ関節鏡を進める際に滑膜が妨げとなる症例では，近位橈尺関節鏡視に先立ちソフトスポットポータルからシェーバーを挿入して滑膜を切除する。

Point
コツ&注意点
●再手術例で後外側滑膜ヒダのインピンジメントを認めた症例があり，後外側滑膜ヒダを認める症例では原則として滑膜ヒダを切除している。

7 ドレーン挿入，閉創

　止血帯を脱気後に関節腔内に閉鎖式ドレーンを挿入し，ポータルを縫合する。ドレーンは手術翌日に抜去する。

後療法

　手術翌日より，痛みを生じない程度の軽作業を許可する。術後2週までは負荷を避けて自動介助または自動運動による可動域訓練を行う。術後2〜4週は，他動運動による可動域訓練を追加し，前腕伸筋群や屈筋群のストレッチングと握力強化運動を行う。術後4週以後より手関節伸筋群の筋力強化運動を開始する。疼痛が出現しない範囲内で徐々に負荷が大きな作業を許可する。スポーツ活動は術後3カ月より，疼痛の出現しない運動から始める。

【動画】
症例43歳，男性
右上腕骨外側上顆炎の手術所見

文献

1）Tsuji H, Wada T, Oda T, et al. Arthroscopic, macroscopic, and microscopic anatomy of the synovial fold of the elbow joint in correlation with the common extensor origin. Arthroscopy 2008; 24: 34-8.

2）Cohen MS, Romeo AA, Hennigan SP, et al. Lateral epicondylitis: anatomic relationships of the extensor tendon origins and implications for arthroscopic treatment. J Shoulder Elbow Surg 2008; 17: 954-60.

肘スポーツ障害に対する鏡視下手術

横浜南共済病院スポーツ整形外科　**山崎哲也**

手技の Point

▶手術体位は，術者が肘の屈曲角度を調節可能な腹臥位とする。

▶適切な位置に関節鏡ポータルを作製する。その際，術後腫脹などによる縫合困難および縫合不全が予測されるため，皮切は皮膚の皺と平行に設置するよう心がける。

▶骨棘切除量および範囲は，術中肘を最大伸展させ，骨棘衝突の消失を鏡視下で確認して決定する。

▶上腕骨滑車部の軟骨損傷は，不安定な軟骨片の切除と骨髄刺激法で対処する。

introduction

　肘スポーツ障害のなかでも投球障害肘は，コッキング後期からフォロー・スルー期における肘への外反・伸展ストレスの繰り返しにより生じ，valgus extension overload syndrome（VEOS）といわれている[1]。肘関節に対するその主要な影響力は，内側部では内側側副靱帯（ulnar collateral ligament；UCL）を含めた内側構成体に対する牽引力と，外側部では腕橈関節への圧迫力，加えて後方部（後内側部）では肘頭および上腕骨滑車から肘頭窩への衝突および剪断力，いわゆるposteromedial impingement（PMI）で，それらのストレスが，それぞれの部位で特異的な器質的病変を生じる。すなわち内側部でのUCL損傷や尺骨神経障害，外側部での上腕骨小頭の骨軟骨障害（離断性骨軟骨炎を含む）や滑膜ヒダ障害などがあるが，本項では鏡視下手術の適応となるPMIにより後方部の病変に関して詳述する。

　PMIにより発生する器質的病変は，肘頭先端と肘頭窩に生じる骨棘，およびその微小骨折による遊離体形成や肘頭疲労骨折などが主要なもので（**図1**），加えて腕尺関節後内側関節面での「kissing lesions」として，肘頭窩および後内側滑車内の軟骨軟化症や軟骨損傷がある[2]（**図2**）。またUCL損傷による外反動揺性の増大（UCL機能不全）は，この軟骨病変発生に影響を及ぼし，ulnohumeral chondral and ligamentous overload（UCLO）という新しい概念も報告[3]されている。

術前情報

術前評価

　骨棘形成の診断は単純X線像でも可能であるが，形態および大きさなどの詳細な評価には，ヘリカルCTによる任意断面変換（MPR）と三次元（3D-CT）投影像がきわめて有用である。上腕骨滑車後内側部の骨軟骨病変は，単純X線像では描出困難なためMRIでの軟骨欠損像や3D-CT像での軟骨下骨に及ぶ変化の評価が必要となる（**図3**）。またUCLOを考慮するとUCL機能不全の評価は重要であり，超音波画像やMRIにて，外反動揺性や靱帯損傷など器質的評価を行う。

手術適応

　PMIの治療方針は，他のスポーツ障害と同様に保存的治療が原則である。しかし長期にわたり投球時痛や可動域制限で競技力の低下をきたしている場合は，手術的治療の適応となり，その際，早期のスポーツ復帰を考慮すると鏡視下手術が適切と考える[4]。

図1 PMIの病態

a：肘頭先端の骨棘（白矢印）形成。MPR像（左），3D-CT像（右）
b：後方関節腔の遊離体（赤矢印）形成。3D-CT像

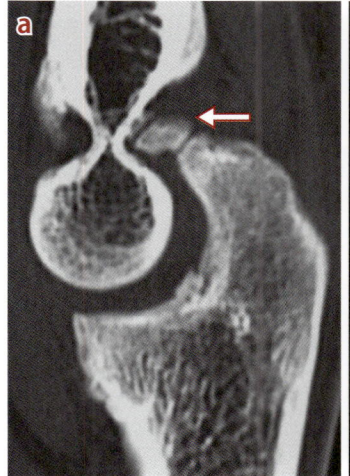
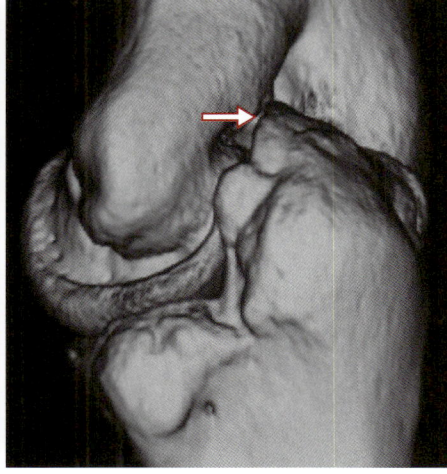
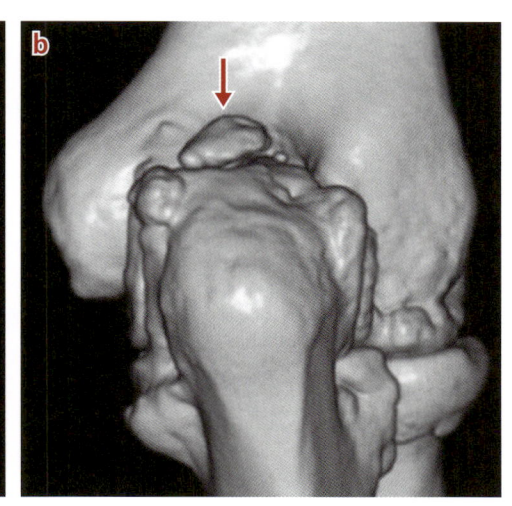

図2 上腕骨滑車後内側の軟骨病変（鏡視像）

a：軟骨損傷。ICRS分類grade 4
b：関節症性変化。関節軟骨の消失
と象牙様変化（eburnation）
＊病巣部

滑車軟骨面

滑車軟骨面

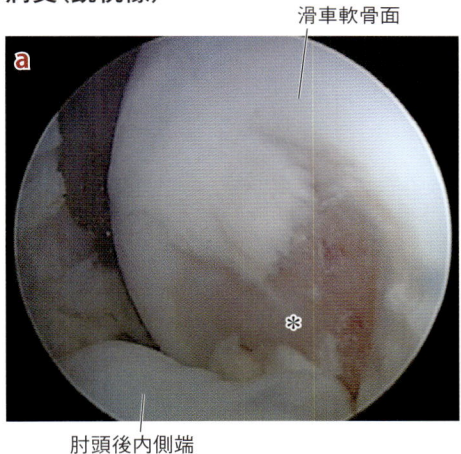
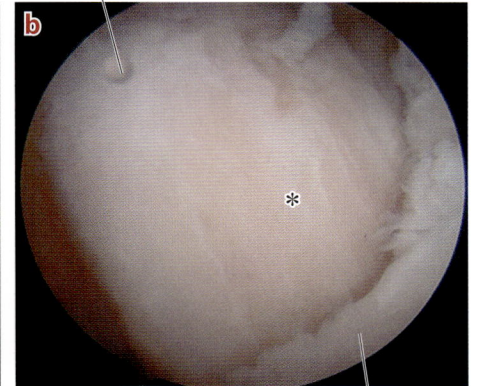

肘頭後内側端

肘頭後内側端

図3 上腕骨滑車軟骨損傷の画像所見

軟骨損傷症例のMRI（**a**）および尺骨
を除去した3D-CT像（**b**）
白矢印：滑車軟骨下骨の低輝度像
赤矢印：滑車軟骨下骨面の不整，陥
凹像成長期の後方インピン
ジメント障害（ヘリカルCT
像）

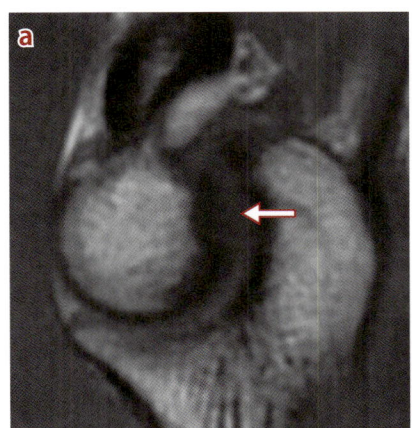
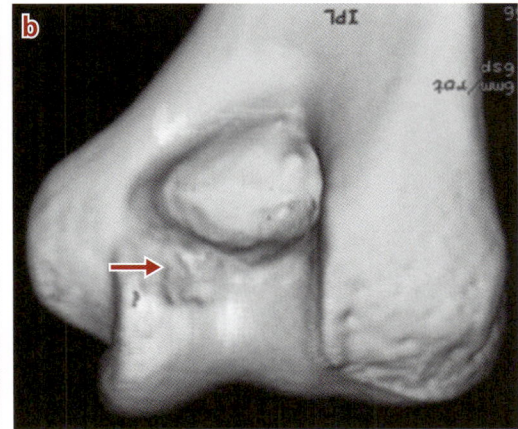

術前準備

関節鏡は，通常4mm径の30°斜視鏡を使用する。また灌流ポンプを使用したほうが良好な視野が得られるため準備するのが望ましく，流入圧は30mmHgに設定する。手術器具として，鉗子類，幅5mm前後の薄刃骨ノミ，鏡視下ラスプ，電動シェーバーおよびアブレーダーバーなどを準備する。また止血と蒸散を両方行えるradiofrequency（RF）機器の準備が必要であり，電動シェーバーとの併用により軟部組織の切除・切離に有効である。

手術に必要な解剖

PMIの病変は肘後方関節腔に存在するため，注意すべき神経は尺骨神経ではあるが，同神経は皮下の浅い位置に存在するため，触診および肉眼的に観察可能である。むしろ後方関節腔の解剖で注意すべき点は，上腕三頭筋深層から関節包，肘頭窩脂肪体，滑膜へ至る層構造と，その骨への付着部をしっかり把握することである（図4）[5]。慢性的な関節炎の存在により，滑膜の増殖や関節包の肥厚を生じている場合が多く，その際，関節包内，滑膜外組織である肘頭窩脂肪体への不用意な侵襲は，同部位の癒着や術後関節炎の遷延を引き起こすため注意が必要である。

図4 後方関節腔の解剖

上腕三頭筋深層から，関節包，肘頭窩脂肪体，滑膜へ至る層構造を把握

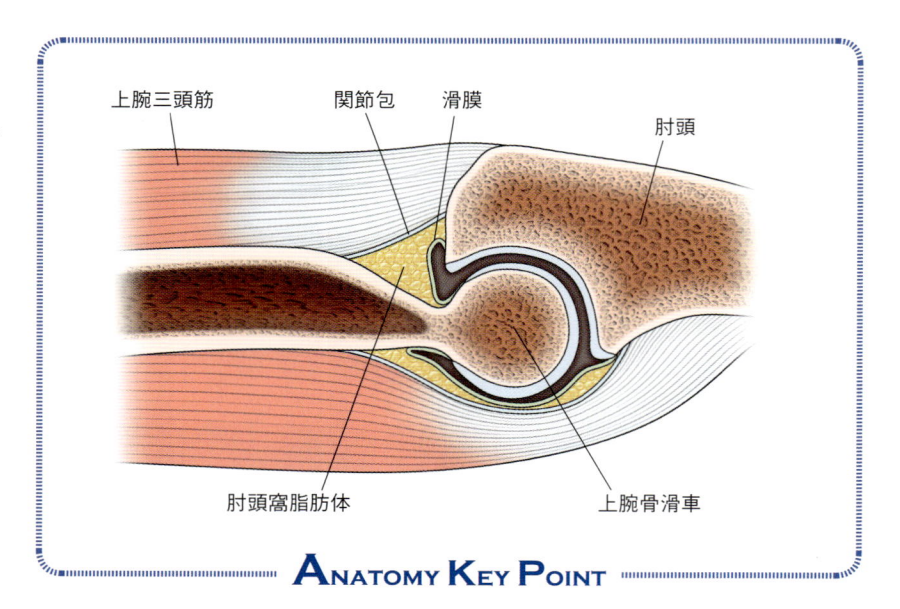

上腕三頭筋　　関節包　滑膜　　肘頭

肘頭窩脂肪体　　　上腕骨滑車

ANATOMY KEY POINT

手術手技

1 手術体位

　手術体位は，全身麻酔下腹臥位としている[6]。上腕部近位に駆血帯を装着し，肩関節90°外転，上腕部水平位にして駆血帯部を専用ホルダーにて保持する。術者は肘後方に直面する位置に座り，前腕以下を下垂させ，手関節以遠を術者の大腿部に置き，肘屈曲角度を自由に調節できるようにする（**図5**）。

図5 鏡視下手術体位

a：全身麻酔下腹臥位にて上腕部を専用ホルダーにて水平位に保持
b：肘関節の屈伸を術者が自由に調節

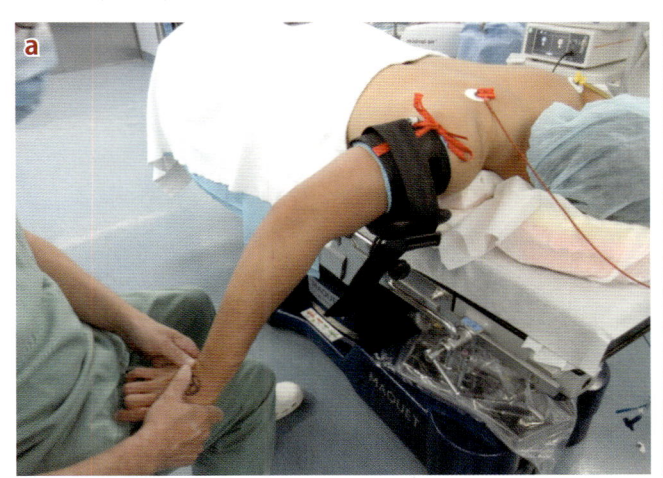
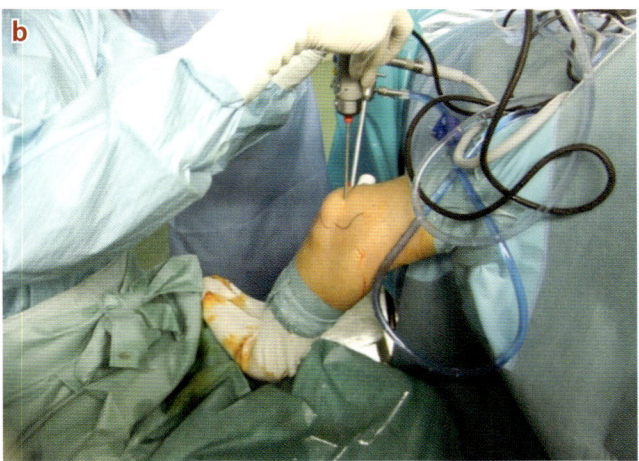

2 関節鏡刺入点

　ポータル作製に先立ち，肘外側で肘頭，上腕骨外側上顆，橈骨頭を結ぶ三角形の中心（ソフトスポット）の関節裂隙より生理食塩水を約20cc注入し，関節腔を拡大させる。その後駆血を行い，後正中ポータルを，肘頭先端の約2cm近位より上腕三頭筋の中央を貫通させ最初に作製する。その際，肘の肢位は，後方関節腔の広がりとワーキングスペースの確保を考慮し，やや屈曲位として術者が保持する。後正中ポータルから30°斜視鏡を挿入し肘関節後方内を観察後，後外側ポータルを，上腕三頭筋の外側縁からoutside-in法にて作製する（**図6**）。刺入点の目安は肘頭先端の近位約2cm，外側2cmとするが，このポータルより腕尺関節の外側面を滑らせ，後外側関節腔を鏡視可能な位置とする。なお後正中・外側ポータルは，皮膚から関節腔が近いためカニューラは不要である。

> **Point**
> **コツ&注意点**
> ●各ポータル作製の際の皮切は，7mmほどで十分であるが，腫脹による縫合困難および縫合不全が予測されるため，皮膚の皺と平行に皮切を設置するよう心がける。

図6　後方2ポータル

a：後正中および後外側ポータルの位置
b：後外側ポータルをoutside-in法にて作製
白矢印：後正中ポータル
赤矢印：後外側ポータル

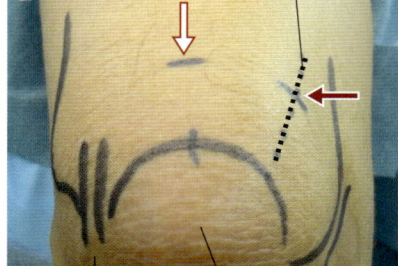
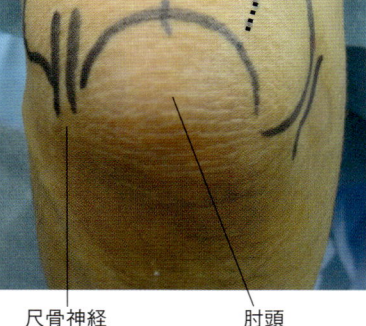
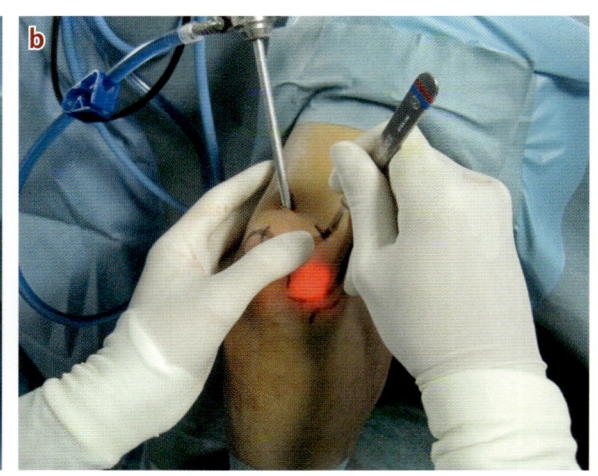

上腕三頭筋外側縁

尺骨神経　　　肘頭

3　関節鏡視野の確保（滑膜切除および軟部組織の処置）

　最初に後方関節腔の視野確保のため，後正中と後外側ポータルを適宜ビューイングあるいはワーキングポータルとして使用し，電動シェーバーやRF機器にて滑膜および軟部組織を切除する。特に炎症に伴う増殖した滑膜や術前屈曲拘縮を生じている場合の線維化した滑膜は，術後の疼痛や可動域回復の遅延の原因となるため切除するのが望ましい。また肘頭窩脂肪体の癒着による滑走性の低下は，伸展時における肘頭との衝突による疼痛の原因となるため，RF機器にて剥離する（**図7**）。

図7　滑膜切除および軟部組織の処置

a：肘頭窩での脂肪体の癒着
b：RF機器を使用し肘頭窩より脂肪体を剥離
矢印：肘頭窩脂肪体

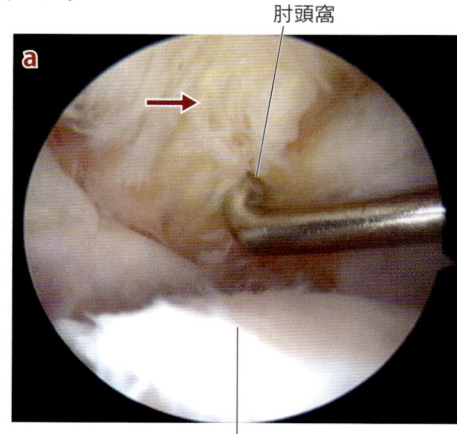
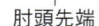
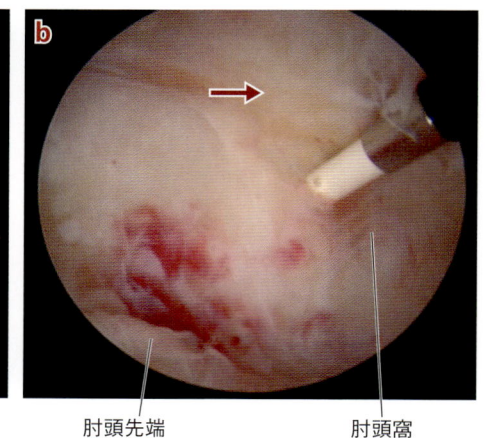

肘頭窩

肘頭先端　　　　　　肘頭先端　　　　　肘頭窩

4　後方関節腔の遊離体切除

　関節腔内で遊離体となった骨軟骨片は，ヘルニア鉗子あるいはコッヘル鉗子にて摘出するが（捕捉するときは液体灌流を一時停止），大きさがポータル径をはるかに超える場合は，薄刃骨ノミにて分割する必要がある（**図8a**）。また遊離体が腕尺関節の内・外側面である内側溝

（medial gutter）や外側溝（lateral gutter）あるいは腕橈関節後方や腕尺関節に陥入している場合もあるので，同部位を注意深く検索する必要がある（**図8b，c**）。外側部の処置に際しては，ソフトスポット部にアクセサリー・ポータルを追加作製すると処置が行いやすくなる。

図8 遊離体切除

a：大きな遊離体をノミでの分割
b：腕橈関節後方の遊離体切除
c：腕尺関節に陥入した遊離体
＊遊離体

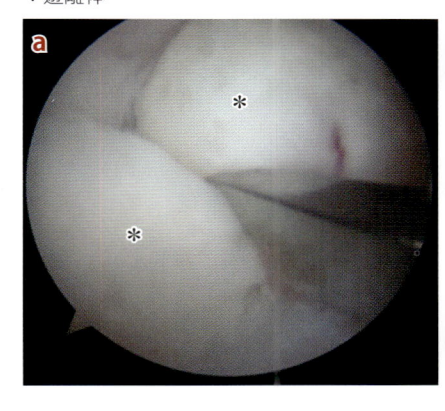
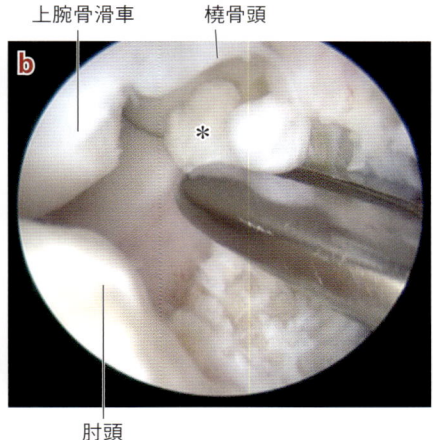
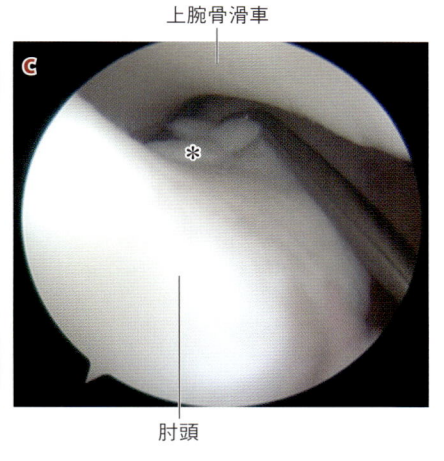

5 肘頭先端および肘頭窩の骨棘切除

【動画】
後方関節腔-
遊離体・骨棘切除

　肘頭先端の後内側に存在する骨棘およびその「kissing lesions」である肘頭窩の骨棘は，衝突での骨軟骨損傷による反応性骨増殖性変化（impingement exostosis）であり，疼痛の原因となるため可及的に全切除するべきであり，電動アブレーダーバーや薄刃骨ノミあるいは鏡視下ラスプなどを使用する（**図9a，b**）。骨棘切除の目安は，術前の3D-CTを参考にし，術中頻回に肘関節を最大伸転させ（**図9c**），鏡視にて骨棘の衝突が完全に消失することを確認する。

図9 肘頭先端および肘頭窩の骨棘切除

a：肘頭先端の骨棘をノミにて切除
b：肘頭窩（内側）の骨棘をノミとアブレーダーバーを使用し切除
矢印：骨棘

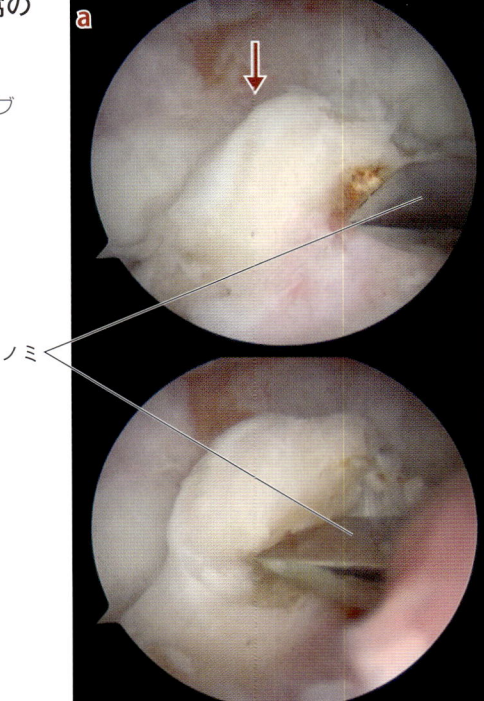
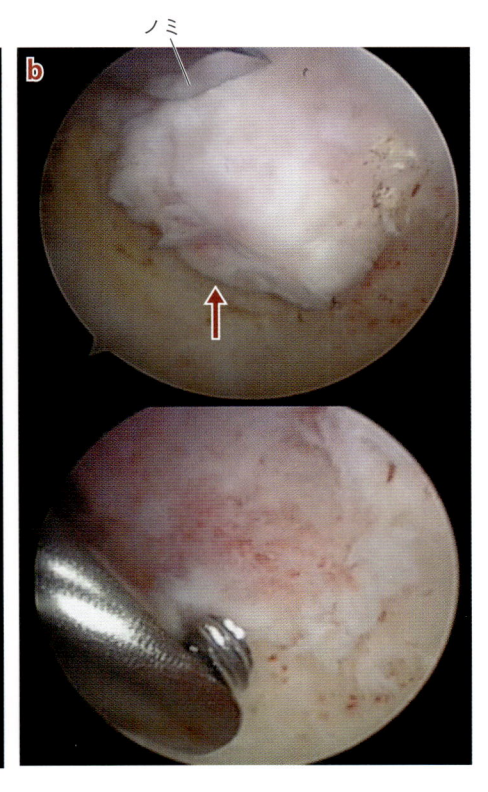

図9 肘頭先端および肘頭窩の骨棘切除（つづき）

c：術中肘関節を最大伸展させインピンジメントの消失を鏡視にて確認

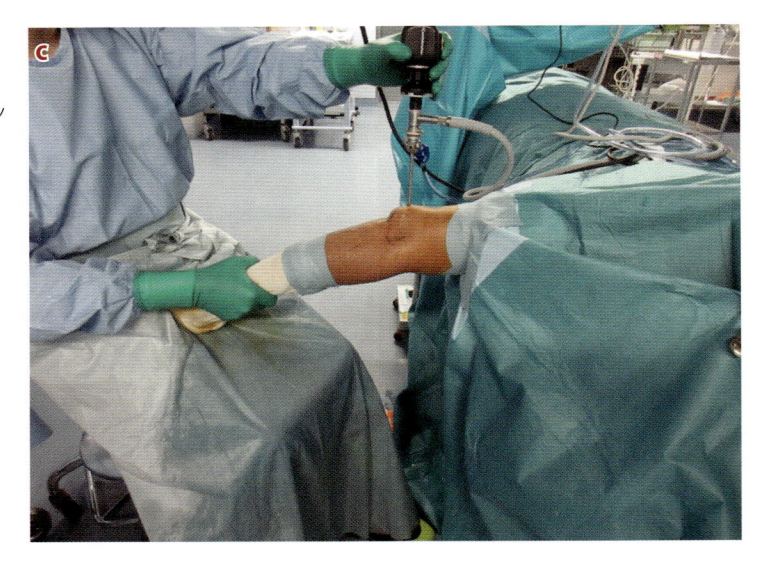

● 骨棘，特に肘頭側の過剰切除は，外反動揺性とUCLの負担増加につながるため，骨切除量および範囲の決定には慎重を要す。

6 腕尺関節内側の骨棘・骨片切除

【動画】
腕尺関節内側-
骨棘・骨片切除

　腕尺関節内側に生じる骨棘は，前述したように関節症性変化として関節軟骨辺縁に生じるもの（periarticular marginal osteophyte）で，UCL機能不全との関連を考えると関節の安定性に関与している。そのため不用意な切除は避けるべきであり，不安定な骨軟骨片を呈しているものや，先端が先鋭化し，周辺組織に刺激を引き起こすと想定される場合に限定し切除する（**図10a, b**）。骨棘側面にはUCL後方線維束を介して尺骨神経が走行しているため，切除に際しては十分注意する必要があり，鋭匙やノミでの切除が好ましく，電動アブレーダーバーを使用する際は，視野およびワーキングスペースを十分に確保し，場合によっては追加ポータルから金属ヘラを挿入し防御する（**図10c**）。

● 電動アブレーダーバーの使用に際しては，逆回転にすると骨切除効率は落ちるが比較的安全である。
● 尺骨神経に注意し，適宜追加ポータルを作製することも考慮する

図 10 腕尺関節内側の骨棘・骨片切除

a：腕尺関節内側の先鋭化した肘頭骨棘
（3D-CT像）
b：同症例に対しノミを使用し骨棘切除
c：金属ヘラを使用しアブレーダーバーにて腕尺関節内側の骨棘切除
矢印：骨棘

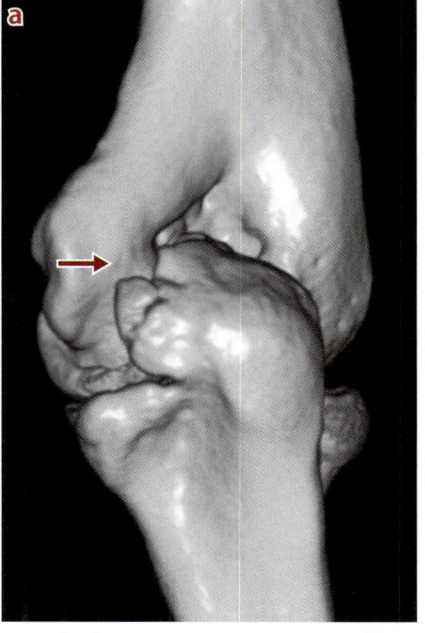
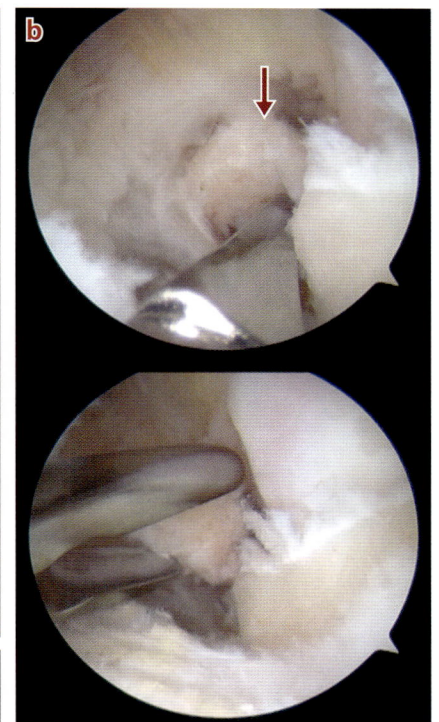
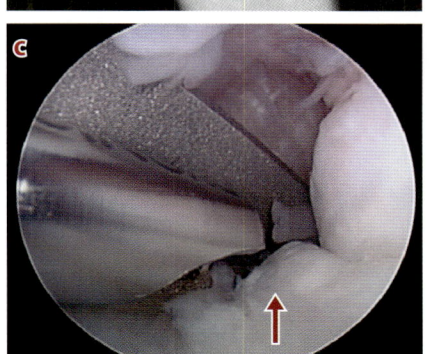

7 上腕骨滑車後内側の軟骨損傷・関節症性変化に対する処置

【動画】
上腕骨滑車後内側-
軟骨損傷

　上腕骨滑車後内側部の骨軟骨病変に対しては，90°近い屈曲位でないと鏡視できない場合があり，術者が適切な肘屈曲角度をみつけ保持する（**図11a**）。軟骨損傷に対しては，ICRS分類にて評価した後，grade 1，2に対しては不安定な軟骨片の切除を，grade 3，4に対しては軟骨欠損部の肉芽様組織を掻爬後，Kirschner鋼線（K-wire）直径1.2mmによるドリリングやマイクロフラクチャーオウルを使用した骨髄刺激法を行う（**図11b〜d**）。関節症性変化に対しては，軟骨下骨の嚢胞性変化は可及的に電動アブレーダーバーにてデブリドマンを行うが，軟骨下骨が広範に露出し，象牙化している場合は，そのままとする。

Point
コツ&注意点

●90°よりさらに深屈曲が必要な場合は，肩を外旋させ手を頭部方向へもっていき助手に保持させる。

上腕骨滑車軟骨損傷の処置

a：肘90°屈曲位での鏡視
b：鋭匙を使用し不安定な軟骨片を切除
c：マイクロフラクチャーオウルの使用
d：K-wireによるドリリング
＊病巣部

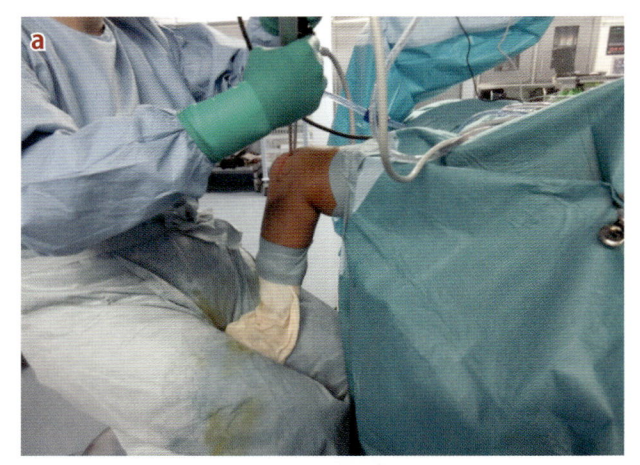

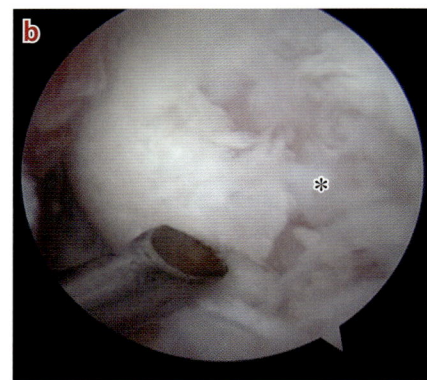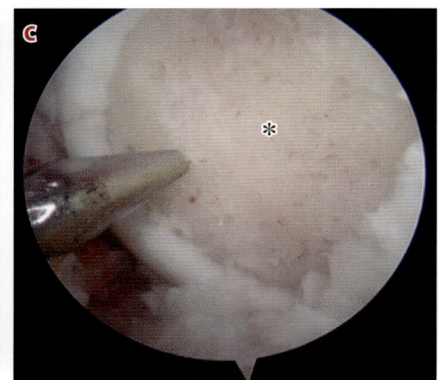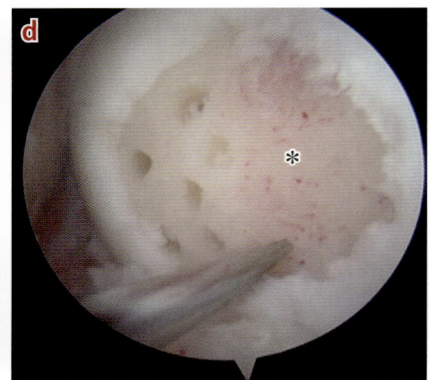

8 関節鏡ポータルの閉鎖

　駆血解除後，RF機器を使用して止血を十分に行う。特に肘頭窩脂肪体や後方関節包周辺を中心に行い，原則ドレーンは留置しない。ポータルの閉鎖は，皮膚のみナイロン糸にてマットレス縫合を行う。

後療法

　術後外固定は不要であり，術直後より関節の自動運動を許可する。術後の腫脹および疼痛が軽減したら徐々に他動的関節可動域訓練と肘を中心とした上肢筋力訓練を開始する。体幹，下肢および健側上肢に関しては，術翌日より運動制限なしとし，心肺機能訓練を目的としたエアロバイク，ジョギングなどを適宜開始させる。術後4週以降，可動域の完全回復が得られた段階でスローイングメニューを開始する。肩関節や体幹筋群など肘以外の身体機能が低下している場合が多いため，投球フォームを含めた全身的な評価を行い，リハビリテーションを進める必要がある。

症例提示

　代表症例を2点示す（**図12，13**）。

図12 代表症例①：後方インピンジメント障害（30歳代，プロ野球投手）

a：術前3D-CT像
矢印：骨棘
矢頭：遊離体
b：術直後3D-CT像

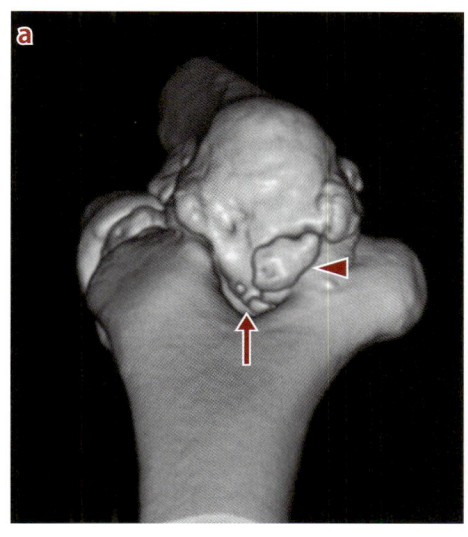
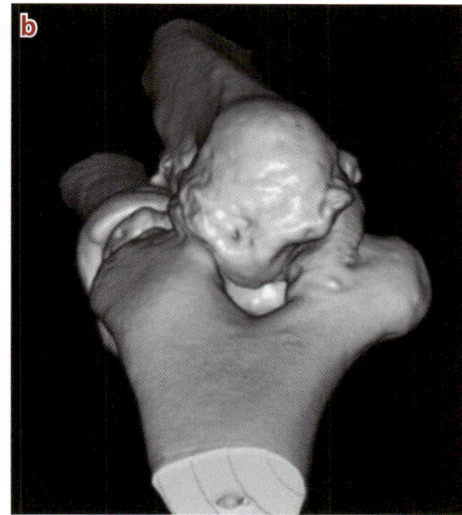

図13 代表症例②：上腕骨滑車軟骨損傷（10歳代後半，学生投手）

a：術前3D-CT像
矢印：骨軟骨損傷部
b：術中鏡視所見
上：一部ICRS分類grade 4の軟骨
　　損傷（矢印）
下：鏡視下ドリリング術施行
c：術後1年6カ月の3D-CT像

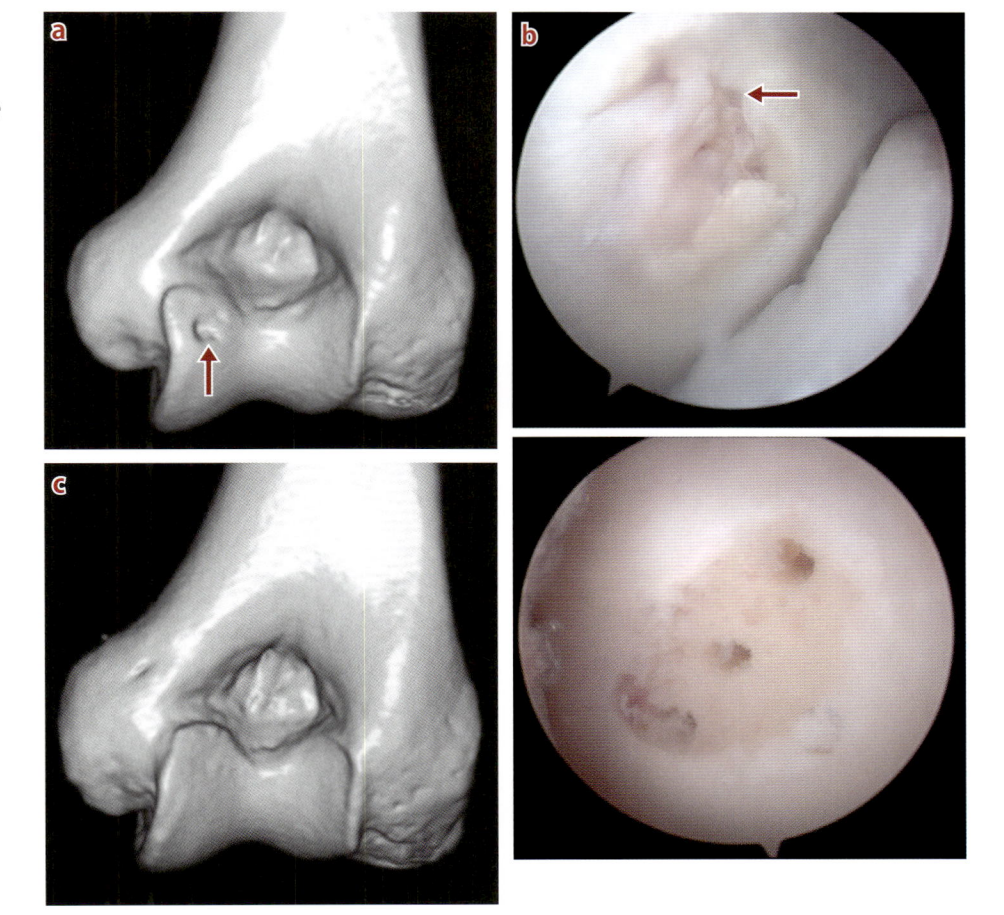

文献

1）Wilson FD, Andrews JR, Blackburn TA, et al. Valgus extension overload in the pitching elbow. Am J Sports Med 1983; 11: 83-8.

2）Paulino FE, Villacis DC, Ahmad CS. Valgus extension overload in baseball players. Am J Orthop（Belle Mead NJ）2016; 45: 144-51.

3）Osbahr DC, Dines JS, Breazeale NM, et al. Ulnohumeral chondral and ligamentous overload: biomechanical correlation for posteromedial chondromalacia of the elbow in throwing athletes. Am J Sports Med 2010; 38: 2535-41.

4）山崎哲也. 肘後方障害に対する肘関節クリーニング手術. 整・災外2022; 65: 385-95.

5）Barco R, Sánchez P, Morrey ME, et al. The distal triceps tendon insertional anatomy-implications for surgery. JSES Open Access 2017; 1: 98-103.

6）Poehling GG, Whipple TL, Sisco L, et al. Elbow arthroscopy: a new technique. Arthroscopy 1989; 5: 222-4.

III

手関節

Ⅲ 手関節

手関節鏡手術の基本手技

奈良県立医科大学整形外科　**長谷川英雄**

奈良県立医科大学手の外科学講座　**面川庄平**

手技の Point

▶ 手術体位は仰臥位，トラクションタワー（牽引台）を使用して行う。

▶ 体表ランドマークからポータル位置を見極める。

▶ 滑膜により良好な視野を得られない場合は滑膜切除して視野を確保する。

introduction

術前情報

手術適応

　手関節鏡は手根靱帯損傷（舟状月状骨解離や月状三角骨障害など），三角線維軟骨複合体（triangular fibrocartilage complex：TFCC）損傷，ガングリオン切除，橈骨遠位端骨折，変形性手関節症に対する部分手関節固定術，Kienböck病などの手根骨壊死に対する軟骨評価と各種の鏡視下手術など幅広い適応がある。手関節疾患や外傷に対して，低侵襲治療を可能にするツールとして手関節鏡の適応が拡大している。

手術に必要な器具

・手関節鏡

　手関節鏡には通常1.9mmまたは2.3mm径の30°斜視鏡が使用される（**図1**）。繊細で壊れやすい機器であるため，手術中だけでなく滅菌消毒をするときにも取り扱いに注意するよう手術場スタッフ全体で情報共有しておく必要がある。

・トラクションタワー（牽引台）

　手関節鏡手術に牽引手術台は必須である。筆者らは一般にGeissler型とよばれるARCリストタワー（エム・シー・メディカル社）を使用している（**図2**）。フィンガートラップは指の大きさに合わせて使用し近位指節間関節（proximal interphalangeal joint；PIP関節）より近位

まで覆うことができるように装着して合併症を予防する（**図3**）。

・シェーバー

　滑膜やTFCC円板などの軟部組織切除にはフルラディウスシェーバーを使用する。骨切除にはサージカルバーを使用する（**図4**）。関節の外側に刃先を向けることは関節外の神経血管損傷のリスクが高いため刃先の向きに注意する。

・高周波電気蒸散機器（アブレーダー）

　高周波電気蒸散機器（**図5**）は滑膜切除の際に止血管理に有用である。またTFCC円板切除にも有用である。熱傷には十分注意して，操作中の排液管理を忘らないように注意する。

手術Step

1. **体位**(p.106)
2. **マーキング**(p.107)
3. **皮切・ポータルの作製**(p.108)
4. **滑膜切除**(p.110)
5. **観察**(p.110)
6. **閉創**(p.110)

図1 関節鏡の先端（30°斜視鏡）

非常に繊細で壊れやすい機器であるため取り扱いには注意を要する。

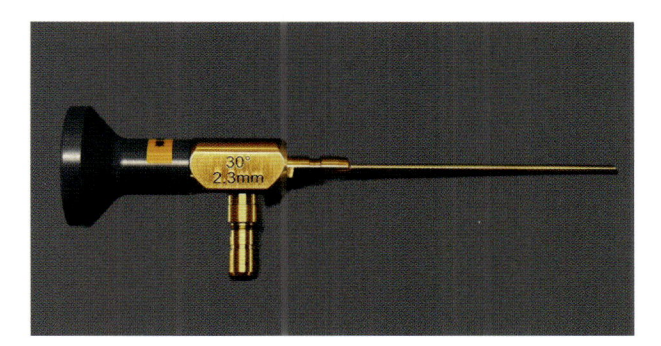

図2 トラクションタワー（牽引台）

上腕を十分固定して確実で安定した牽引力が手関節にかかるようにする。

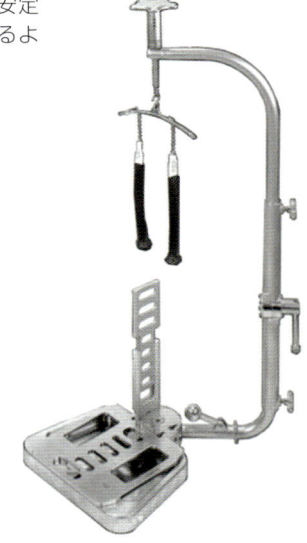

ARCリストタワー
（画像提供：エム・シー・メディカル株式会社）

図3 フィンガートラップ

必ずPIP関節より近位まで覆うことができるように装着する。

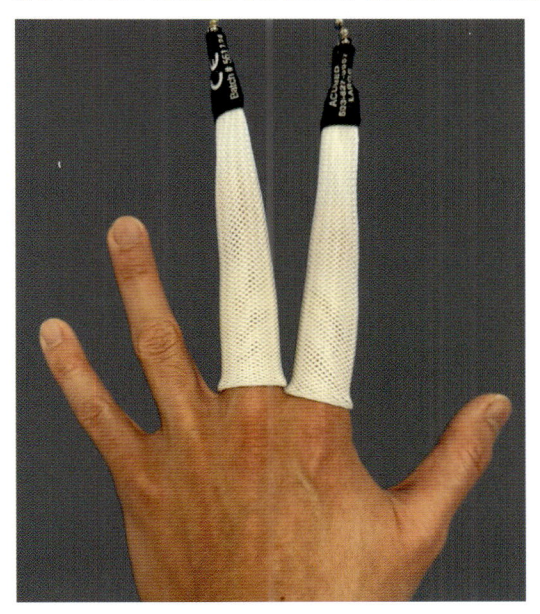

図4 シェーバーとサージカルバー

滑膜やTFCC円板などの軟部組織切除にはフルラディウスシェーバーを使用する。骨切除にはサージカルバーを使用する。

フルラディウスシェーバー

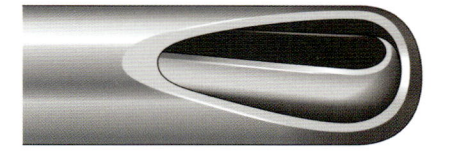

フーデットアブレーションバー

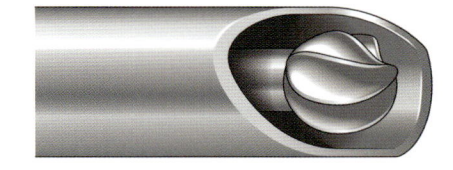

図5 高周波電気蒸散器（アブレーダー）

電流によるエネルギーで組織を蒸散させる。熱が生じるため潅流液をうまく使用して熱傷に注意する。

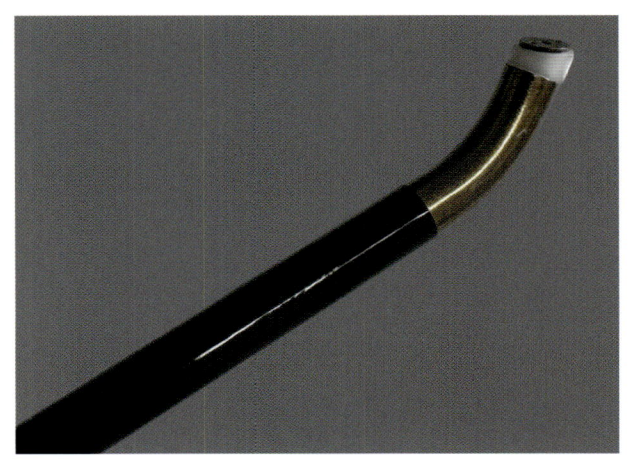

・プローブ

手関節鏡に合わせたプローブを使用する(**図6**)。プロービングテクニックは舟状月状骨靱帯やTFCC靱帯損傷の評価，さらには橈骨遠位端骨折の鏡視下整復にも必要な技術であり，適切なプローブは手関節鏡に必須である。

・特殊器具

潅流ポンプは必須ではなく生理食塩水の自然滴下で十分である。潅流ポンプを使用する場合は浮腫の予防のためできるだけ小さな圧・流量設定であることが望ましい。

各種パンチ(**図7**)，バナナブレードなど(**図8**)の特殊機器はTFCC円板切除などの際に有用である。

 図6 プローブ

プロービングテクニックは手関節鏡のすべての手技で基本となる。必ず手関節の大きさに合わせた専用のプローブを使用するようにする。

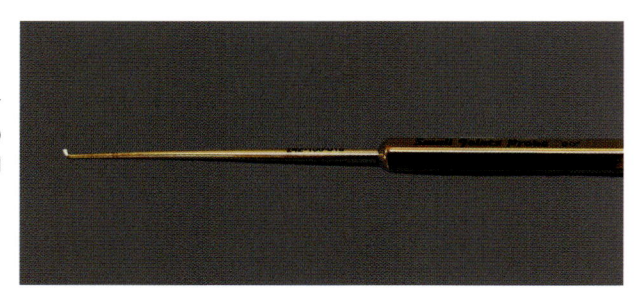

 図7 パンチ

手関節鏡に使用しやすい大きさのパンチを使用する。細くて繊細な道具なので破損しないように注意する。

 図8 バナナブレード

さまざまな形状のブレードを手に入れることができる。用途に合わせて使い分けることが望ましい。

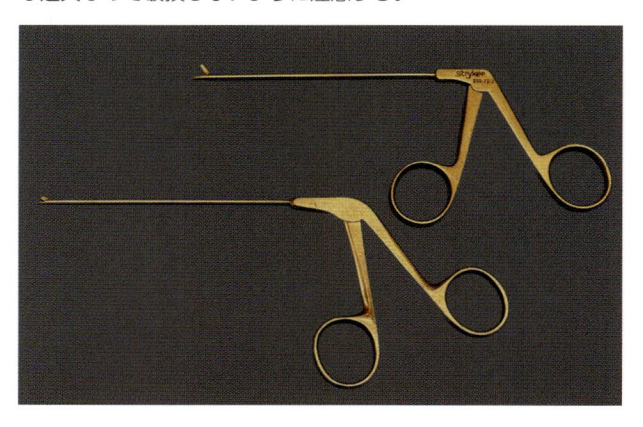

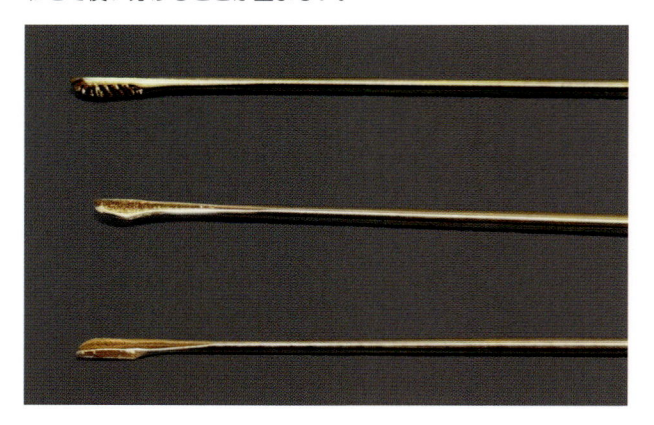

手術手技

1 体位

仰臥位で手術を施行する。トラクションタワー(牽引台)を使用するので，ある程度の重量に耐える手台を用意する。関節鏡手術では使用機器が多くなるので，筆者らは機器を載せるメイヨー台を患者の腹部あたりに設置している。手関節鏡の際には基本的に術者は患者の頭側に立つ(**図9**)。必ず消毒前にモニターと術者の位置が適切な位置にあるか確認しておく。

図9 **術者と各機器の位置関係**

手術開始前に必ず，術者からモニターが確認できるか，機器の位置関係が正しいかをチェックしておく。

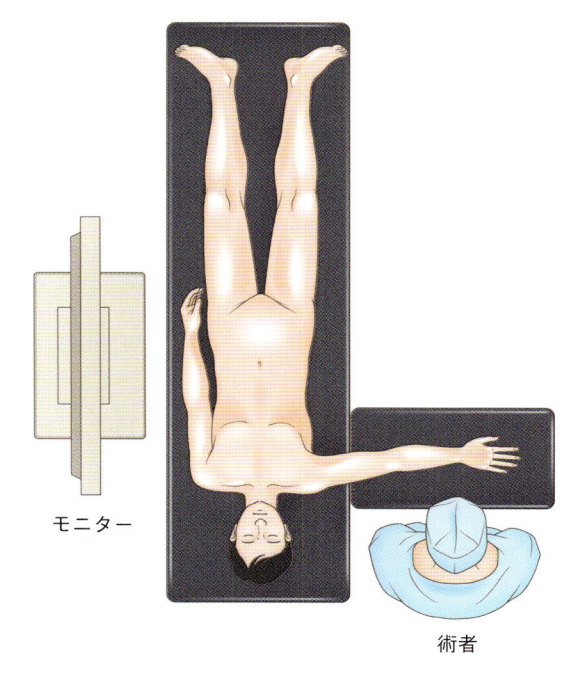

モニター

術者

2 マーキング

　ランドマークを触診してマーキングしておく。まず，橈骨遠位背側でLister結節を触診してマーキングしておく。母指を他動的に動かすことで，長母指伸筋腱の走行を確認し，腱走行が急激に曲がるポイントとしてLister結節を容易に同定できる。Lister結節の約1cm遠位のソフトスポットをマーキングする。このソフトスポットが橈骨手根関節である。手根中央関節は触知が難しいが，橈骨手根関節の約1cm遠位が手根中央関節であると認識しておくとマーキングしやすい（**図10**）。

図10 **体表マーキング**

橈骨遠位背側でLister結節を触診してマーキングする。さらにLister結節の約1cm遠位のソフトスポットが橈骨手根関節である。

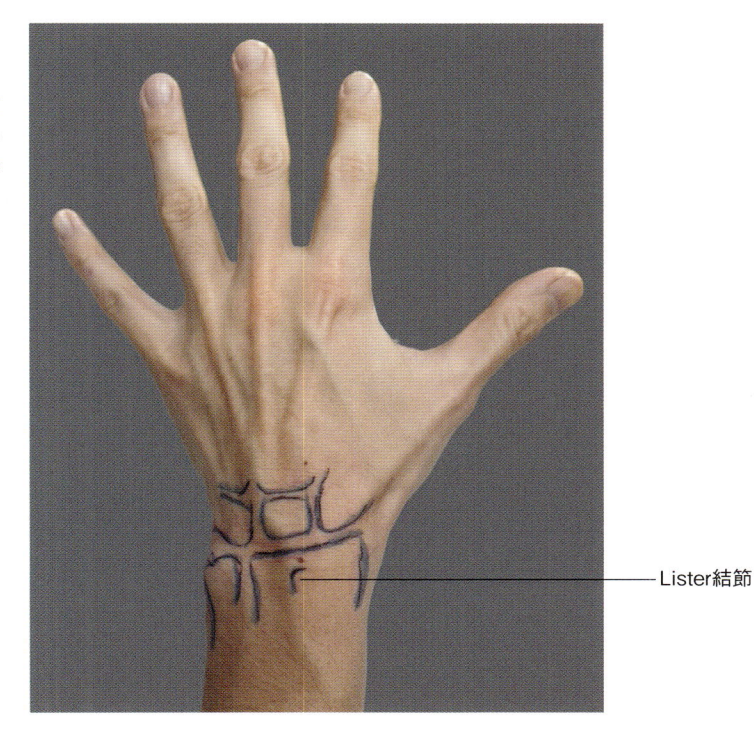

Lister結節

3 皮切・ポータルの作製

皮膚をメスで横切開した後，皮膚を動かないように固定し，直モスキートペアン鉗子を関節包に挿入する。モスキートペアン鉗子で関節包を鈍的に切離し，縦横に関節包を広げてから鈍棒とともに外筒管を挿入する。皮切の際には伸筋腱を損傷しないように十分注意する（**図11**）。

【動画】
橈骨手根関節

橈骨手根関節

橈骨手根関節で最も使用されるのは3-4ポータルと4-5ポータルである。手関節背側では橈側と尺側でそれぞれ橈骨神経浅枝と尺骨神経背側枝が走行している（**図12**）。6Rまたは6Uポータルは尺骨神経背側枝損傷のリスクがあり，1-2ポータルは橈骨神経浅枝，外側前腕皮神経分枝損傷のリスクがある。これらに比べると，3-4ポータルと4-5ポータルは比較的安全なポータルといえる。

・3-4ポータル

最も基本的なポータルである。長母指伸筋腱（第3伸筋区画）と総指伸筋腱（第4伸筋区画）の間，Lister結節の1cm遠位のソフトスポットから進入する。橈骨遠位関節面の掌側傾斜の傾きに合わせて，近位方向に関節鏡をたてるようにして刺入する。

・4-5ポータル

総指伸筋腱（第4伸筋区画）と固有小指伸筋腱（第5伸筋区画）の間から進入する。3-4ポータルとともに用いられる比較的安全なポータルである。固有小指伸筋腱は遠位橈尺関節の直上を走行する。

図11 ポータルの作製

モスキートペアン鉗子を挿入してから，鉗子を開く動作で鈍的に剥離する。縦横にポータルを広げるようにする。

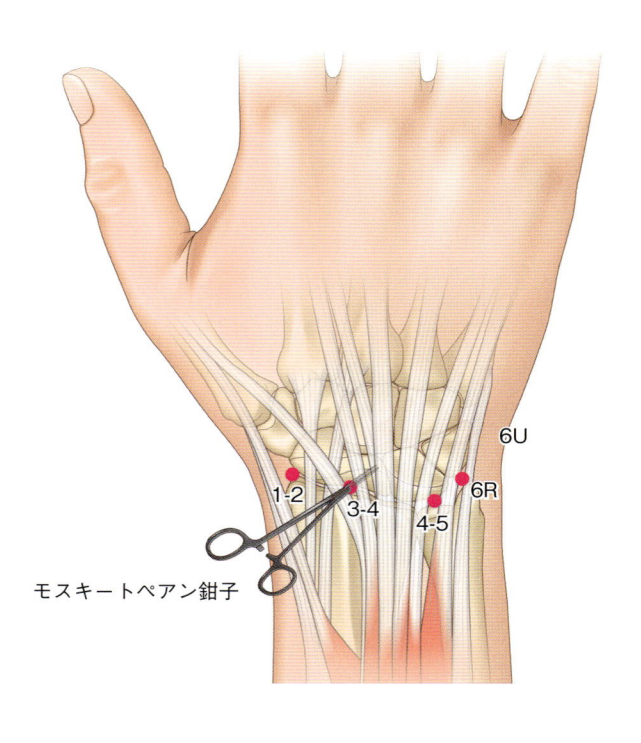

図12 橈骨手根関節

伸筋区画に基づいてポータルの名前が決定されている。橈側と尺側のそれぞれ橈骨神経浅枝と尺骨神経背側枝に注意する。

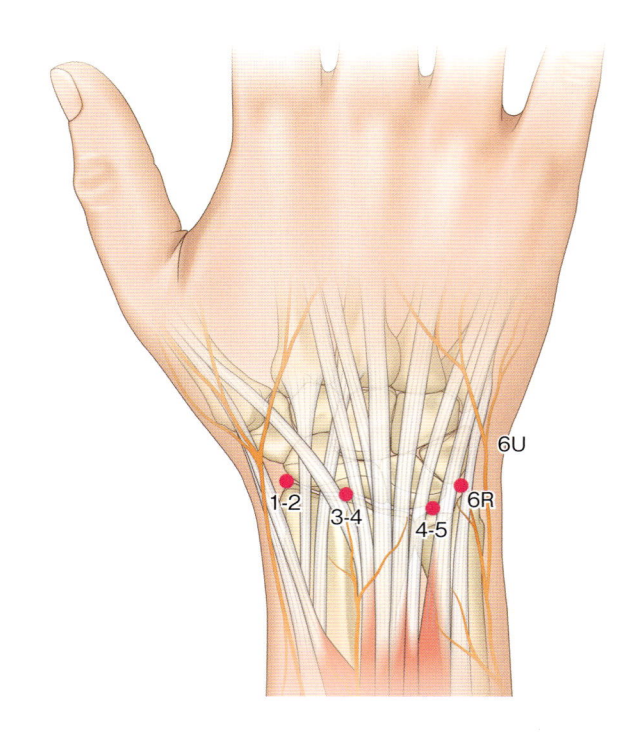

・6Rポータル

尺側手根伸筋腱（第6伸筋区画）の橈側から進入する。尺骨神経背側枝が近接する6Uポータルに比べると比較的安全なポータルである。21G針を挿入する排液用のポータルとして利用されることが多い（**図13**）。

・1-2ポータル

短母指伸筋腱（第1伸筋区画）と長橈側手根伸筋腱（第2伸筋区画）の間から進入する。橈骨茎状突起切除に利用されるが，橈骨神経浅枝から約3mmと近接しており，橈骨神経浅枝，前腕外側皮神経，橈骨動脈損傷のリスクがある。筆者らはこのポータルを使用するときには5mm程度の縦皮切を行い，軟部組織を鈍的に剥離した後に関節鏡を挿入するようにしている。

手根中央（midcarpal；MC）関節 (図14)

・**手根中央橈側（midcarpal radial；MC-R）ポータル**

3-4ポータルの約1cm遠位で，第3中手骨の橈側縁延長線上から進入する。

・**手根中央尺側（midcarpal ulnar；MC-U）ポータル**

4-5ポータルの約1cm遠位で，第4中手骨軸の延長線上から進入する。

・**舟状大菱形（scapho-trapezial；ST）ポータル**

MC-Rポータルの約1cm橈側遠位部で，長母指伸筋腱の尺側から進入する。ST関節の観察・操作に便利である。長母指伸筋腱損傷に注意する必要がある。

【動画】
手根中央関節

図13 排液ポータル

21G針を6Rポータルから挿入する。排液を吸収する吸水パッドなどを敷くと便利である。

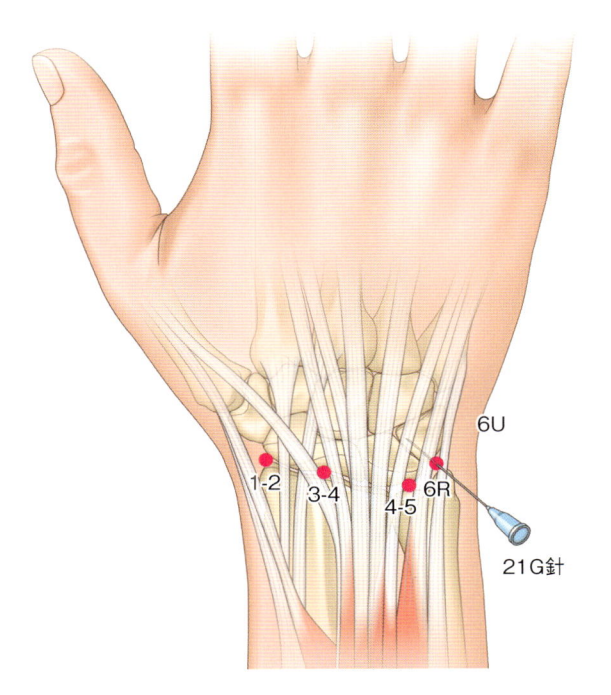

図14 手根中央関節ポータル

橈骨手根関節ポータルを基準にして1cm程度遠位に位置するポータルである。STポータル作製の際には長母指伸筋腱損傷に十分注意する。

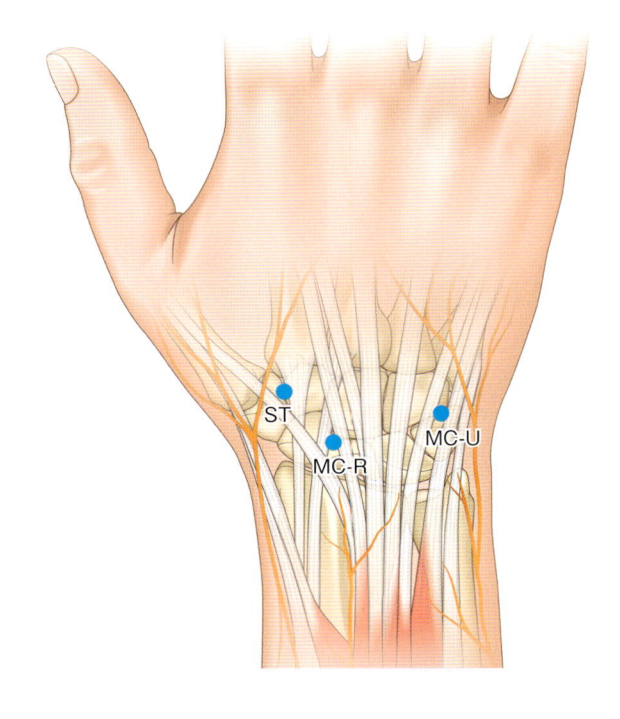

4 滑膜切除

　関節内で増生した滑膜は観察の妨げになることが多い。靱帯や軟骨評価を行う前に，鏡視を妨げる滑膜をフルラディウスシェーバーで切除しておく。最初に3-4ポータルを作製して鏡視ポータルとする。続いて4-5ポータルに23G針を挿入して関節内から針先を確認して，適切なポータル位置であることを確認した後に4-5ポータルを操作ポータルとして作製する。操作ポータルからフルラディウスシェーバーを挿入し滑膜を切除する。出血で良好な視野が得られなくなった場合にはアブレーダーに変更して止血する。適宜ポータルを入れ替えて必要な滑膜切除を完遂する。

5 観察

　疾患によって観察すべき場所は異なるものの，ルーチンで観察する部分をあらかじめ決めておくとよい。筆者らは橈骨手根関節で①橈骨茎状突起周囲，②舟状骨，月状骨，舟状月状骨間靱帯，③TFCCの観察，手根中央関節で④舟状月状骨間靱帯，⑤月状三角骨間靱帯という順番でルーチンに所見をチェックしながら手根骨と橈骨，尺骨のそれぞれの関節軟骨の状態と滑膜増生の有無もチェックしている。

6 閉創

　閉創は通常の皮膚縫合と同様に行う。ステリストリップ™(3M社)を皮膚接合テープとして使用してもよい。

図 15 手関節鏡の保持

手関節鏡を保持する術者の手の一部を必ず対象となる患者の手表面に接触するようにして保持する。

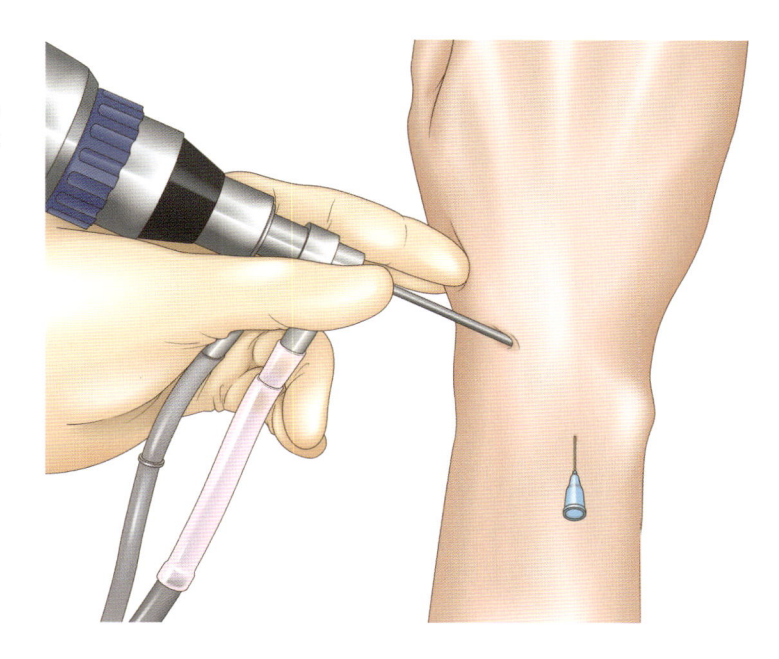

橈骨遠位端骨折に対する鏡視下整復術

山口県済生会下関総合病院整形外科 **安部幸雄，高橋洋平**

手技の Point

▶掌側を展開して直視下に掌側骨折部を整復する。

▶透視下に橈側，背側からintrafocal pinningを行い橈側，背側を整復した後，骨片間をKirschner鋼線（K-wire）にて固定する。

▶必要であれば透視下に関節面も整復する。

▶掌側ロッキングプレート（volar locking plate；VLP）をあてがいK-wireにて仮固定する。

▶垂直牽引にて鏡視を行う。関節面の転位が残存していればさらに正確に整復する。同時に軟部組織損傷の評価と処置を行う。

▶水平位に戻してプレート固定を行う。

＊以上の方法で行えば関節鏡による肢位の変更は原則1回で済む。

introduction

橈骨遠位端骨折の手術治療の要点
1）アライメントの復元
2）関節内骨片の正確な整復
3）関節内軟部組織損傷の評価と処置
4）強固な固定と早期リハビリテーションの導入
5）合併症の回避
6）低侵襲治療

2），3），6）には鏡視下手術が必須となる。橈骨遠位端骨折に対しVLP固定と鏡視下整復を効果的に行う手術手技（plate presetting arthroscopic reduction technique；PART法）[1-3]を述べる。

術前情報

適応

関節内骨片の整復，軟部組織損傷の検索，という観点からいえばすべての症例が適応となるが，関節内骨片の転位のあるC3，青壮年で舟状月状骨（scapholunate；SL）間解離や遠位橈尺関節（distal radioulnar joint；DRUJ）の開大があるものは絶対的適応である。

準備

・画像診断

単純X線正面像，側面像，3D画像を含めたCTは必須

手術Step

1 皮切，展開(p.115)

2 骨折の整復・仮固定(p.116)

3 透視下整復，K-wireによる仮固定(p.116)

4 VLPの仮固定(p.117)

5 鏡視下整復(p.118)

6 プレート固定(p.121)

7 閉創(p.122)

である。特に3D-CT関節面の描出は関節内骨片の整復方法の検討に必要である（**図1**）。

・画像診断のポイント

1）関節内or関節外骨折，2）掌側or背側転位，3）骨幹端の粉砕の有無，4）掌側骨折線は橈骨遠位端からどのくらいの距離か，5）尺骨茎状突起を含めた尺骨遠位端骨折の合併の有無，6）尺骨頭の脱臼，DRUJの開大の有無，7）手根骨骨折の合併（特に舟状骨）の有無，8）SL間の開大の有無，などを確認する。

・プレートの選択

VLPは大別すると1）遠位or近位設置，2）single or double tiered，3）fixed or variable angle，に分類できる。骨折の特徴により使用するプレートを決定する。掌側転位型や掌側骨片が小さいもの，掌側月状骨窩骨片のある骨折型では遠位型あるいは専用プレートを選択する。Variable angle plateは関節内多骨片を有する骨折型にfragment specific fixationの観点から使用する。掌側骨折部は整復の基準となる部分であり，同部が粉砕している場合は先に創外固定を装着して牽引を利かせてVLP固定を行う場合もある。

図1 右C3遠位型骨折（75歳，女性）

右C3遠位型で掌側骨片は高さが小さく，中央に陥没骨片が存在する。さらに橈骨茎状突起骨片も小さい。整復プランの検討にCTは不可欠となる。本例では掌側骨片を直視下に整復，橈骨茎状突起骨片，背側骨片はintrafocal pinningで整復し，これらに合わせるように鏡視下に中央陥没骨片を持ち上げて整復した。X線，CT画像と鏡視画像を常に比較することにより，鏡視下整復のイメージができるようになる。

a：術前の単純X線正面像
b：術前の単純X線側面像
c：CT側面像
d：3D-CT掌側面像
e：3D-CT関節面像
f：整復前の鏡視像
g：整復後の鏡視像

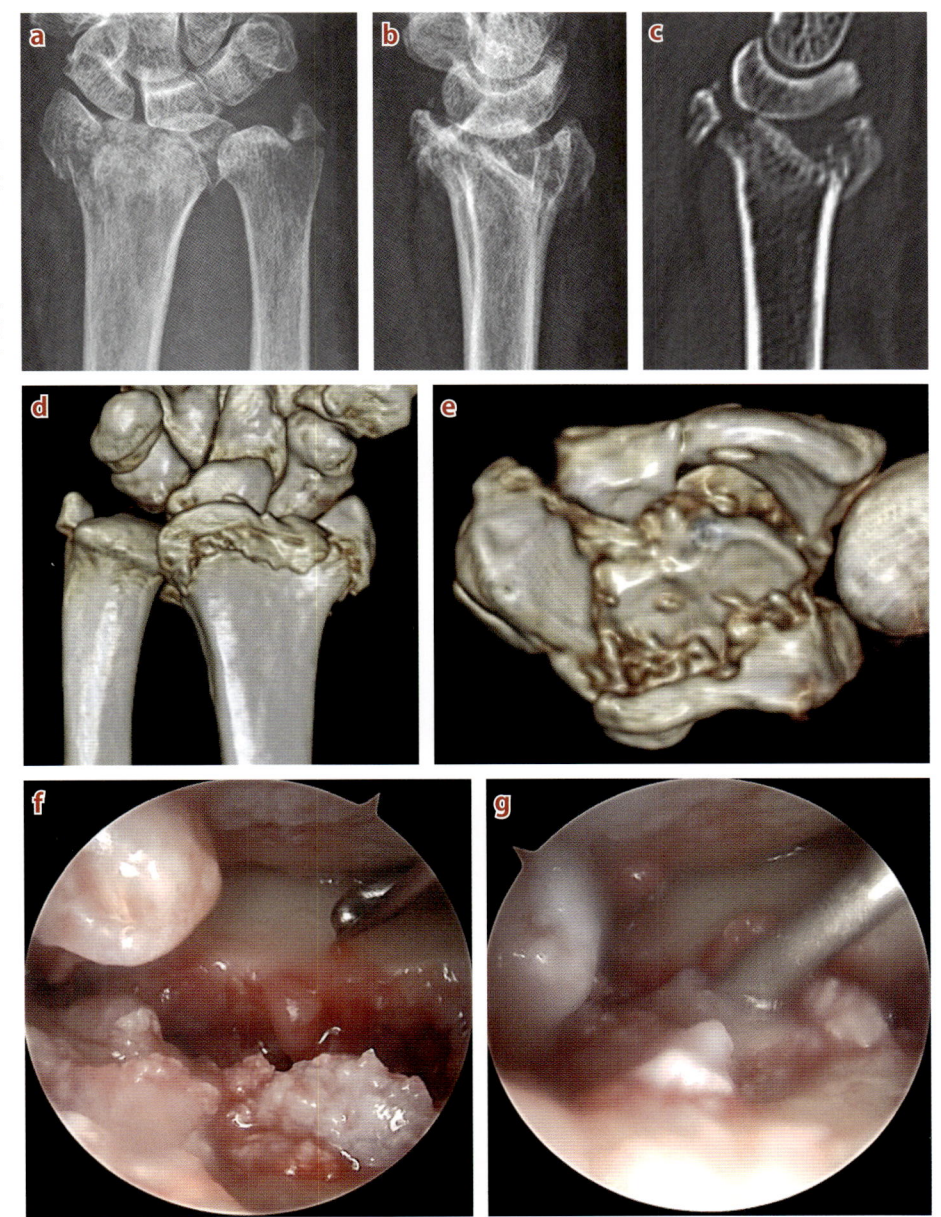

・セットアップ，関節鏡および周辺機器の用意

　透視装置と鏡視モニターを整然と配置する（**図2**）。1.9〜2.4mmの小径の関節鏡およびシェーバー（血腫除去により視野確保），プローブ（関節内組織の触知，小骨片の整復），細い粘膜ベラや1.8〜2.0mm径の先が鈍なK-wire（整復に使用）など。

麻酔

　筆者の施設では麻酔科の協力により，鏡視下手術を行う場合は基本的に全身麻酔で行っている。関節内多骨片の整復に時間を要すること，三角線維軟骨複合体（triangular fibrocartilage complex；TFCC）の尺骨小窩断裂が疑われる場合は，尺骨頭の不安定性の評価に健側との比較が重要であり，全身麻酔により健側との比較が可能となる。

手術に必要な解剖

　掌側には神経，血管，腱が多い（**図3**）。正中神経とその手掌枝，尺骨神経，橈骨，尺骨動脈，屈筋腱と橈骨，尺骨遠位部，手根骨の位置関係を把握しておく。

図2 関節鏡牽引装置，透視装置のモニターと関節鏡モニターのセッティング

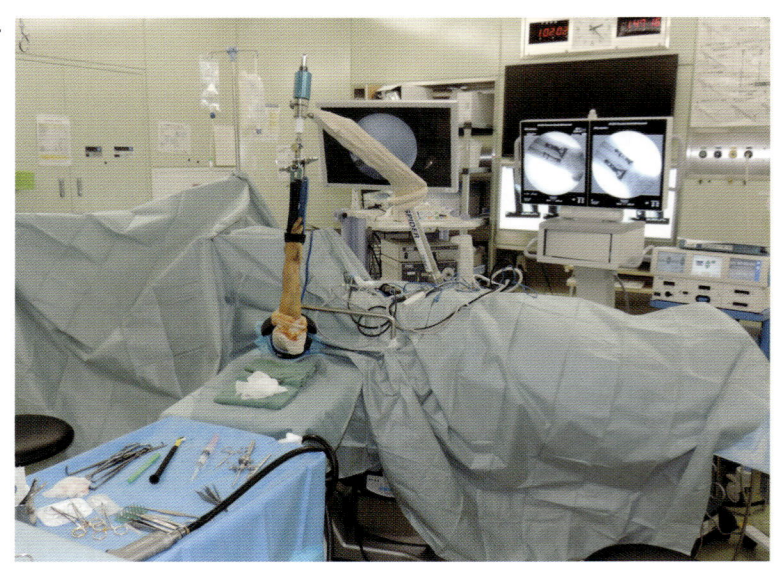

図3 手関節掌側の解剖と進入路（赤線）

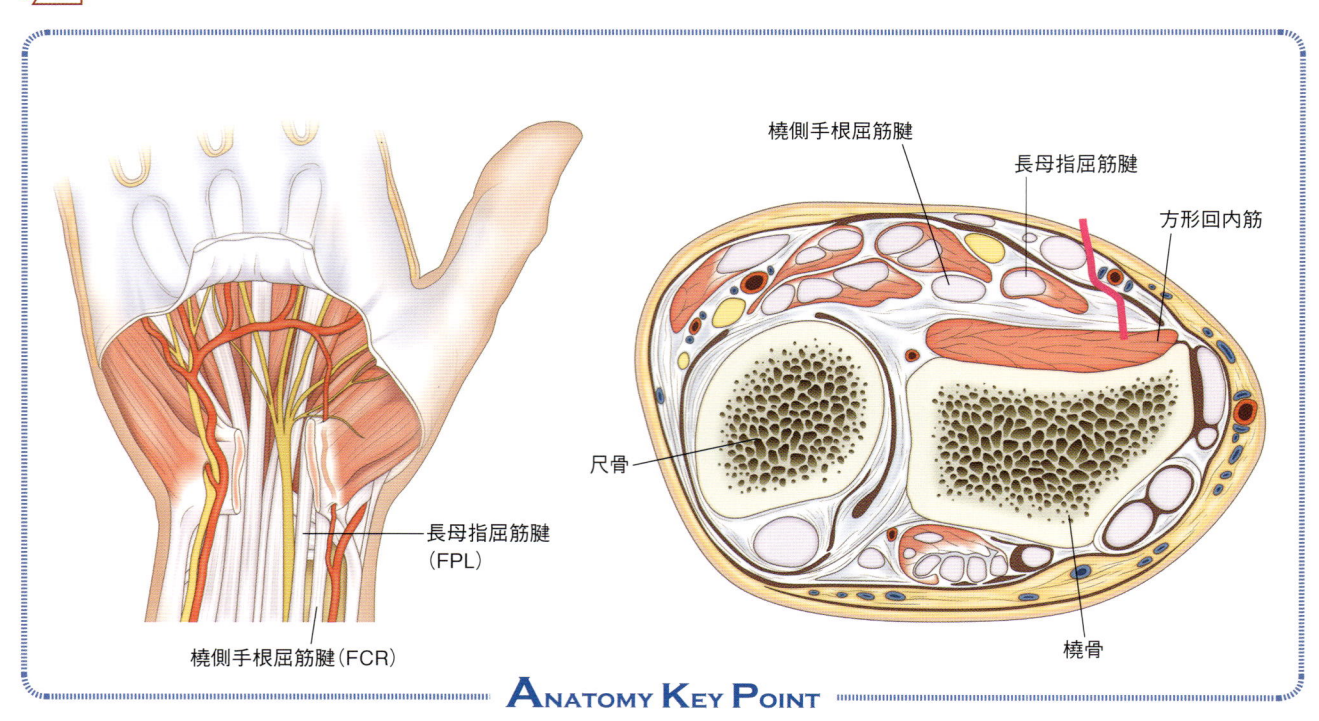

長母指屈筋腱（FPL）

橈側手根屈筋腱（FCR）

橈側手根屈筋腱

長母指屈筋腱

方形回内筋

尺骨

橈骨

ANATOMY KEY POINT

手術手技

背側転位型C3骨折に対し，VLP単独使用による固定を前提として述べる。

1 皮切，展開

【動画】
PART法

橈側手根屈筋腱（flexor carpi radialis；FCR）橈側に皮切を加える**（図4a）**。FCR**（図4b）**を尺側に橈骨動静脈を橈側によけて筋膜を切開して長母指屈筋腱（flexor pollicis longus；FPL）を同定し**（図4c）**，これを尺側によけ，方形回内筋（pronator quadratus；PQ）を露出する**（図4d）**。掌側骨折部を展開するために同筋を橈側付着部にて縫い代を残して切離し，骨膜剥離子にて骨膜下にPQ全体を橈骨より剥離して骨折部を展開する**（図4e）**。PQより遠位部分の橈骨掌側の骨膜は，丁寧にwatershed lineあたりまで剥離する**（図4f）**。

図4 掌側骨折部の展開

a：皮切　**b**：FCR　**c**：FPL　**d**：PQ　**e**：掌側骨折部　**f**：Watershed lineまで剥離

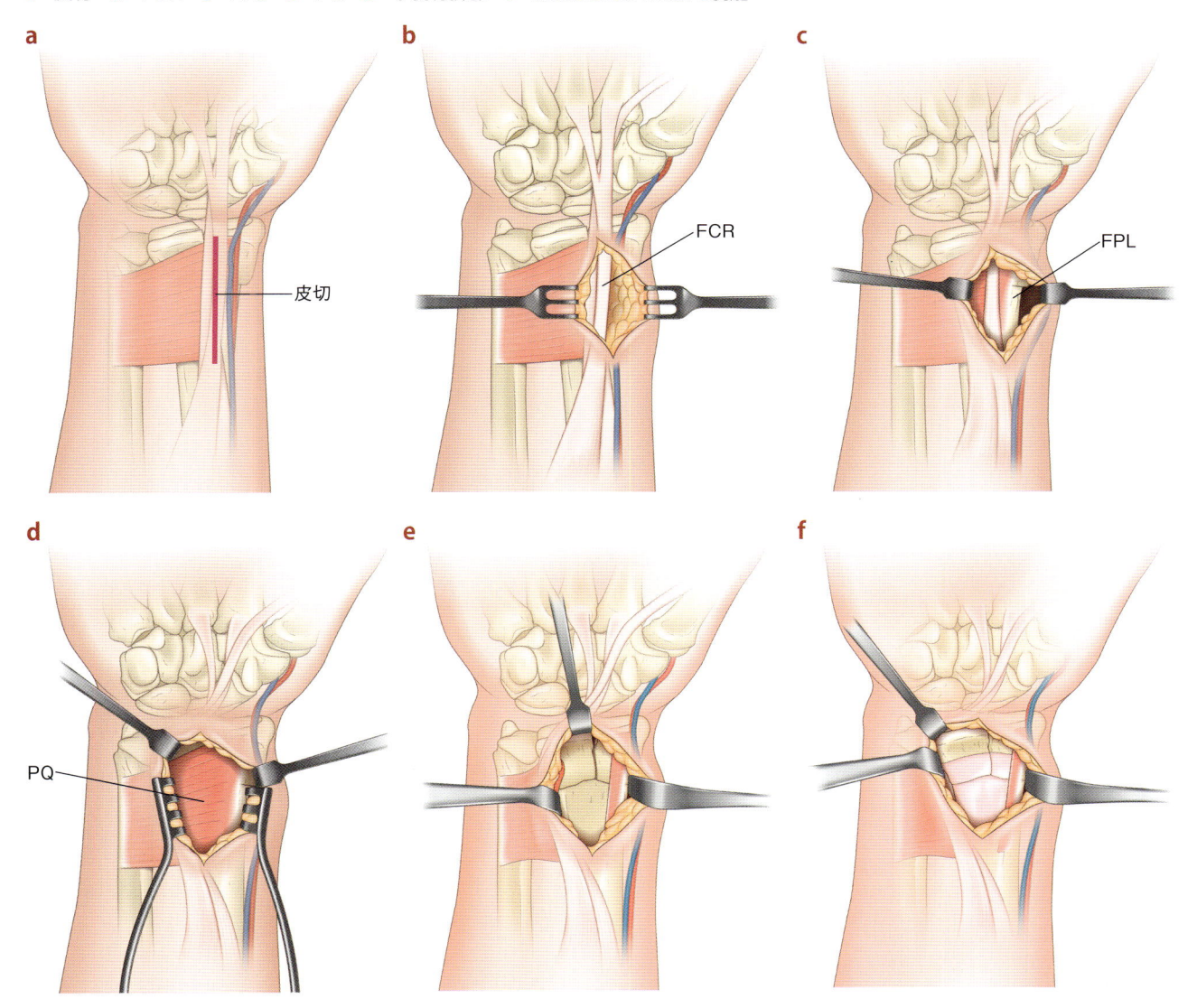

2 骨折の整復・仮固定

　基本的に透視下に可能な限りアライメントと骨片を整復し，掌側ロッキングプレートを仮固定して鏡視下手術を導入する。橈骨掌側骨折部に粘膜ベラなどを挿入して骨折部の陥入を解除し，手関節を牽引，掌屈，尺屈して掌側骨皮質を整復する。

3 透視下整復，K-wireによる仮固定

　透視下に1.5mm径（体格のよい男性では1.8mm径）K-wireを橈側より1本，背側より2本（橈骨の茎状突起骨片と尺側背側骨片の整復のため），intrafocalに刺入し，アライメントを整復する（**図5a-①〜③，b**）。
　関節面の整復は後に述べる鏡視下の整復手技と同様である。透視下にstep-off（段差）があれば骨片を骨折部から髄内へ挿入したK-wireやヘラなどで持ち上げ，あるいは骨片にK-wireを挿入して持ち上げる（joy-stick手技）で整復する。Gap（段差）があれば鉗子にて圧迫を加えて整復（tenaculum cramping手技）した後，橈側，背側から遠位および近位骨片間をK-wireにて固定する（**図5a-④⑤，c**）。従って原則としてintrafocal pin 3本，骨片間刺入ピン2本，計5本のK-wireで固定することとなる。これに関節面を維持するためのK-wireを追加することもある。ただしこれらは透視下のため，必ずしも正確ではない[4]。

図5 透視下整復の流れ

a

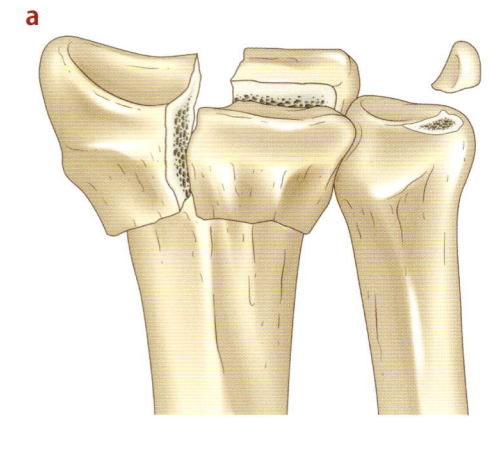
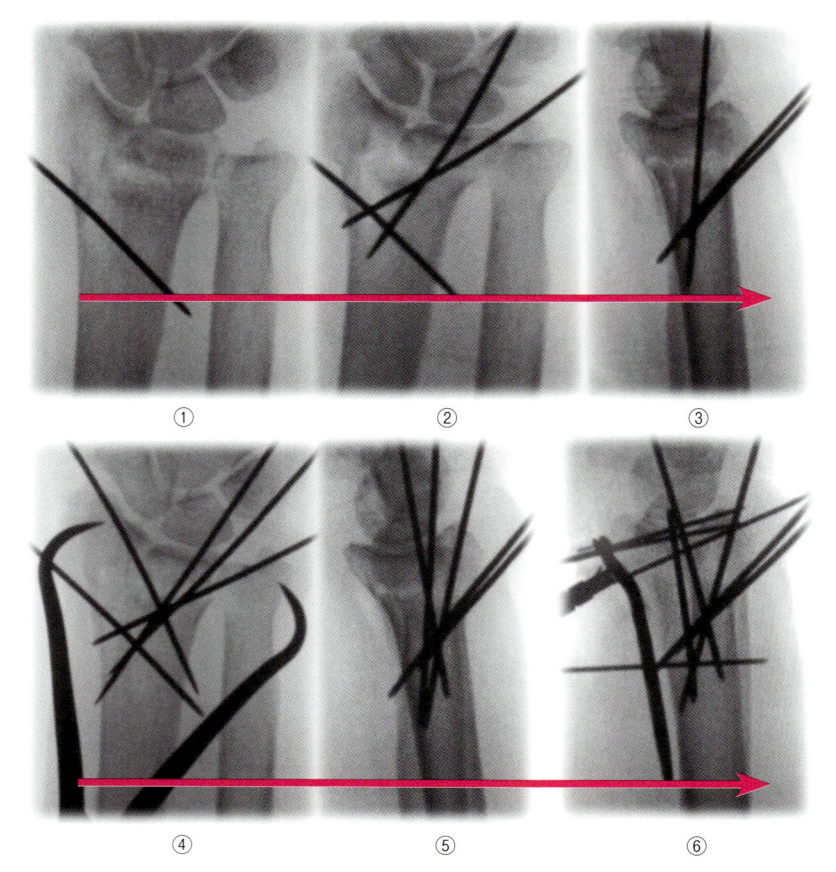

① ② ③

④ ⑤ ⑥

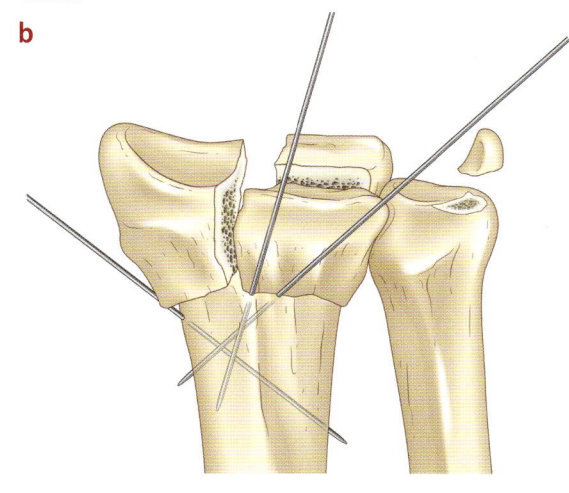
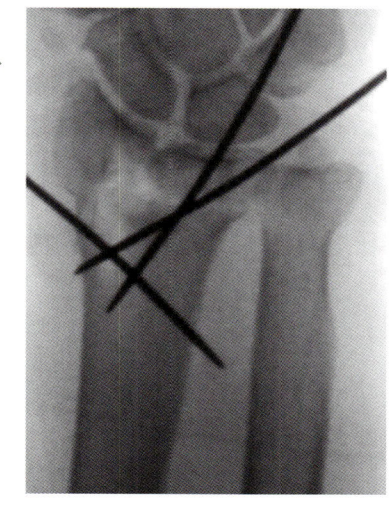
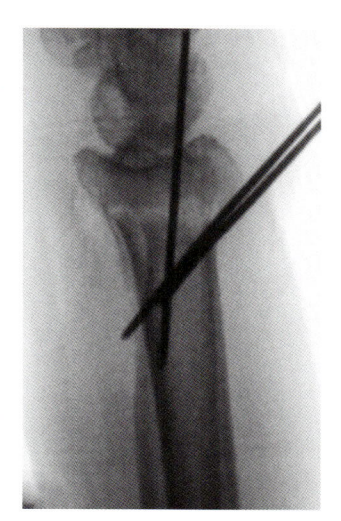

図5 透視下整復の流れ（つづき）

b

c

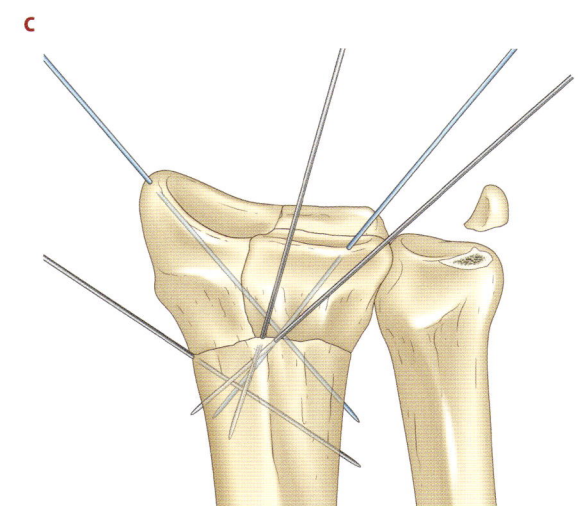
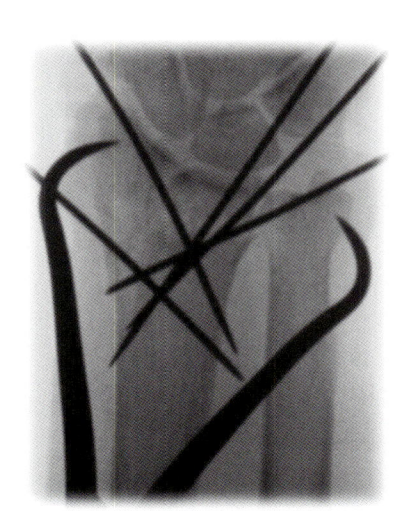
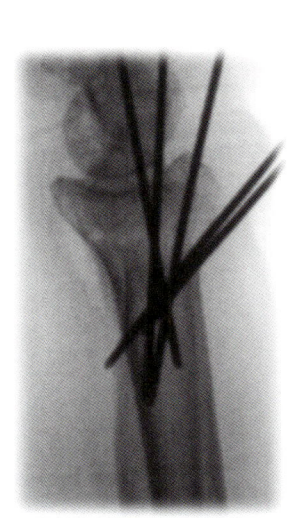

4 VLPの仮固定

　VLPを設置する際，遠位，近位の仮固定用の孔にK-wireを挿入する（**図5a-⑥**）。以前は楕円ホールにスクリューを70〜80％挿入していたが，condylar stabilizing[5]を行いやすくするためK-wireのみでの仮固定とした。プレートの設置位置が適切であることを透視にて確認し，患肢を垂直牽引として手関節鏡視を行う。

Point
コツ&注意点

●Condylar stabilizing手技はプレート近位を骨皮質から浮かせ，遠位スクリューを先に挿入し固定した後に近位のスクリューを挿入することで，橈骨掌側傾斜の復元を行うものである。

基本的な関節鏡手技の詳細は他文献等を参照されたい[6]。垂直牽引は牽引装置があれば容易である。通常4〜5kg程度の牽引を加える。

ポータルの作製，鏡視の開始

背側3-4ポータルから関節鏡を挿入し，4-5ポータル(6Rでもよい)をワーキングポータルとする。排液は6Uポータル(尺側手根伸筋腱掌側)に21G針を挿入する。灌流は重力滴下に軽度加圧している(図6)。

関節内骨折の鏡視では，まず血腫を除去して視野を確保する。透視下に十分に整復しているので関節面に大きな転位を認めることは少ないが，われわれの統計によると透視のみの整復では，臨床上critical rangeとされる2mm以上のstep-offやgapは約1/5程度の症例に残存している[4]。

Point
コツ&注意点

関節鏡手技のポイント

- 適度な牽引で関節腔を広げる。足りなければ関節鏡の挿入が困難，過度の牽引は複合性局所疼痛症候群の誘因となる。
- 関節鏡の向きを常に注意する。末梢側が常に上になるよう，スコープの操作ボタンを上に向ける(初心者はスコープの向きがいろいろと変わり，画像のオリエンテーションが付きにくいことがよくある)。
- 最初に血腫を除去して視野を得る。水の流れを確保することが重要。PART法では掌側を展開しており，灌流液は関節内骨折の場合掌側より排液される。従って関節鏡時に手関節が腫れることはまれである。

図6 手関節鏡の垂直牽引(a)とポータルの位置(b)および解剖(c)

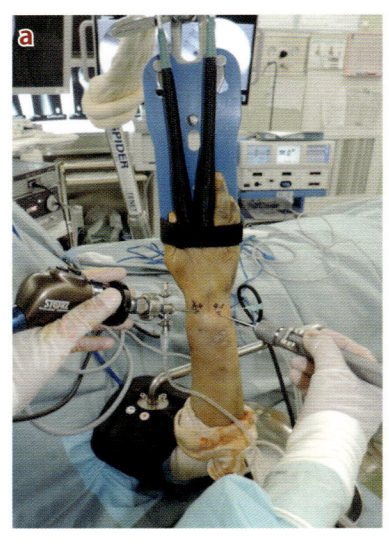
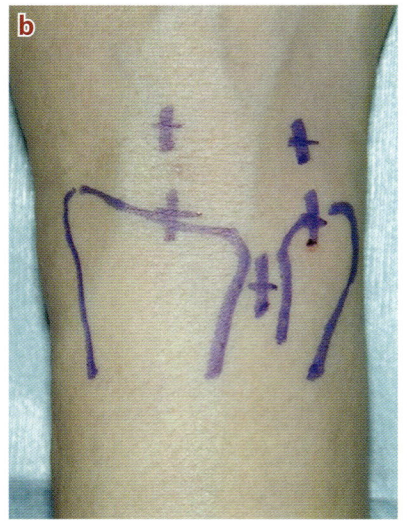
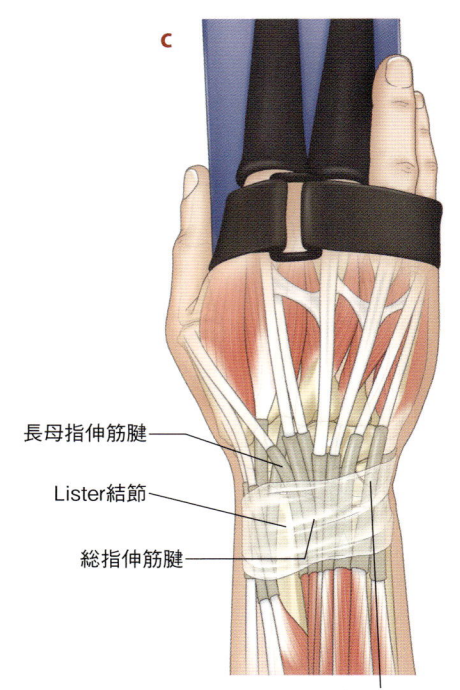

長母指伸筋腱

Lister結節

総指伸筋腱

小指固有伸筋腱

関節内骨片の整復

　転位を鏡視下に整復する。透視下での整復と同様step-offに対しては，骨片をプローブで持ち上げて，あるいはjoy-stick手技により（**図7a**），gapはtenaculum cramping手技でそれぞれ整復する（**図7b**）。Central depressionの骨片は，髄内から骨片を押し上げる（push up手技）で整復する（**図7c**）。掌側展開にて掌側の骨片はすでに整復されており，鏡視下では掌側骨片に他の骨片を合わせるように整復する。この際，先に挿入したK-wireのうち整復を阻害するものは適宜抜去する。関節内骨片の整復を得た後，骨片をK-wireで再度固定する。

図7　関節内骨片に対する鏡視下整復

a：joy-stick
b：tenaculum cramping
c：push up

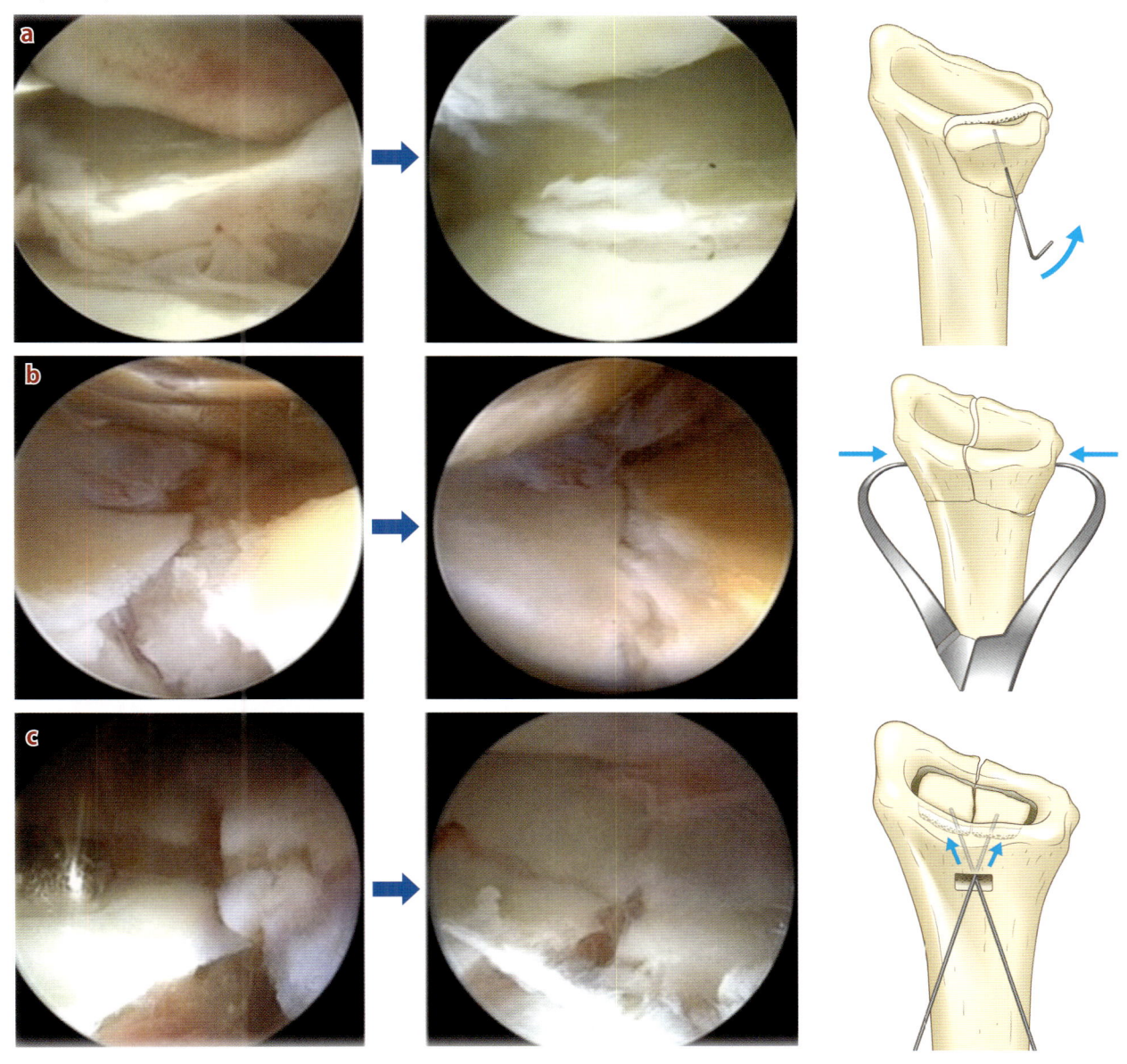

関節内軟部組織損傷の評価と処置

　関節面の整復が得られたら，次に関節内軟部組織損傷の評価と処置を行う。特に問題となる損傷は，TFCC損傷とSL靱帯損傷である。自験例約500例においてTFCC損傷は約2/3（外傷性断裂は約5割），SL損傷は約1/3の確率で合併している[4]。TFCC損傷は橈骨手根関節から鏡視する。尺骨頭の不安定性を認めた場合は尺骨小窩断裂を疑いDRUJの鏡視が必要となる（図8）。SL靱帯損傷が疑われた場合には，手根中央関節からの鏡視にて不安定性を評価する（図9）。これら軟部組織損傷の一期的処置の必要性は統計学的には明らかとなっていない。当科ではTFCC損傷の独自の分類[7,8]に従い，特に青壮年において，実質部の弁状断裂では断裂片のインピンジの危惧から切除，周辺部断裂のうち尺骨小窩断裂は鏡視下縫合を原則としている。他の周辺部断裂の一期的修復の必要性はないと考えている[9]。SL損傷では，青壮年に対し，

図8　TFCC尺骨小窩断裂合併例：左C1骨折（18歳，男性）

a：術前の単純X線正面像にてDRUJの開大を認める。
b：DRUJ鏡にて尺骨小窩部での断裂を確認
c：鏡視下縫合後

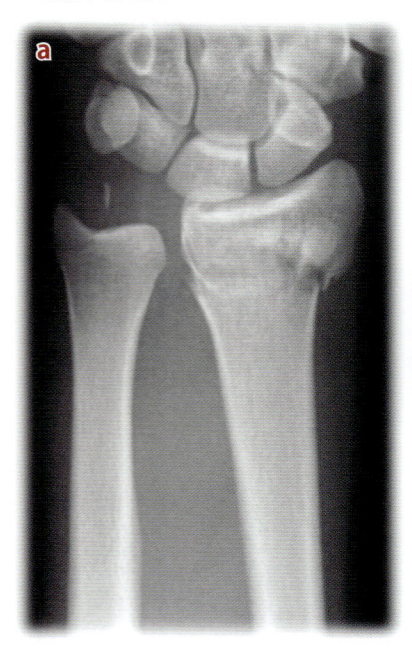
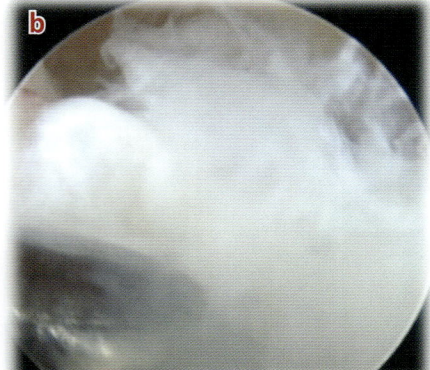
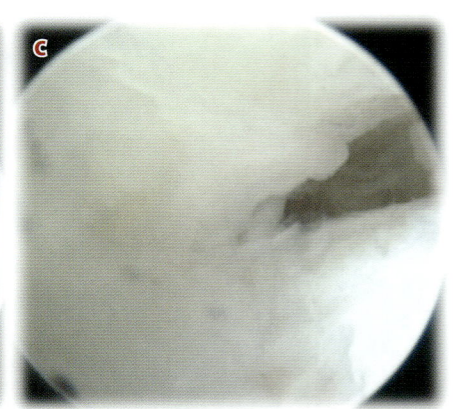

図9　左C2骨折（47歳，男性）

a：術前の単純X線正面像にてSL間の軽度の開大を認める。
b：橈骨舟状骨窩と月状骨窩の間のridgeを通る骨折型にはSL損傷を合併する傾向がある。

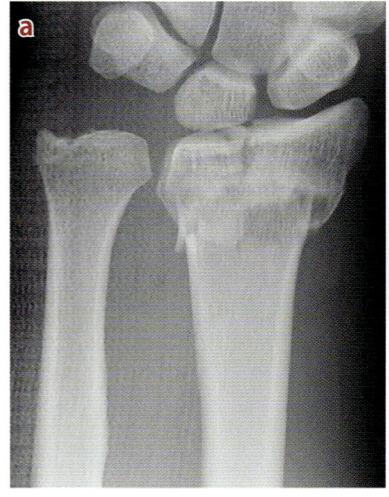
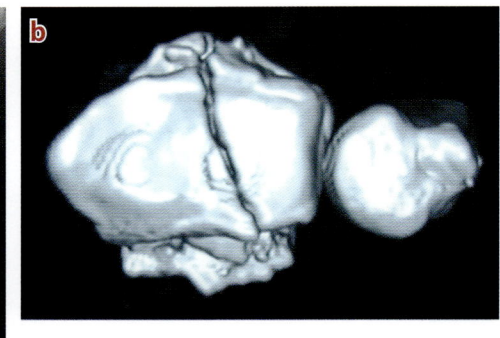

図9 左C2骨折（47歳，男性）（つづき）

c：橈骨手根関節鏡視にてSL掌側〜中枢部の断裂を認める。
d：手根中央関節鏡視にてGeissler gradeⅢの不安定性を確認した。
S：舟状骨
L：月状骨

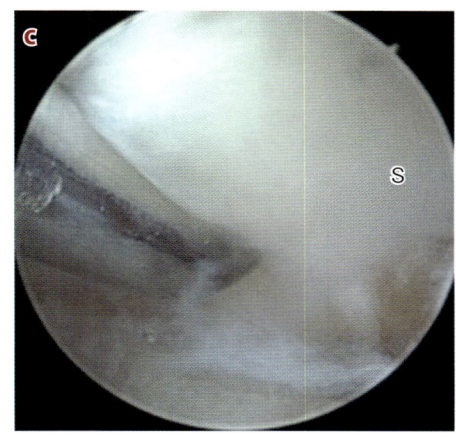
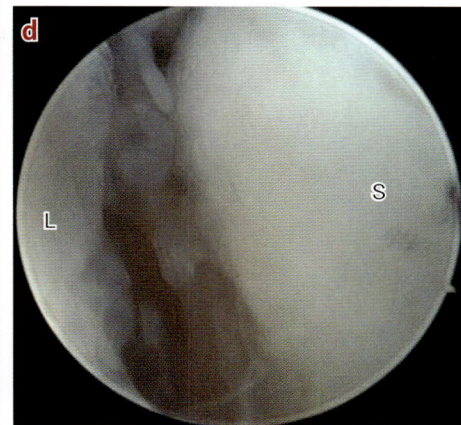

Geissler分類[10]に従いgrade Ⅲではピンニング固定，grade Ⅳでは背側より直視下に展開し，靱帯縫合および背側手根間靱帯の一部を使用した補強術を行っている。ただし，一期的に軟部組織損傷を治療したのはSL損傷で約1.5%，TFCC尺骨小窩断裂は約0.7%にすぎなかった[4]。

6 プレート固定

　関節内骨片の整復が終了した後，関節鏡を抜去して水平位に戻し，プレート越しにスクリューを挿入する。この際，屈筋腱損傷の合併症を防止すべく，プレートの遠位部分をプレートシステム付属の圧着器を使用して橈骨掌側骨皮質に密着させ，遠位のスクリューから先に挿入する（**図10**）。Condylar stabilizing手技を行うこともある。

Point コツ&注意点
● Fracture void（骨折部の間隙）が生じた場合は掌側の骨折部から，あるいは背側に小切開を加えて背側骨折部を展開し，この部分から人工骨を挿入したほうが骨片の再転位防止と骨癒合促進に有利である。

図10 プレート固定の際，付属の鉗子を使用して橈骨遠位掌側面にプレートを密着させる

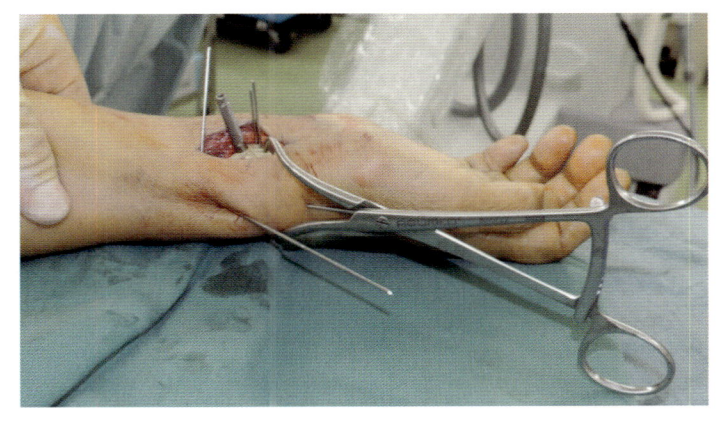
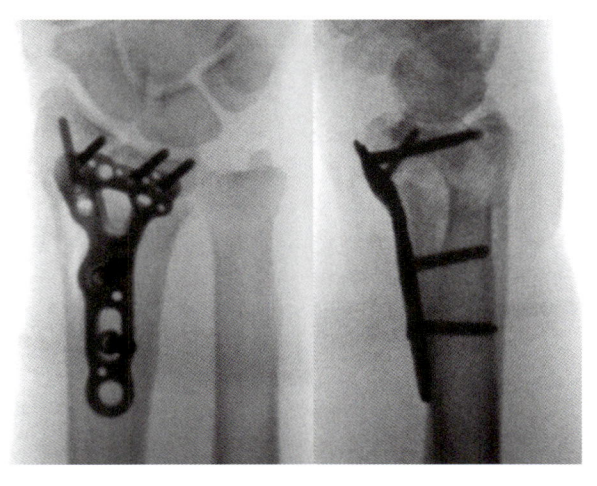

整復位，プレート設置が適切であることを透視あるいはX線像にて確認し，洗浄する。

プレート遠位部は橈骨遠位の骨膜とPQを縫合して少なくとも橈骨掌側尺側縁は被覆し，PQの橈側縁を可及的に修復して，ドレーンを留置し筋膜を縫合する。

皮膚は真皮縫合＋サージカルテープで閉創する（ポータルの皮切部もテープでの閉創で十分である）。

後療法

術後は手指の運動を妨げないように背側シーネをあてがい，手関節を軽度背屈位にして固定する。患肢挙上，冷却を1週間程度は行わせる（退院後も自宅にて行うこととなる）。

術翌日に創をチェックし，ドレーンを抜去して外固定も除去し患肢の使用を許可する。通常術後2〜3日より箸の使用や書字が可能となる。

術後2日目より作業療法士の監視下に可動域訓練を開始する。尺骨茎状突起骨折を含め尺骨に損傷があるものは，術後3週までは掌・背屈のみを許可し，回内・外を控える。前腕のスプリント固定を適宜使用することもある。握力強化は術後2週程度より疼痛をみながら追加していく。

文｜献

1) Abe Y, Tsubone T, Tominaga Y. Plate presetting arthroscopic reduction technique for the distal radius fractures. Tech Hand Up Extrem Surg 2008; 12: 136-43.
2) Abe Y, Yoshida K, Tominaga Y. Less invasive surgery with wrist arthroscopy for distal radius fracture. J Orthop Sci 2013; 18: 398-404.
3) Abe Y, Fujii k. Arthroscopic-assisted reduction of intra-articular distal radius fracture. Hand Clin 2017; 33: 659-68.
4) 安部幸雄. 手関節鏡を通して見た橈骨遠位端骨折の病態と治療. MB Orthop 2021; 34(1): 29-40.
5) Kiyoshige, Y. Condylar stabilizing technique with AO/ASIF distal radius plate for Colles' fracture associated with osteoporosis. Tech Hand Up Extrem Surg 2002; 6: 205-8.
6) 安部幸雄. 手関節鏡の手術手技. MB Orthop 2009; 22(3): 73-80.
7) Abe Y, Tominaga Y, Yoshida K. Various patterns of traumatic triangular fibrocartilage complex tear. Hand Surg 2012; 17: 191-8.
8) 安部幸雄, 藤井賢三. TFCC損傷に対する関節鏡診断と治療1. MB Orthop 2018; 31(7): 40-6.
9) 安部幸雄, 藤井賢三. 橈骨遠位端骨折の短期手術成績にTFCC損傷の合併は影響するか？ 日手会誌 2019; 35: 1113-5.
10) Geissler WB, Freeland AE, Savoie FH, et al. Intracarpal soft-tissue lesions associated with an intra-articular fracture of the distal end of the radius. J Bone Joint Surg Am 1996; 78: 357-65.

Ⅲ 手関節

TFCC損傷に対する鏡視下縫合術

京都第二赤十字病院整形外科 **藤原浩芳**

手技の Point

▶ 手術適応は，尺骨小窩から三角靱帯が完全に裂離した症例である。

▶ 三角靱帯の断裂を遠位橈尺関節（DRUJ）の鏡視で確認してから縫合術を行う。

▶ 尺骨小窩への骨孔を尺骨に対して約70°の角度で作製する。

▶ ループテクニックを用いてsuture tapeで縫合する。

introduction

三角線維軟骨複合体（triangular fibrocartilage complex；TFCC）損傷に対する鏡視下縫合術の手術手技を述べる。TFCC鏡視下縫合術の手術適応は，尺骨小窩から三角靱帯が完全に裂離した症例であり，その臨床診断のポイントは，grip signと遠位橈尺関節（distal radioulnar joint；DRUJ）の不安定性である。

手術適応

TFCC鏡視下縫合術の手術適応は，尺骨小窩から三角靱帯が完全に裂離した症例である。TFCC遠位はdisc proper（TFC）と周囲の靱帯からなり，TFCC近位には尺骨小窩（ulnar fovea）より起始して橈骨尺側縁に停止する三角靱帯が存在する[1]（**図1**）。TFCCの重要な機能である尺骨手根関節・遠位橈尺関節の支持には，三角靱帯が主な役割を果たす。三角靱帯の断裂はDRUJの不安定性を惹起し手関節尺側部痛の原因となるため，解剖学的に修復すべきであり，縫合術によって良好な結果が得られる。

鏡視下縫合術はopen repairに比べて低侵襲で，視野が得やすいため的確な縫合ができること，可動域の回復が早いこと，手術方法を選べば手術時間も短いことなどの利点があるため，TFCC損傷の治療には鏡視下縫合術が望ましい。ただし，大きな裂離骨片を伴い，骨接合術や骨片摘出術を要するような症例はopen repairの適応となる。また，3mm以上の尺骨plus variantを有する症例では，鏡視下縫合術に尺骨短縮術の併用が必要になることがある[2]。

診断

臨床診断

TFCC損傷の臨床症状は，手関節尺側の運動時痛（特に回内外と背尺屈時痛）であるが，三角靱帯断裂では，断裂の程度が大きいほど，運動時のクリックや不安定

手術Step

1 Traction towerによる牽引（p.126）

2 皮切と関節鏡の挿入（p.127）

3 橈骨手根関節の鏡視と滑膜切除（p.127）

4 DRUJの鏡視と三角靱帯断裂の確認（p.127）

5 尺骨小窩へのトンネル作製（p.128）

6 ループテクニックを用いたTFCC縫合（p.128）

7 閉創（p.129）

感を伴うことが多い。可動域制限が著明であることは少ないが，回内外・背屈・尺屈制限を認めることが多く，握力の低下も認められる。三角靱帯断裂は外傷性のものが多く，ほとんどの症例に転倒して手をついたとか，手関節を捻ったという外傷の既往がある。

TFCC損傷の臨床診断のポイントは，grip signとDRUJの不安定性である。Grip sign（ulnocarpal stress test）は，手関節を他動尺屈し，軸圧をかけながら他動回内外を行い，疼痛を誘発すれば陽性とする（図2）。こ

の検査法はTFCC損傷の80〜100%で陽性になるとされているが，三角靱帯断裂がある場合はほぼ100%で陽性となる。

DRUJの不安定性の有無は，検者の両手で尺骨頭と橈骨遠位端を把持して尺骨頭の掌背側への移動性を調べ，健側と比較する（DRUJ ballottement test，図3）。外傷の既往がありDRUJの不安定性が強い症例は，ほとんどで三角靱帯断裂を認め，縫合術の適応となる。

 図1 TFCC周辺の解剖

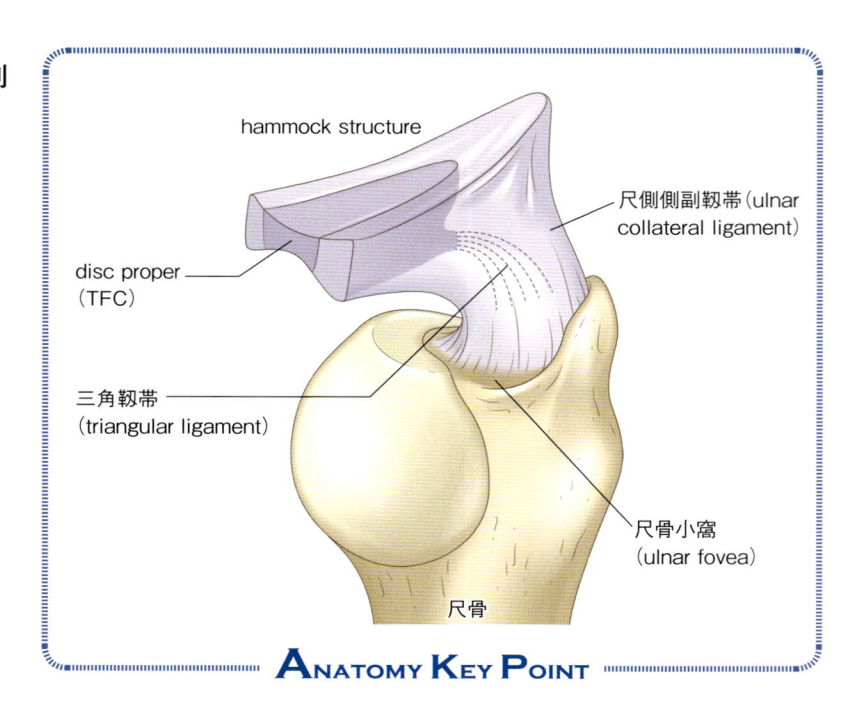

hammock structure

disc proper（TFC）

三角靱帯（triangular ligament）

尺側側副靱帯（ulnar collateral ligament）

尺骨小窩（ulnar fovea）

尺骨

ANATOMY KEY POINT

 図2 Grip sign（ulnocarpal stress test）

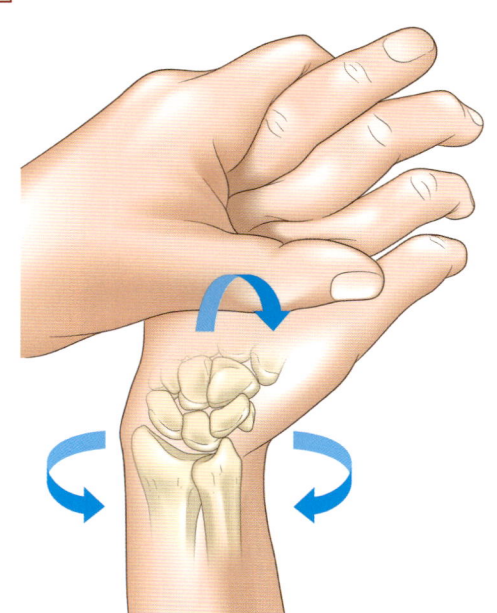

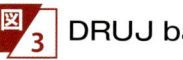 **図3 DRUJ ballottement test**

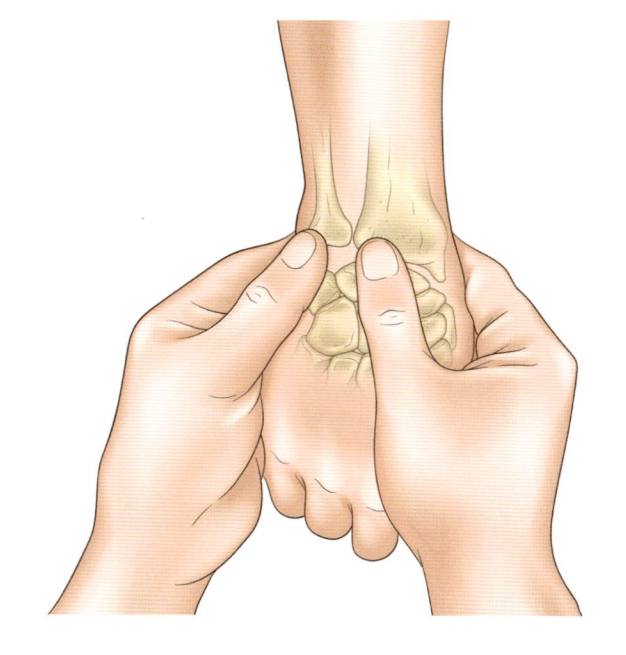

画像診断

・X線学的診断

単純X線像は手関節掌背屈・回内外中間位で正面・側面像を撮影する。三角靱帯断裂では，単純X線像でDRUJの開大を認めることが多い。DRUJの不安定性の有無は，側面像で尺骨を掌背側から圧迫するストレス撮影で確認することができる。ストレスをかけた際の橈骨と尺骨の背側面の距離を測定し，左右差が2mm以上を不安定性（±），4mm以上を（+），6mm以上を（++）としているが，徒手検査とほぼ一致する。

橈骨遠位端骨折変形癒合の場合は，骨折時に外傷性のTFCC損傷を合併している場合と，ulnar plus varianceによりTFCC変性断裂が生じる場合があるので，単純X線像だけでなく総合的な診断が必要である。

・手関節造影による診断（図4）

手関節造影では橈骨手根関節に造影剤を注入した場合，TFCC尺側からDRUJに造影剤の漏出を認める場合は，TFCCが尺骨小窩から剥離していると考えられ，TFCC縫合術の適応となる。Discに穿孔があればDRUJに造影剤が漏出するが，漏出がなければDRUJに造影剤を注入する。尺骨小窩部での造影剤の貯留が認められれば三角靱帯損傷と診断される。また，変性断裂か外傷性の断裂かは関節造影だけでは診断は難しいので，これらは他の所見と総合的に診断すべきであろう。しかし関節造影は，TFCC損傷に合併する月状三角骨（lunotriquetral；LT）損傷の診断には非常に有用である。筆者は造影剤注入時1秒1枚の間隔で連続撮影を行っているが，この方法ではLT損傷がある場合には造影剤がLTから手根中央関節に漏出する様子がよく観察できる。

・MRIによる診断

最近では3T MRIが普及してきており，TFCC損傷の診断価値が評価されるようになってきた。Discの穿孔や水平断裂，三角靱帯損傷などが診断可能になってきた。

MRIではTFCC変性断裂は中央部が菲薄化し，中央部橈側よりの最も薄い部分に異常高信号領域を認めるので外傷性断裂との鑑別は容易である。また，変性断裂ではTFCC内部に変性を示す異常高信号や不整像を認めることもある。TFCC変性断裂を伴う尺骨突き上げ症候群では，月状骨の近位尺側に異常高信号を認めることが多く，診断の補助となる。

このようにTFCC損傷のMRI診断は，TFCCの形態を認識できる点，変性断裂と外傷性断裂を鑑別しやすい点，無侵襲である点などから現在関節造影を追い越した感がある。しかしflap状の断裂やpin holeは描出されないこともあり，合併するLT損傷などの靱帯損傷に関しては関節造影のほうが診断価値があるので，現在のところ関節造影と併用している。

図4 手関節造影

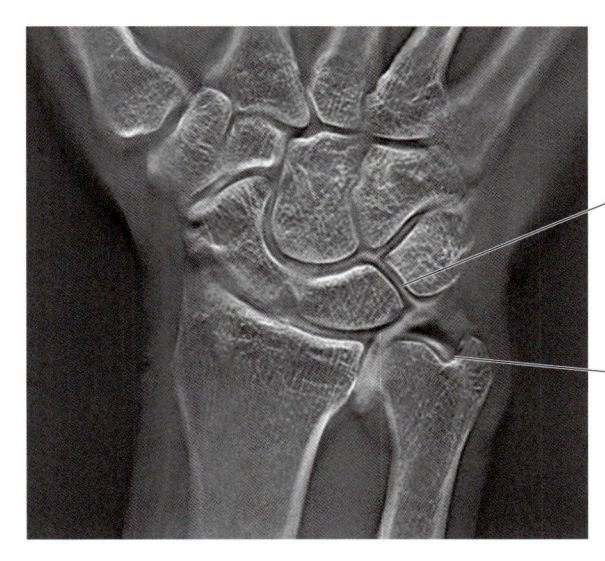

LT間からmidcarpal jointへの流入を認める

尺骨小窩での造影剤の貯留あり

筆者は岩崎らの方法[3]に準じて以下の手順で鏡視下縫合を行っている。本術式で使用する器械と材料を**図5**に示す。

図5 手術で使用する器械と材料

a：関節鏡と鉗子類
b：16Gサーフロー針，2.8mm中空ドリルとドリルスリーブ，Suture tape，SwieveLock（Arthrex社）

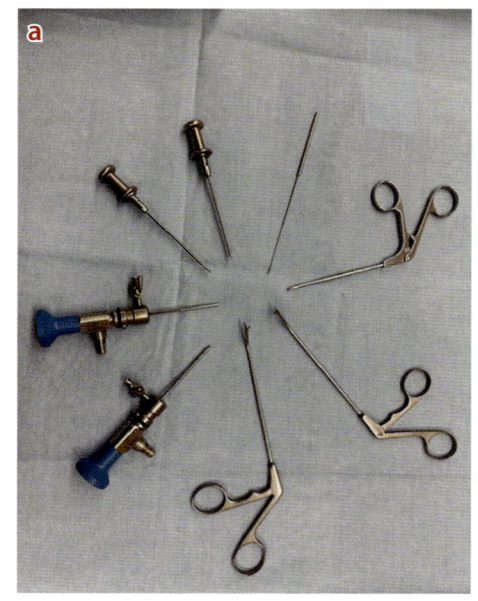
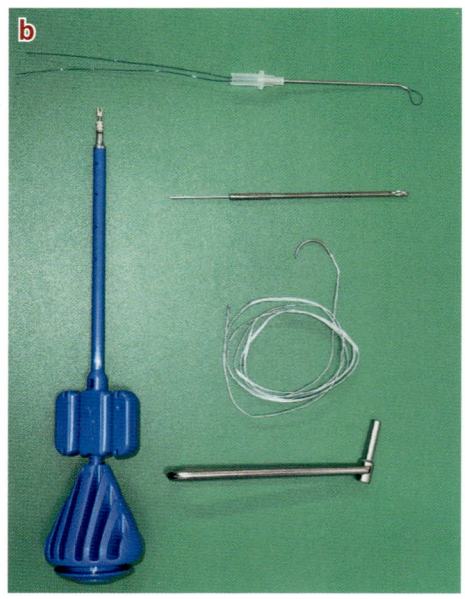

1 Traction towerによる牽引（図6）

手術は全身麻酔下に仰臥位とし，ターニケットを装着して行う。患肢を消毒し，Traction tower（エム・シー・メディカル社）とfinger trapで牽引する。患肢は肩関節90°外転位とし，術者は患者の頭側に立つ。

図6 Traction towerによる牽引

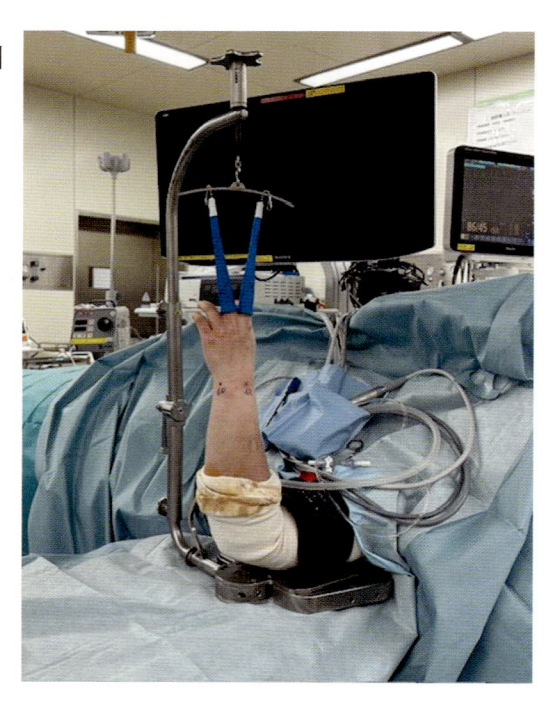

2 皮切と関節鏡の挿入（図7）

　Lister結節より1cm末梢から橈骨手根関節に生理食塩水を注入する。注入部に約5mmの皮切を加え，モスキートで軟部組織を剥離した後，3-4ポータルより関節鏡の外筒と鋭棒，鈍棒の順に挿入する。挿入の際には，橈骨のvoral tiltを考慮して方向を定めると軟骨を傷めない。

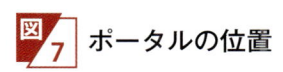

図7 ポータルの位置

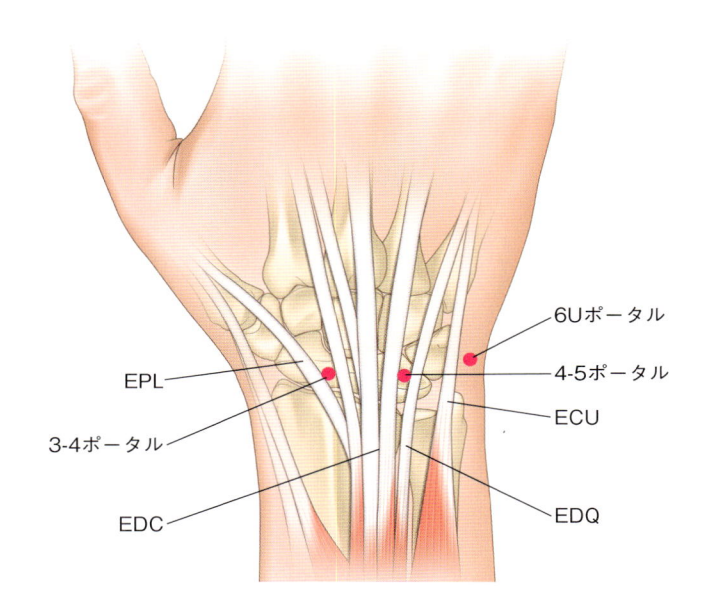

6Uポータル

4-5ポータル

EPL

ECU

3-4ポータル

EDQ

EDC

3 橈骨手根関節の鏡視と滑膜切除

　ホワイトバランスを行った後，関節鏡を挿入し，digital cameraをセットして関節内の観察を行う。筆者は操作性と視野の面から，Striker社製2.3mm 30°斜視鏡とdigital 3CCD cameraを使用している。排水は18G針と延長チューブを用い6Uポータルから行い，プロービングは4-5ポータルより行う。

　鏡視下診断のコツは，まずオリエンテーションをしっかりつけることである。橈骨手根関節の橈側から，scaphoid fossa，lunate fossa，TFCCの順に観察していく。尺側を観察する際には前腕を回外すると良い。斜視鏡を使用する場合は，回転させて視野の得やすい方向を選ぶ。TFCCは橈骨関節面の尺側に滑らかに連続する弾力のある線維軟骨組織で，その周囲にはやや柔らかい靱帯組織が存在する。橈骨との境界がわかりにくい場合は，プロービングを行うと判別しやすい。TFCCの緊張をプローブで確認することが大切である。三角断裂が断裂している場合は，TFCCの緊張が消失しており，disc properのトランポリンサインが陽性となり縫合術の適応となる。TFCCの変性を伴う断裂ではdisc properの中央やや橈側で円形に穿孔していることが多い。TFCC尺側は，増殖した滑膜で覆われていることが多く，滑膜をシェーバーで切除する。

4 DRUJの鏡視と三角靱帯断裂の確認

　Discに大きな穿孔がある場合は，3-4ポータルから穿孔部を通してDRUJを鏡視できるが通常4-5ポータルより関節鏡を挿入する必要がある。まず，3-4ポータルから鏡視しながら23G針を4-5ポータルよりDRUJに向けて刺入し，針を上下させて針先がdisc下面にあるかを確認する。次いで，先細モスキートでポータルを拡大した後に関節鏡を4-5ポータルに入れ替える。

DRUJの鏡視は，オリエンテーションがつきにくいときは，橈骨のsigmoid notch（尺骨関節面）をまず確認し，そこから関節鏡を遠位方向に向けるとTFCCと尺骨頭の間に挿入しやすい。尺骨小窩より断裂した三角靱帯の断端を確認することができる。

5 尺骨小窩へのトンネル作製

尺骨頭より近位に約2cmの皮切を加え，尺骨神経背皮枝に注意しながらECUとFCUの間より進入し尺骨を露出し，イメージ下に中空ドリルを用いて尺骨小窩に達する直径2.8mmの骨孔を作製する。後にこの骨孔を通して縫合を行うが，骨孔にある程度の角度がついていないと関節内にうまく縫合糸を誘導することができないため，骨孔の角度は70°前後にすることが望ましい。

6 ループテクニックを用いたTFCC縫合（図8）

16Gサーフロー針の先端を少し曲げて，3-0ナイロンでループを作るようにセットして（図5），骨孔を通してTFCCを貫通する。3-4ポータルから鏡視しながら，サーフロー針の先端がTFCCの掌尺側に貫通するように針の向きを調整する（図8a）。4-5ポータルにドリルスリーブを挿入して，鉗子でナイロンループをいったん関節外に引き出す。Suture tape（Arthrex社）の一端をループに通して，ループを引き抜いて骨孔の開口部に誘導する（図8b）。このときsuture tapeの別の一端は関節外に残しておく（図8c）。次に先ほどと同様にループをセットしたサーフロー針を，今度は針の先端をTFCCの背尺側に貫通するように誘導する（図8d）。先ほどと同様に4-5ポータルにループを引き出し，suture tapeの一端を通して骨孔に誘導する（図8e）。最後に，suture tapeをSwieveLock（Arthrex社）で尺骨に固定する。この際，traction towerの牽引を弛めて，前腕回内外中間位でsuture tapeを引っ張りながらTFCCを尺骨に引き寄せるようにして固定する（図8f）。

図8 ループテクニックを用いたTFCC縫合

a：サーフロー針の先端がTFCCの掌尺側に貫通するように針の向きを調整する。
b：Suture tapeの一端をループに通して，ループを引き抜いて骨孔の開口部に誘導する。

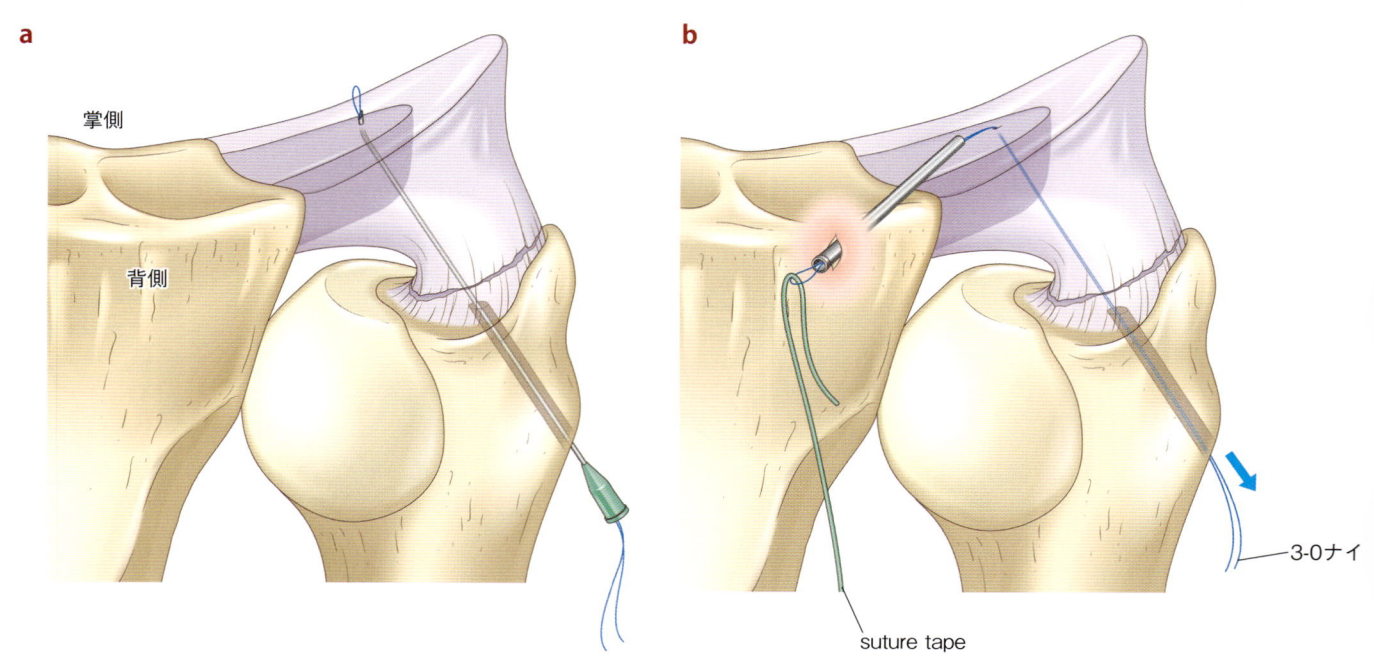

a
掌側
背側

b
suture tape
3-0ナイ

図 8 ループテクニックを用いたTFCC縫合（つづき）

c：Suture tapeの別の一端は関節外に残しておく。
d：針の先端をTFCCの背尺側に貫通するように誘導する。
e：4-5 ポータルにループを引き出し，suture tapeの一端を通して骨孔に誘導する。
f：Suture tapeを引っ張りながらTFCCを尺骨に引き寄せるようにして固定する。

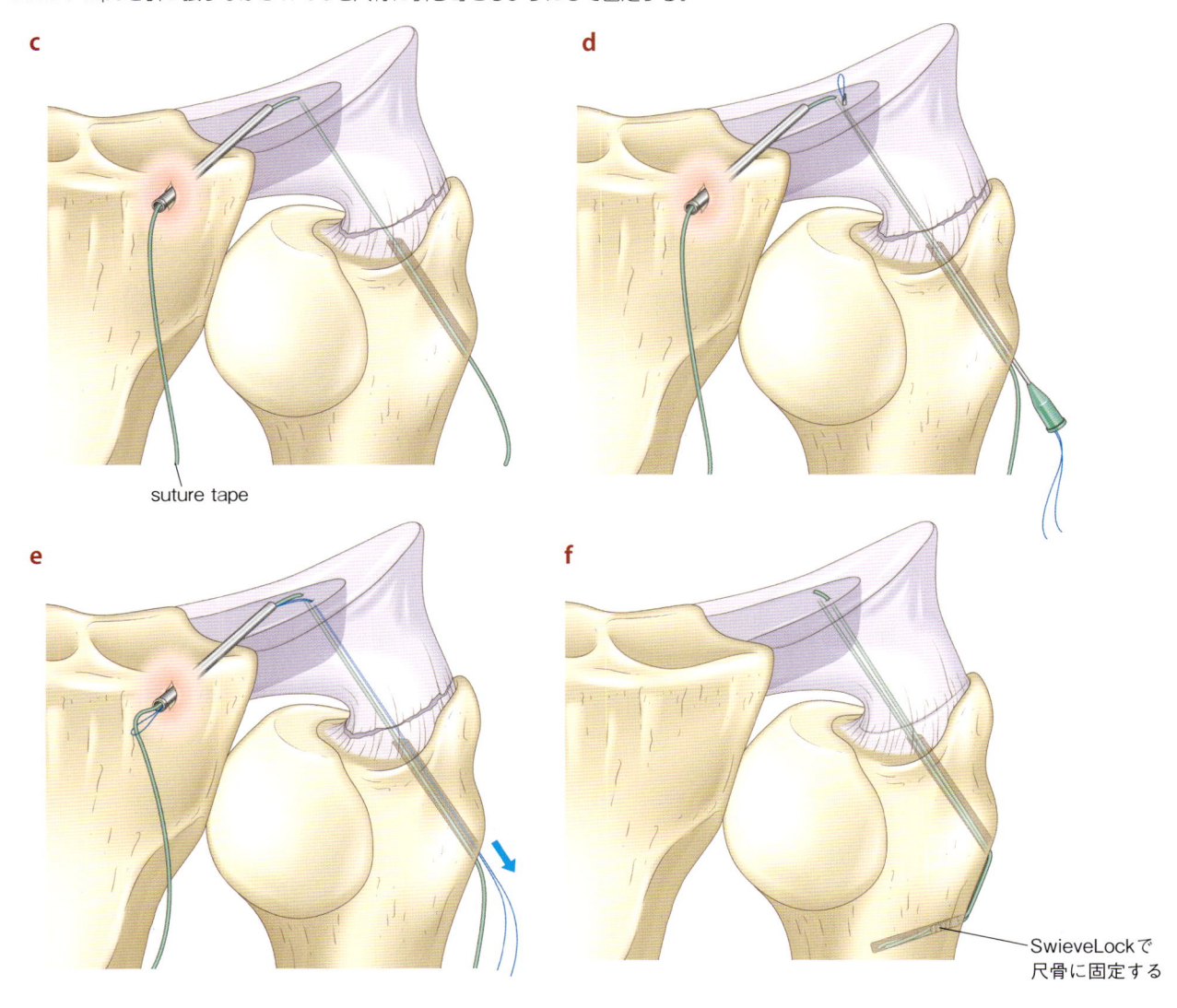

c

suture tape

d

e

f

SwieveLockで
尺骨に固定する

7 閉創

洗浄後，ポータルおよび前腕尺側の小切開創を縫合し手術を終了する。

後療法

術後は前腕回内外中間位，手関節掌背屈中間位でlong arm castにて4週間固定する。その後，手関節装具に変更し術後3カ月まで装着する。可動域訓練は術後5週目から始め，術後3カ月でfullになるように時間をかけてゆっくり行う。

文献

1）中村俊康. 手関節三角線維軟骨複合体の機能解剖および組織学的検討. 日整会誌 1995; 69: 168-80.
2）藤原浩芳. TFCC損傷に対する術後成績の検討. 日手会誌 2006; 23: 842-5.
3）Iwasaki N, Minami A. Arthroscopically assisted reattachment of avulsed triangular fibrocartilage complex to the fovea of ulnar head. J Hand Surg 2009; 34: 1323-26.

月状三角骨障害に対する鏡視下手術
尺骨短縮術・鏡視下デブリドマン・月状三角骨間仮固定

国際医療福祉大学医学部整形外科学，山王病院整形外科　**中村俊康**

手技の Point

▶ 手術は全身麻酔下，仰臥位で，手をtraction towerで牽引して行う。

▶ 手関節鏡（橈骨手根関節鏡，手根中央関節鏡，遠位橈尺関節鏡）を最初に行い，診断を確定する。

▶ ほとんどの症例で三角線維軟骨複合体（triangular fibrocartilage complex；TFCC）の変性を生じている。

▶ 尺骨短縮術をまず行い，月状三角骨（lunotriquetral；LT）間の不安定性が残存する場合にはLT間をKirschner鋼線（K-wire）で仮固定する。

▶ 尺骨minus variance症例ではLT間の鏡視下デブリドマンとK-wireによる仮固定を行う。

introduction

本項ではLT障害に対する鏡視下手術・尺骨短縮術について説明する。

手術適応・術式選択

　対象疾患はLT障害により手関節尺側部痛を生じたものである。LT障害は尺骨plus variance（尺骨の橈骨に対する相対長が長いもの）に伴う尺骨突き上げ症候群やTFCCの変性損傷を合併していることが多いため，手関節鏡を施行し，それぞれの病態に対してデブリドマンや部分切除などの処置を行ったうえで，尺骨短縮術を施行する。尺骨が橈骨よりも短いminus variance例では尺骨短縮術を適応することが難しいため，鏡視下での処置に加えてLTをK-wire 2本で仮固定する。

手術に必要な解剖と病態

　手根骨は舟状骨（scaphoid），月状骨（lunate），三角骨（triquetrum）から形成される近位手根列（proximal row）と大菱形骨（trapezium），小菱形骨（trapezoid），有頭骨（capitate），有鉤骨（hamate）から形成される遠位手根列（distal row）の計7つの骨で構成される。豆状

骨は尺側手根屈筋腱内の種子骨であり，手根列には含めない。遠位手根列内の各骨は強固に結合し，ほとんど個別間の動きがないのに対し，近位手根列内の舟状骨－月状骨間と月状骨－三角骨間には背側，近位部，掌側をぐるりと囲む形で骨間靱帯が存在し，手関節の掌背屈，橈尺屈に伴い，同靱帯は多少の変形を生じる。近位手根列内の手根骨骨折や骨間靱帯損傷では近位手根骨列内の異常運動を生じる[1]。舟状骨は掌屈しやすく，三角骨は背屈しやすい傾向があり，近位手根列内の手根骨間靱帯がこの一連の動きを制御しているため，LT靱帯損傷を生じると，舟状骨と月状骨は掌屈し，三角骨が単独に背屈していくため，VISI変形（volar intercalated segment instability）を呈する[1]。

LT障害の原因はLT靱帯損傷が原因となり，これが慢性化し，月状骨のVISI変形を生じ，手根不安定性として生じる場合と尺骨突き上げ症候群，すなわち尺骨の橈骨に対する相対長が一次性または二次性に長いた

めに尺骨頭が月状骨と三角骨に突き上げることで生じる場合が考えられる。LT靱帯損傷は単独損傷で生じることよりもTFCC損傷を合併し，臨床現場でもTFCC損傷の治療過程で発見，診断されることが多い。尺骨突き上げ症候群でTFCCの変性や月状骨，三角骨，尺骨頭の関節軟骨障害などに加え，LT靱帯の膜様部の摩耗・変性損傷を生じ，手関節尺側部痛を生じる。

月状骨，三角骨，尺骨頭の関節軟骨病変やTFCCの穿孔などの最終診断は手関節鏡で行う。舟状月状骨靱帯（scapholunate intercarpal ligament；SL靱帯）損傷のGeissler分類[2]に準じてLT関節不安定性を評価する（図1）。この分類では1度（プローブで不安定性がある），2度（2mmのプローブが手根骨間関節に挿入できる），3度（2mmのプローブが関節間で自在に回転できる），4度（手根骨間関節内を外径2.7mmの関節鏡が自由に通過する）に分類する。Grade 3および4が手術的治療の適応となることが多い。

図1 手根中央関節鏡LT関節不安定症のGeissler分類

a：プローブが挿入可能で，Grade 2
b：LT間のgapを関節鏡が通過する
Grade 4
L：月状骨
T：三角骨

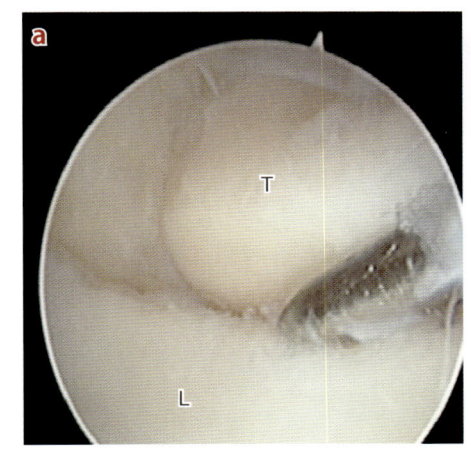
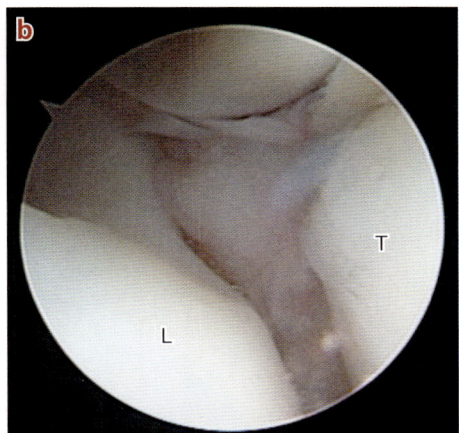

手術手技

1 手術体位

全身麻酔下または斜角筋ブロック麻酔下で，仰臥位で手術を行う。上腕に空気止血帯を装着し，それ以遠を消毒する。フィンガートラップを示指および中指に装着し，トラクションタワーまたは滅菌したメーヨー袋をかぶせた点滴台にぶら下げる（図2）。上腕には2kgの重錘をかけ，手関節を開大させる。

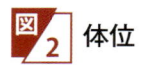

図2 体位

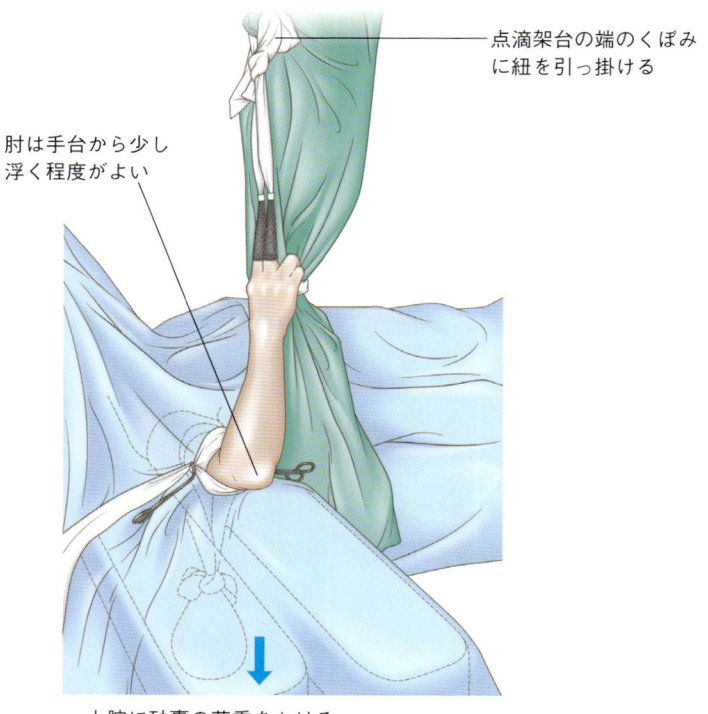

点滴架台の端のくぼみ
に紐を引っ掛ける

肘は手台から少し
浮く程度がよい

上腕に砂嚢の荷重をかける

2 手関節鏡（橈骨手根関節鏡視）

　第3伸筋区画［長母指伸筋腱（extensor politis longus；EPL）］と第4伸筋区画［総指伸筋腱（extensor digiti communis；EDC）］の間のソフトスポットにポータル（3-4ポータルとよぶ）を作製し，1.9mm径の30°斜視鏡を挿入する。LT関節障害の患者であっても橈骨手根関節鏡視では橈側から尺側までの鏡視を施行し，異常所見がないことを検査後，尺側のTFCCの変性（malaciaやperforation），月状骨や三角骨関節軟骨の軟化や剥離などの変性所見（**図3**）を観察する。

図3 橈骨手根関節鏡所見

月状骨（L）の軟骨の変性所見（矢印）が確認
できる。

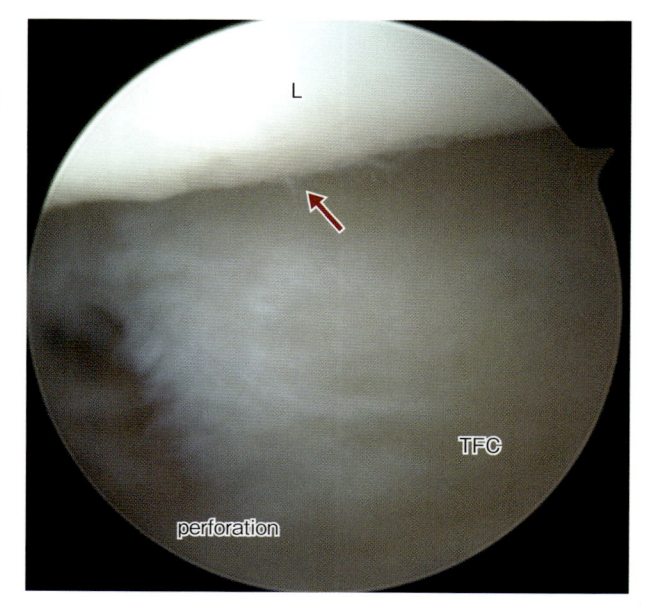

3 手関節鏡（遠位橈尺関節鏡視）

遠位橈尺関節（distal radioulnar joint；DRUJ）の遠位ポータルに関節鏡を挿入し，DRUJ関節面，TFCC近位面および橈尺靱帯小窩付着部を観察する。橈尺靱帯の断裂がある場合には鏡視下または直視下での縫合術などを併施する。

4 手関節鏡（手根中央関節鏡視）

手根中央関節鏡視ではMCR（手根中央関節橈側）ポータルとMCU（手根中央関節尺側）ポータルに外筒管を挿入し，関節の観察を行う。関節軟骨の状態や滑膜増生を観察後，SL関節とLT関節の状態をGeisslerの分類で評価する。LT障害でも手術適応のものはgrade 3以上である（図1b）。橈骨手根関節鏡視でのTFCCの変性所見および尺側手根骨の変性があり，かつ手根中央関節でLT障害が確定した場合，次のステップへ進む。TFCCの変性所見や尺側手根骨には問題がない場合には，LT関節背側のデブリドマンを行った後，最終ステップであるLTピンニングへ進む。

5 尺骨展開

フィンガートラップは装着したまま（前腕は垂直位），尺骨尺側に約8cmの縦皮切を加え，尺側手根伸筋（extensor carpi ulnaris；ECU）と尺側手根屈筋（flexor carpi ulnaris；FCU）の間を展開すると，尺骨に到達する。尺骨の骨膜の外側を剥離する（尺骨骨膜の剥離は最小限とする）。小神経鈎を2つ挿入し，視野を確保する（図4）。

図4 尺骨展開

a：皮切
b：皮下を展開し，尺骨を露出させたところ。

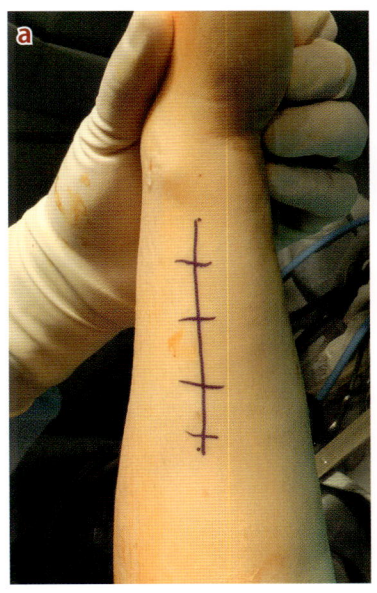
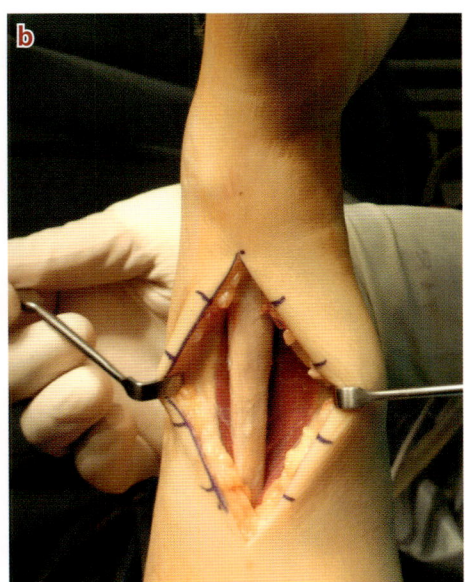

6 尺骨短縮骨切り

骨膜を約1.5 cmほど縦切開し，ラスパトリウムで骨膜を愛護的に剥離し，骨膜下にレトラクターを挿入する（図5）。Synthes製LC-LCPプレートを尺骨の上に当て，座りのよい場所を探す。5穴プレートの場合には上から2穴目と3穴目の間に，6穴プレートの場合には3穴目と4穴目の間にマーカーで印をつける。尺骨varianceがplus（尺骨のが橈骨よりも長い）の場合には

その値，neutral（尺骨と橈骨が等長）の場合には2 mmの幅で骨にマーカーで印をつける**（図6）**。筆者は水平骨切りを行っている。回旋角度の変化を生じないように，縦に3つほどの線を尺骨に書く。高速ボーンソーで骨切り線に沿って水平骨切りを行い，尺骨骨幹部の切除を行う**（図7）**。同部をやすりで削り，バリや段差を生じないようにする。DRUJの不安定性を生じている場合でも尺骨短縮術で解消する場合が多い[3-6]。

図5 尺骨骨膜の剥離とレトラクターの挿入

骨切り部の遠位および近位1 cm程度の尺骨骨膜を縦に剥離し，レトラクターを挿入したところ。縦線の中央が骨切り部となる。

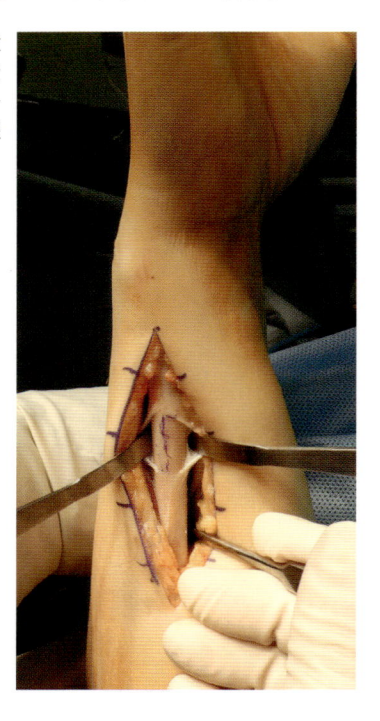

図6 短縮する線のマーキング

尺骨にマーカーで短縮する線を設定する。この症例では3 mmの短縮量を設定している。回旋のコントロールのため，3つの縦線をマーキングする。

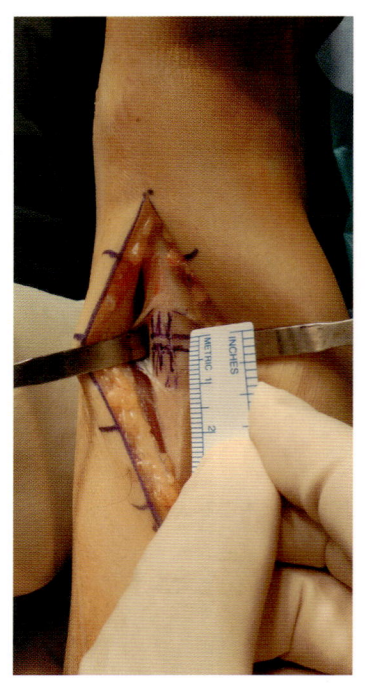

図7 尺骨の骨切り

オシレーターで尺骨を骨切りする。骨切り線に合わせて，平行に骨切りすることが重要である。

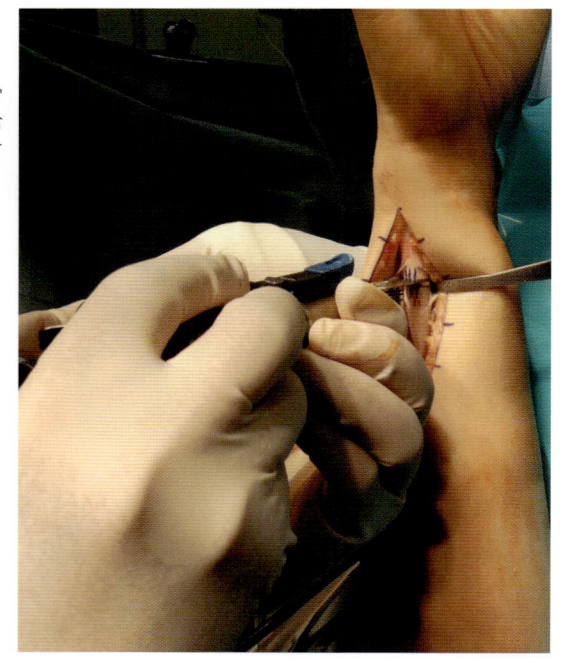

7 尺骨プレート固定

　Synthes製LC-LCPプレートを設置し，骨把持鉗子で遠位骨片と近位骨片を把持する。上下の骨把持鉗子をうまく使い，骨切り部をできれば接着，難しければ1 mmまでのgapでプレートと尺骨を固定する（**図8**）。骨切りの遠位と近位のスクリューホールはdynamic compressionがかかるように皮質骨スクリューを挿入し，残りのスクリューホールはbuttressとなるようにスクリューを挿入し，固定する（**図9**）。

図8 プレートの設置

プレートを尺骨に設置し，先に近位側を骨把持鉗子をクランプし，次に遠位側の骨把持鉗子をクランプしたところ。

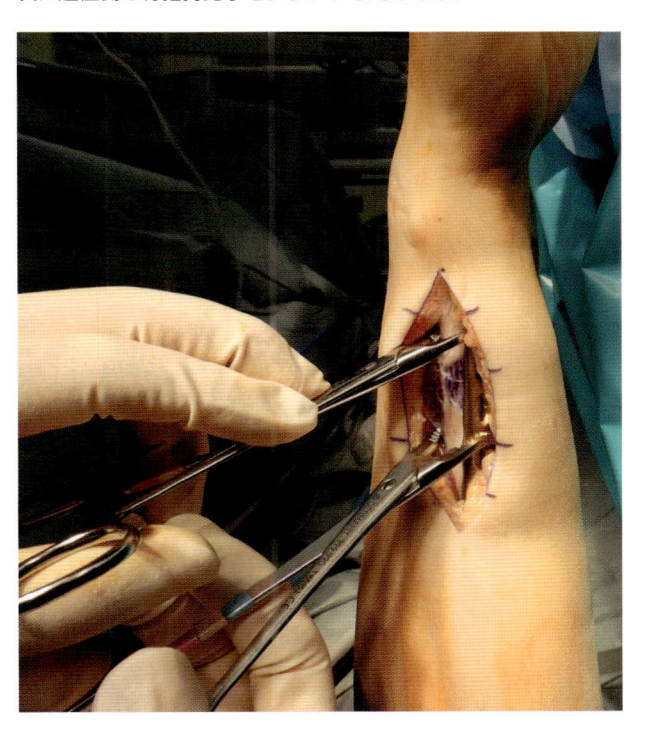

図9 スクリュー挿入用の骨孔作製

LC-LCPプレートのコンプレッションホール（遠位から3穴目）にスクリュー挿入用の骨孔を作製しているところ

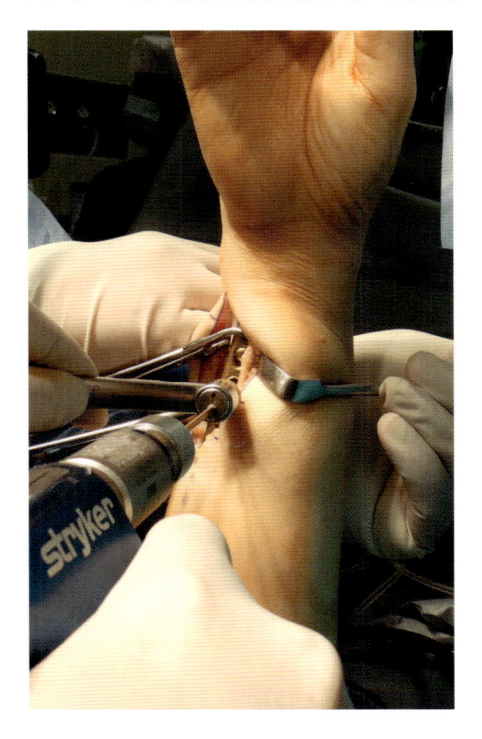

8 橈骨手根関節鏡視

　橈骨手根関節鏡視を行う。TFCCに陥凹が生じる場合には除圧がうまくできている。

9 遠位橈尺関節鏡視

　遠位橈尺関節鏡視ではTFCCと尺骨頭の間の拡大や橈尺靱帯の緊張亢進を確認する。

10 手根中央関節鏡視

　手根中央関節鏡視ではLT間の安定性が向上しているかをプローブでチェックする。LT間の安定性が向上していない場合，Geissler分類でgrade 3以上の場合にはLT関節部を鏡視下にデブリドマンする。

フィンガートラップをはずし，前腕を水平位にし，イメージを入れてLT間を確認する。三角骨尺側を展開し，尺骨神経背側枝を避け，LT間を2本の1.2mm K-wireで仮固定する（**図10**）。

再度，手根中央関節鏡視を行い，LT間の安定化をプローブで確認する。仮固定期間は8週程度で，抜釘を施行する。

図10 プレートを設置したところ

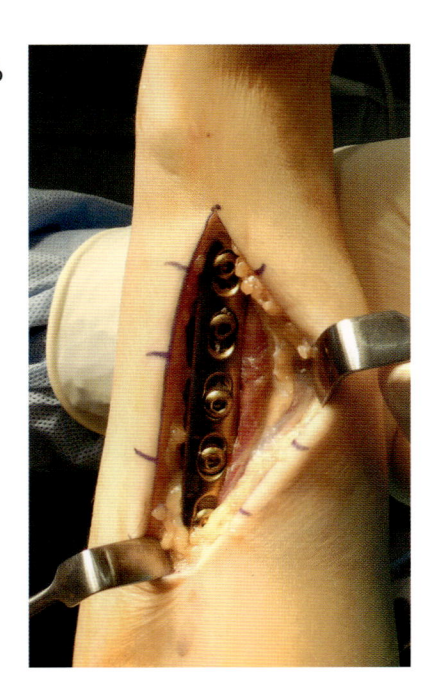

症例提示

尺骨短縮術を行ったもののLT関節に不安定性が残存したため，LT関節を仮固定した症例を示す（**図11**）。

図11 症例

この例では尺骨短縮術を行い，さらにLT関節の不安定性が残存したため，LT関節の仮固定を施行した。

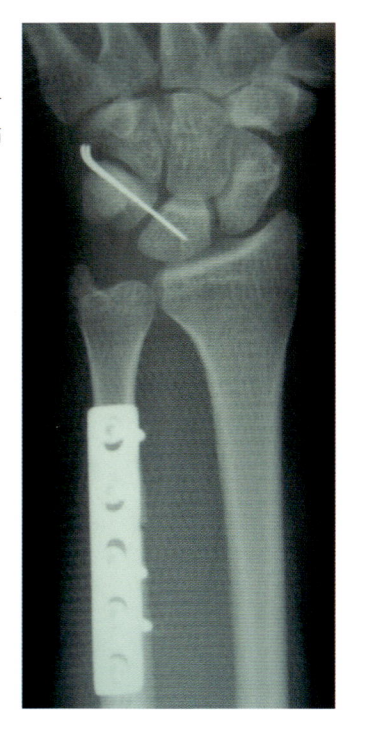

文献

1）Linscheid RL, Dobyns JH, Beabout JW, et al. Traumatic instability of the wrist. J Bone Joint Surg Am 1972; 54A: 1612-32.
2）Geissler WB. Arthroscopically assisted reduction of intra-articular fracture of the distal radius. Hand Clin 1995; 11 (1): 19-29.
3）Darrow JC, Linscheid RL, Dobyns JH, et al. Distal ulnar recession for disorders of the distal radioulnar joint. J Hand Surg Am 1985; 10 (4): 482-91.
4）Nishiwaki M, Nakamura T, Nakao Y, et al. Ulnar shortening effect on DRUJ stability: a biomechanical study. J Hand Surg Am 2005; 30 (4): 719-26.
5）Mirza A, Mirza JB, Shin AY, et al. Isolated lunotriquetral ligament tears treated with ulnar shortening osteotomy. J Hand Surg Am 2013; 38 (8): 1492-7.
6）中村俊康. 月状三角骨障害の治療-尺骨短縮術, デブリドマン, 月状三角骨仮固定. 整・災外 2021; 64 (7): 979-84.

基本手術手技

de Quervain病の基本手術手技

大阪公立大学大学院医学研究科整形外科学　**岡田充弘**

手術のポイント

- Wide-awake local anesthesia no tourniquet（WALANTs）で手術は可能であるが，短時間で行うことができるため，駆血帯を用いて無血野での手術が容易である。
- 長母指外転筋腱（abductor pollicis longus；APL）と短母指伸筋腱（extensor pollicis brevis；EPB）が通る第1背側区画上に橈骨神経浅枝が走行しているため，損傷しないように十分に注意する。
- 第1背側区画を切開するとき，EPBの走行に沿って行う。
- APLとEPBの間に隔壁が存在することがある。隔壁がある場合は，隔壁を切離する。

Point
コツ&注意点

- de Quervain病はAPLとEPBが通る第1背側区画の狭窄性腱鞘炎であるが，第1背側区画のなかでも特にEPBの腱鞘炎が主原因と考え，EPBの腱鞘切開のみ行い，隔壁の切離は不要とする報告もある[1]。本項では，APLにより発症したde Quervain病の報告[2]もあるため，隔壁も切離する方法を述べる。

術前情報

手術適応

　母指の動作時痛と橈骨茎状突起部周囲に圧痛・腫脹を認める。周産期や更年期の女性に多い傾向にあるが，手に負担のかかるスポーツや作業を要する職種に従事する場合では，性差なくどの年代でも起こりうる。

　診断は，前述の所見のほかFinkelstein（フィンケルシュタイン）テストやEichhoff（アイヒホッフ）テストが陽性となる。Finkelsteinテストは，検者が片手で患者の母指を把持し，患者の手関節を尺屈させる方向に牽引する。Eichhoffテストは，患者に母指を他の4指で握りしめさせ，検者が手関節を尺屈させる。

　保存治療が無効時に手術の適応を検討する。

術式選択

　第1背側区画の開放には，直視下手術と鏡視下手術が報告されている。また，第1背側区画内の減圧を目的としたAPLの副腱を切除する方法もある[3]。de Quervain病の手術に不慣れな場合は，無理せず直視下手術を選択することを勧める。本項では，直視下手術について解説する。

Point コツ&注意点

● 手術の合併症の一つに，第1背側区画開放後の腱の脱臼・亜脱臼がある。腱の脱臼・亜脱臼を予防するために，第1背側区画をZ字状に切開して，区画内で狭窄が発生しないように伸筋支帯を縫合して修復する方法がある。本項で解説しているEPBに沿って第1背側区画を切開する方法であれば，掌側の伸筋支帯が腱の脱臼・亜脱臼を防ぐため伸筋支帯の修復は要しない。

● ただし，術中に腱の脱臼・亜脱臼を認めるようであれば，掌側の伸筋支帯を切開延長し第1背側区画を再建すればよい。第1背側区画の切開を避けるのであれば，APLの副腱を切除することで，第1背側区画の除圧が可能である[3]。

術前計画

　保存治療で，副腎皮質ステロイドの腱鞘内注射は一般診療でよく施行されている。ばね指での報告になるが，3回以上の注射歴や腱鞘内注射後3カ月以内での手術は術後合併症のリスクファクターとされている[4]。de Quervain病においても，自施設だけではなく他施設も含めて，手術前に副腎皮質ステロイドの腱鞘内注射歴を確認しておくことを勧める。

手術に必要な解剖（図1）

　第1背側区画は最も橈側に位置し幅は2cm程度で，APLとEPBがこの区画内を走行する。EPBはAPLの背側に位置し，2つの腱の間に隔壁が存在することがあり，第1背側区画内で独立したトンネル内を走行することがある。EPBは外在伸筋腱のなかで最も細い腱で，通常1本でときに2本の腱で構成されている。一方，APLは幅の広く，複数腱で構成されていることが多い。解剖学的破格が多く，副腱を有することがある[5]。

　橈骨神経浅枝は第1背側区画を横切り2～3本に分枝し，手の背側橈側を知覚する。

図1 手術に必要な解剖

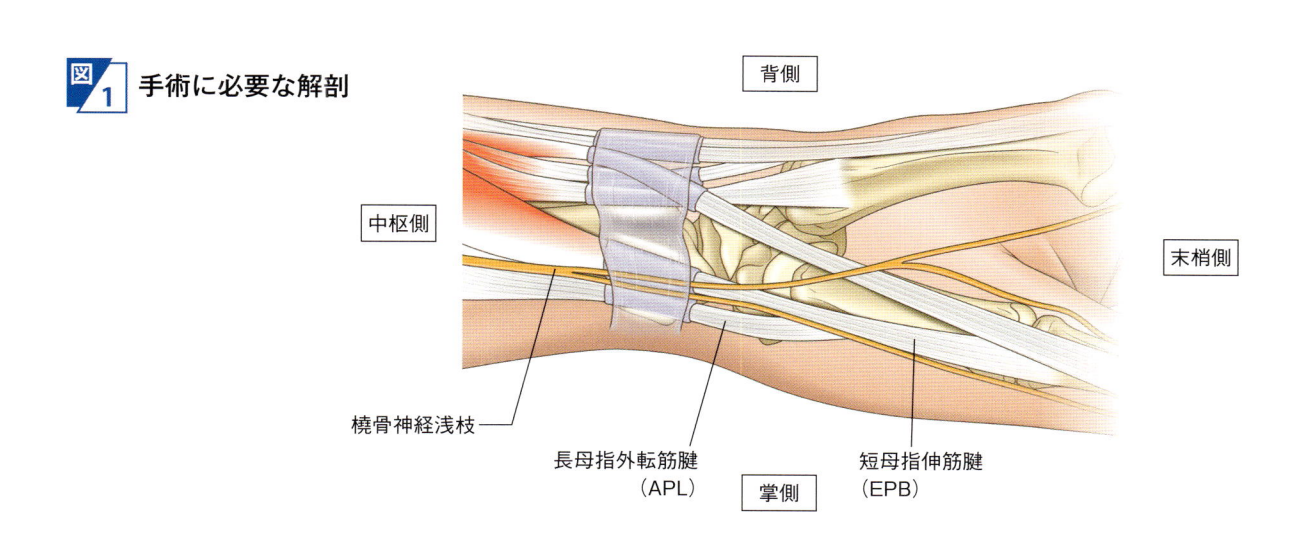

背側

中枢側

末梢側

橈骨神経浅枝

長母指外転筋腱（APL）

掌側

短母指伸筋腱（EPB）

手術手技

1. 体位

仰臥位で，手台を用いる。駆血帯を準備しておく。

2. 皮切

横・縦・斜皮切などの報告があるが，本項では横皮切を用いる。局所麻酔後，橈骨茎状突起から1〜2cm中枢に，2〜3cm程度の横切開を加える(**図2**)。

図2 皮切

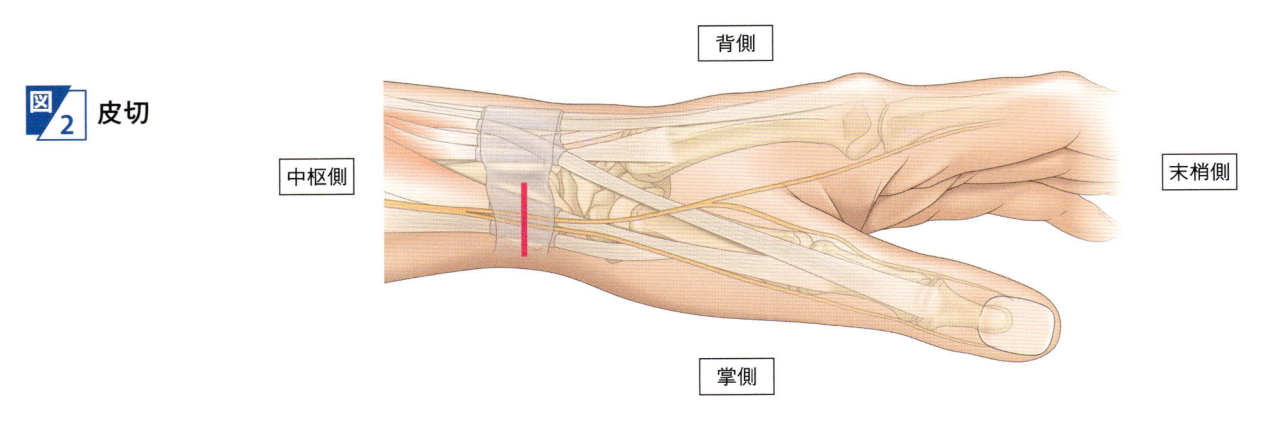

背側 / 中枢側 / 末梢側 / 掌側

3. 橈骨神経浅枝の同定

皮膚を切開後，皮下組織を鈍的に剥離しながら橈骨神経浅枝を確認する。第1背側区画を開放する際に橈骨神経浅枝を損傷しないように保護できるようにしておく(**図3**)。

図3 第1背側区画上を走行する橈骨神経浅枝(点線)

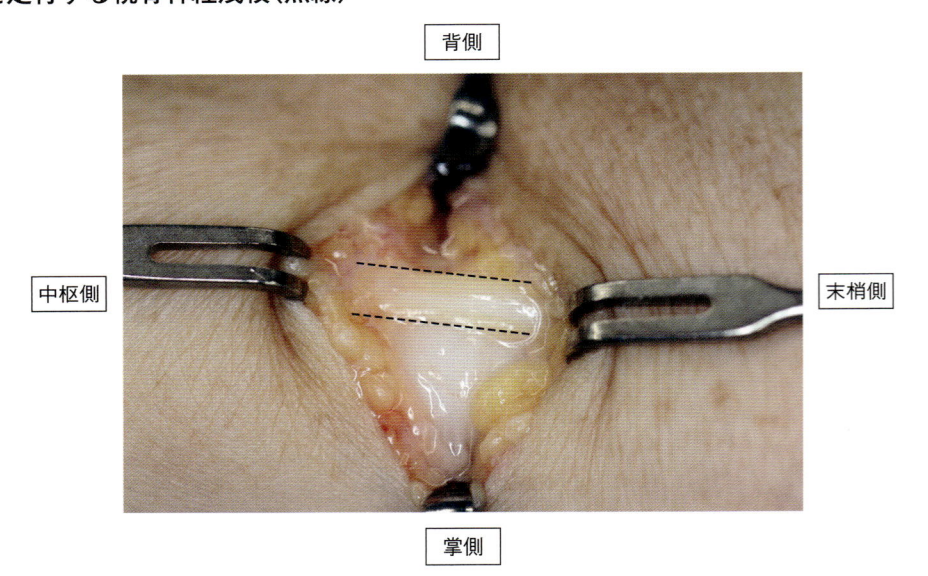

背側 / 中枢側 / 末梢側 / 掌側

Point
トラブルシューティング

● 橈骨神経浅枝の損傷は，難治性の神経障害性疼痛の原因となる。誤って切断した場合は，顕微鏡または拡大鏡を用いて縫合する。放置して，断端神経腫を形成すると治療はさらに難しくなる。

4. 第1背側区画の展開

橈骨神経浅枝をよけて，第1背側区画を展開する。

5. EPBの確認と腱鞘切開

第1背側区画の末梢側で，背側を走行するEPBを確認する(**図4**)。
EPBの走行に沿って，腱鞘を切開する(**図5**)。

図4 橈骨神経浅枝を背側によけて，第1背側区画を展開（点線）

第1背側区画の末梢側で，背側を走行するEPB（矢頭）を確認。

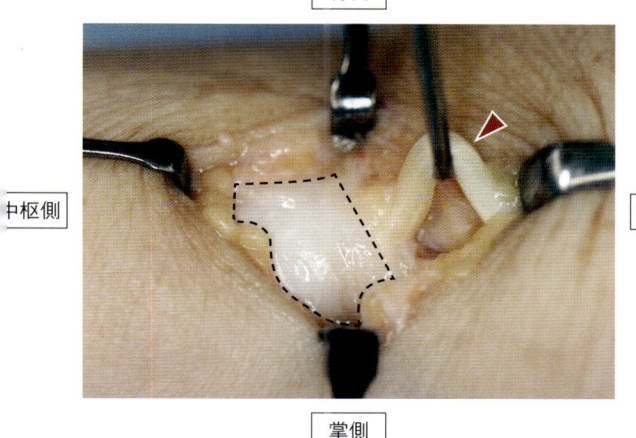

図5 EPB（矢頭）の走行に沿って，腱鞘を切開

この症例では，APL（＊）とEPB（矢頭）の間に隔壁（●）を認める。

6. 第1背側区画内の確認

EPBを背側によけ，APLとEPBの隔壁の有無を確認する。隔壁があれば切離を行う（図6）。APLとEPBに滑膜炎を認めれば，滑膜の切除も行う。

図6 APL（＊）とEPB（矢頭）の間に隔壁を切離

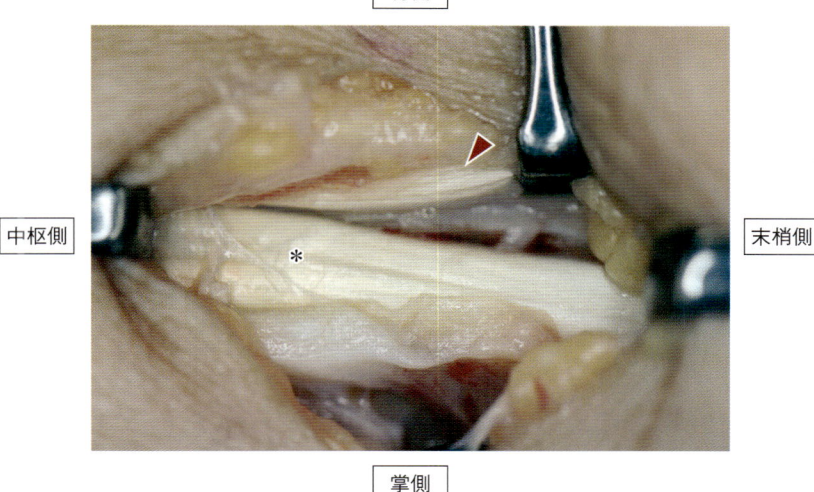

7. 閉創

閉創後，ドレッシングを行う。腱鞘の修復をした場合は，thumb spica splintで10〜14日程度固定する。

文献

1）Yuasa K, Kiyoshige Y. Limited surgical treatment of de Quervain's disease: decompression of only the extensor pollicis brevis subcompartment. J Hand Surg Am 1998: 23: 840-3.

2）Maruyama M, Takahara M, Kikuchi N, et al. De Quervain disease caused by abductor pollicis longus tenosynovitis: a report of three cases. Hand Surg 2009: 14: 43-7.

3）Okada M, Kutz JE. Excision of aberrant abductor pollicis longus tendon slips for decompression of de Quervain's disease. J Hand Surg Eur 2011: 36: 379-82.

4）Koopman JE, Zweedijk BE, Hundepool CA, et al. Prevalence and risk factors for postoperative complications following open A1 pulley release for a trigger finger or thumb. J Hand Surg Am 2022: 47 : 823-33.

5）Karauda P, Olewnik Ł, Podgórski M, et al. Variations of the abductor pollicis longus: a pilot study. Folia Morphol (Warsz) 2020: 79: 817-22.

手関節ガングリオンの基本知識と手関節手術

名古屋大学大学院医学系研究科人間拡張・手の外科学　**比嘉　円，山本美知郎**

Introduction

　ガングリオンは手関節における腫瘍性病変のなかで最多といわれる。発生機序は諸説あるが，関節包や靱帯の一部に繰り返しの微小外傷が加わり，その脆弱部から関節外に向かって形成される囊腫がガングリオンであると考えられている。ガングリオン基部にはone-way valveが存在し，ヒアルロン酸やムコ多糖類を含む透明で粘性の液体が内部には含まれている（**図1**）。

　手部では手関節背側が最も多く，次いで手関節掌側が多い。診断にはエコーやMRIなどの画像検査が有用で，穿刺して上記の内容物が吸引されればガングリオンと診断できる。

図1 手関節部ガングリオンの病態

弁作用を有し，囊胞が腫大していく。

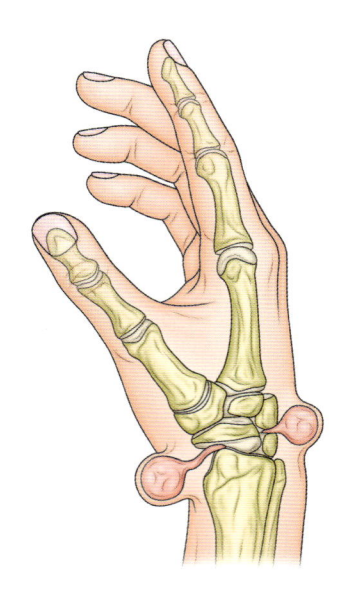

術前情報

手術適応

　手術は相対的な適応である。保存治療に抵抗し，手関節の疼痛や可動域の制限など機能的な問題や整容的な観点も含め，日常生活に支障が大きい場合に手術を検討する。従来の切開手術でも手関節鏡視下の手術においても再発のリスクを十分に説明し理解を得たうえで行うことが必要である。

術式選択

　従来は切開してガングリオン基部を含む切除が行われてきたが，近年では1995年にOstermanらが報告して以来，手関節鏡視下ガングリオン切除術が普及してきている。

　技術を要すも，直接ガングリオンの茎にアプローチできる点，直視手術と比較し低侵襲で行える点で優れている。われわれは関節鏡手術での神経血管損傷を予防する目的でエコーガイド下で鏡視下手術を行っている。ガングリオンは手関節背側では舟状月状骨間靭帯から発生していることが多く，掌側は手関節橈側で橈骨舟状有頭骨靭帯と長橈骨月状骨靭帯の間の関節包から発生していることが多い（**図2**）が，舟状大菱形小菱形骨関節発生の場合もあり，こちらは鏡視下手術は困難であるため注意を要する。いずれの部位でも鏡視が困難な場合は直視下手術に移行する可能性は留意しておくべきである。

術前計画

　エコーとMRIを行い，他の腫瘍性病変の除外やガングリオン基部の局在を確認しておく。また掌側ガングリオンの手術の際はAllen's testを行い尺骨動脈との交通を確認しておき，交通のない例では特に橈骨動脈損傷に注意を要する。血管吻合が可能な装備もバックアップしておくべきである。

 手関節部ガングリオンの好発部位

①舟状月状骨間靭帯
②橈骨舟状有頭骨靭帯
③橈骨舟状有頭骨靭帯

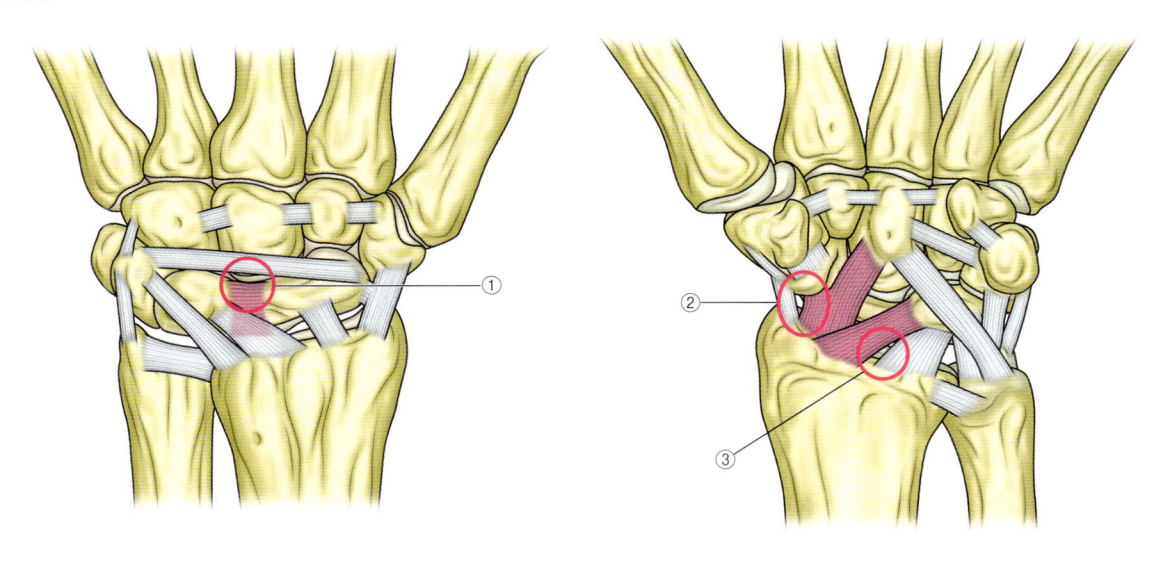

手術手技①-1：直視下切除術（掌側）

1. 体位・麻酔

　仰臥位にて腋窩伝達麻酔，または全身麻酔下にて行う。上腕部に駆血帯を巻いておく。

2. 皮切・展開

　皮切は，手根管または母指球筋の基部まで延長できるよう遠位に延長する際はS字に計画する（**図3**）。

前腕筋膜を縦方向に切開し，ガングリオンを同定して茎部を展開する。橈骨動脈はガングリオンの壁に密接に付着していることが多く，ガングリオンに完全に包囲されていることもあるため，その確認と保護には特に注意を払う。拡大鏡を使用するとこの剥離が容易である（**図4**）。

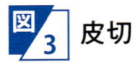 **図3　皮切**

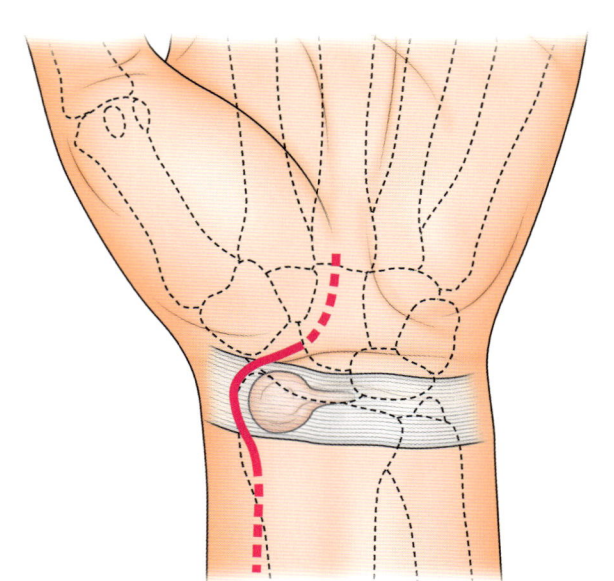

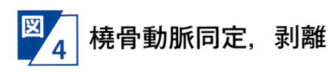 **図4　橈骨動脈同定，剥離**

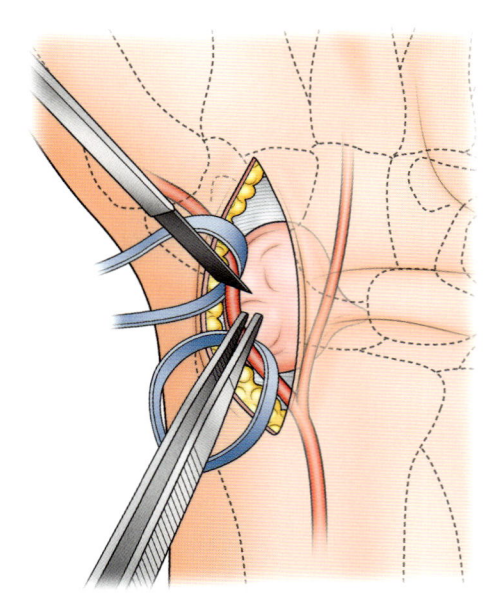

3. ガングリオン切除
　茎を掌側関節包までたどる。関節を切開し，茎部付着部を切除する（**図5**）。

 図5　関節包からの嚢胞切離

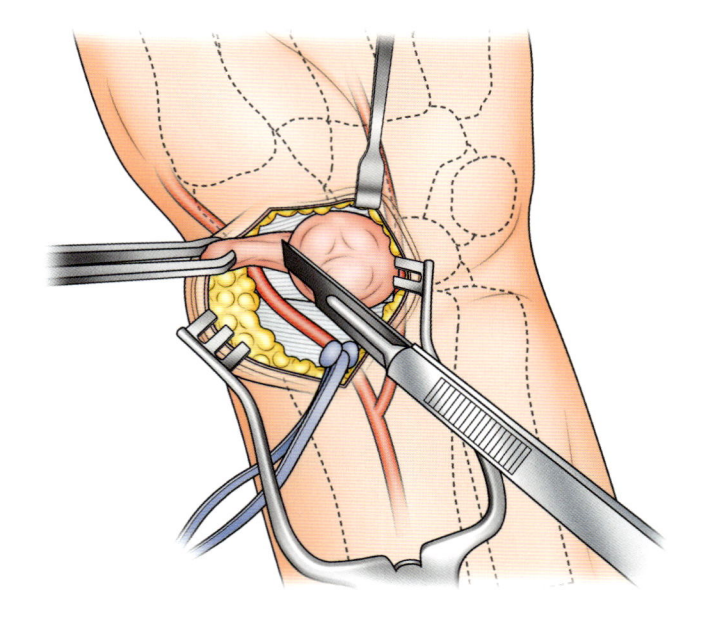

4. 創部洗浄・閉創
　創部を洗浄し前腕筋膜，皮下，皮膚を層々縫合し閉創する。

手術手技①-2：直視下切除術（背側）

1. 体位・麻酔

掌側のときと同様である。

2. 皮切・展開

皮膚切開は近位手根列の横切開でアプローチを行うが，舟状月状骨間靭帯（scapholunate intercarpal ligament；SL靭帯）直上にないガングリオンは追加皮切が必要なことがある。

3. ガングリオン切除

長母指伸筋腱と総指伸筋腱の間にガングリオンが出現し，下の関節包まで展開する（図6）。

手関節を掌屈させた状態で，ガングリオン周囲の関節包を一部ガングリオンの囊胞につけて直径1cmほど切開する。小さな関節内ガングリオンがSL靭帯に癒着しているのがよくみられるので確認する。その場合，ガングリオンとその被膜付着部をSL靭帯から接線方向に切除する（図7）。

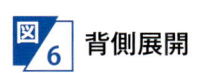 **背側展開**

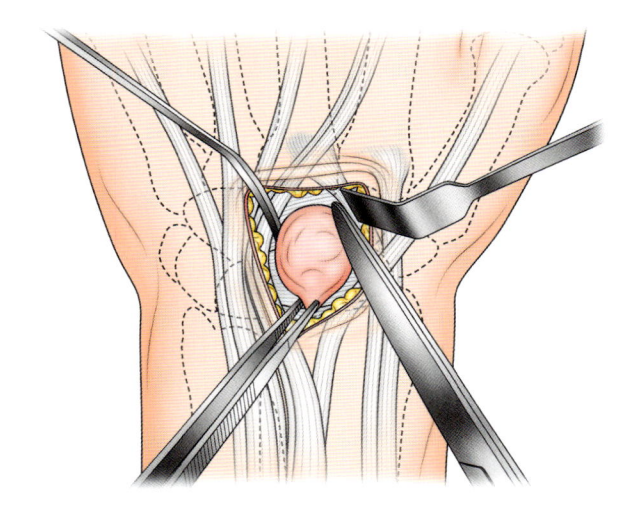

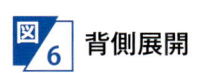 **ガングリオン基部の切離**

赤い点線方向にガングリオン基部を切離。

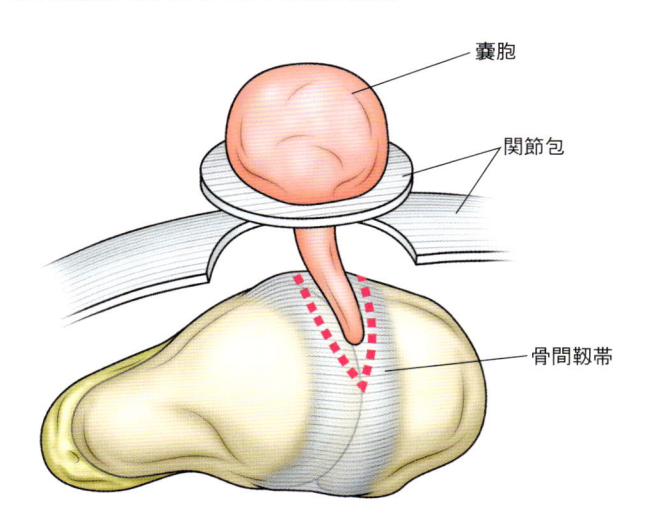

囊胞

関節包

骨間靭帯

4. 創部洗浄・閉創

創部を洗浄し，関節包は縫合せず，皮膚縫合を行う。

手術手技②-1：鏡視下切除術（掌側）

1. 体位・麻酔

仰臥位にて腋窩伝達麻酔，または全身麻酔下にて行う。

手関節鏡用のtraction towerを用いている。ターニケットはセッティングしておくが，通常は使用していない。直径1.9mmまたは2.4mmの手関節鏡を用いる。われわれは術中にエコーを清潔野で用いており，エコープローベに滅菌ドレープをかけておく。

2. 皮切・展開

関節内に生理食塩水を注入後，3-4ポータルから鏡視を開始する。

- 視野には手関節掌側の靭帯が見える。ガングリオンを圧迫することで，関節包の一部が動き，ガングリオン基部の位置がわかる。

3. シャント作製

4-5ポータルからシェーバー（通常は直径2.5mmのfull radius cutterを始めに使用する）を挿入し手関節掌側の関節包を切除し，手関節腔とガングリオンの内腔を交通させる。

- 適宜吸引をかけながら関節内で先端を回転させる。助手が掌側からエコーをあて，ガングリオンとシェーバーおよび橈骨動脈の位置を確認する**（図8）**。関節内で作動させたシェーバーの先端はエコーではアコースティックシャドーを伴っており視認が容易である**（図9）**。橈骨動脈の位置もカラーパワーモードで把握できる。
- 術者は鏡視モニターを見ているため，エコー所見は助手が確認し，指示することが肝要である。

 図8 鏡視下手術概観

関節鏡モニター

エコーモニター

【動画】
鏡視＋エコー所見

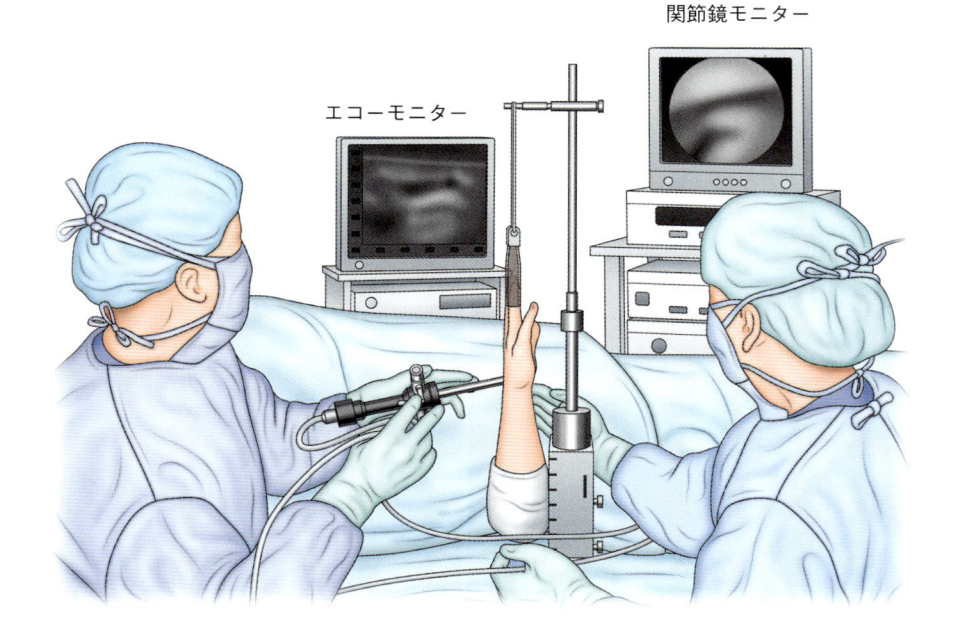

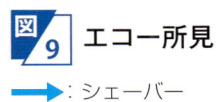

図9 エコー所見

→：シェーバー
○：ガングリオン
○：橈骨動脈

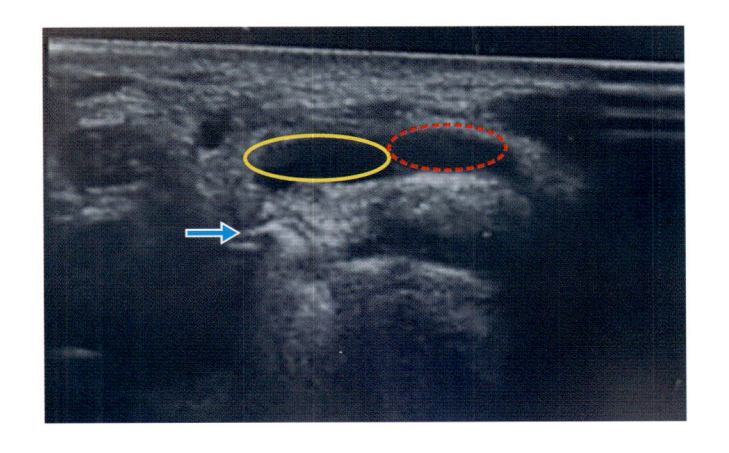

4．交通の確認，閉創

　交通すると鏡視下にゼリー状の内容物が関節内に流入するのが確認できる(**動画参照**)。また還流生理食塩水を急速にて関節内に注入するとガングリオンが一気に増大するが，作製したシャントによりガングリオンは圧迫すると縮小するのを確認して手術終了とする。

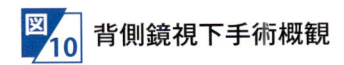

Point コツ&注意点

● 多房性病変の場合は残存病変がないかエコーでも確認しておく。

手術手技②-2：鏡視下切除術（背側）

　手関節鏡のセッティングは掌側発生と同様である。1-2もしくは3-4ポータルから鏡視を行い，4-5ポータルからシェーバーを挿入する(**図10**)。

図10 背側鏡視下手術概観

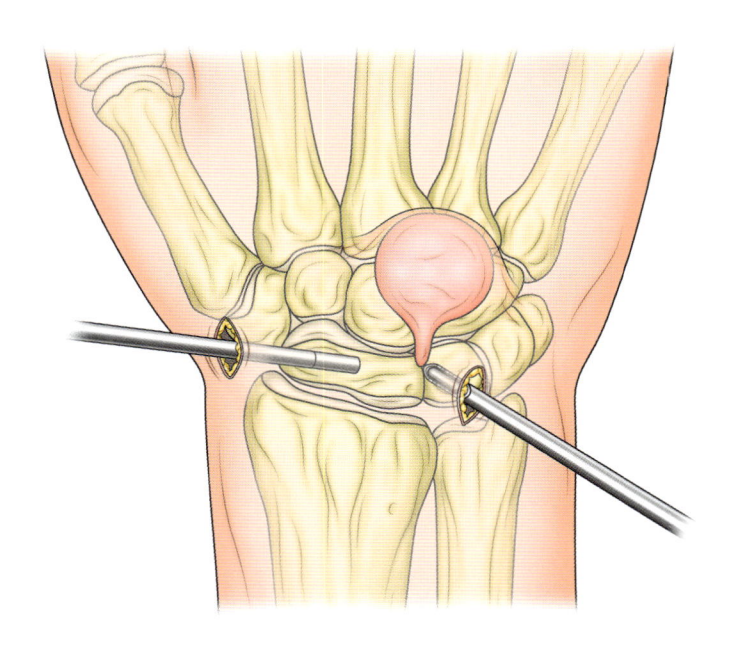

橈骨手根関節で関節鏡手術をする場合もあれば，手根中央関節で行うことも多い。基部を同定し，関節包を切除してガングリオンとシャントを作製する。

　背側は神経血管の合併症は生じにくいが，伸筋腱損傷の報告はある。関節鏡とシェーバーを使用している際にエコーを同時に用いることは困難であり，エコーはガングリオン基部の確認や，シャントが作製できたかを最後に確認するのに有用である。

後療法

　Bulky dressingで圧迫し，必要に応じて1〜2週の手関節の外固定を行う。その後は特に制限なく患肢の使用を許可している。

文献

1）Dias JJ, Kumar P. The natural history of untreated dorsal wrist ganglia and patient reported outcome 6 years after intervention. J Hand Surg Eur Vol 2007; 32 (5): 502-8.
2）Osterman AL, Raphael J. Arthroscopic resection of dorsal ganglion of the wrist. Hand Clin 1995; 11 (1): 7-12.
3）Head L, Gencarelli JR, Allen M, et al. Wrist ganglion treatment: systematic review and meta-analysis. J Hand Surg Am 2015; 40 (3): 546-53.
4）Yamamoto M, Kurimoto S, Okui N, et al. Sonography-assisted arthroscopic resection of volar wrist Ganglia: a new technique. Arthrosc Tech 2012; 10; 1 (1): e31-5.
5）Yamamoto M, Kurimoto S, Okui N, et al. Sonography-guided arthroscopy for wrist ganglion. J Hand Surg Am 2012; 37 (7): 1411-5.

バックナンバーのご案内

Ⅱ　頚椎

前方手術／椎弓形成手術／後方固定術／後頭頚椎固定術／頚椎・頚髄損傷の手術

Ⅲ　胸椎

骨粗鬆性椎体骨折に対する手術の合併症を最小化するための知識とコツ／胸椎後縦靱帯骨化症に対する前方手術／胸椎後縦靱帯骨化症・黄色靱帯骨化症に対する後方手術

Ⅳ　腰仙椎

後方除圧術・固定術／腰仙椎前方手術の合併症予防と対策／変性側弯症手術

基本的治療手技

頚椎椎間板造影，IDISの基本手技／腰椎持続髄液ドレナージの基本手技

No.10　股・膝関節の鏡視下手術

担当編集　松田秀一／176ページ・WEB動画32本，2024年5月発行，定価12,100円（10％税込）

Ⅰ　股関節

股関節鏡の基本的手術手技／股関節鏡視下関節唇縫合術・再建術／Femoroacetabular impingement（FAI）に対する股関節鏡視下手術／股関節関節外病変に対する鏡視下手術／股関節鏡による小児股関節疾患の治療

Ⅱ　膝関節

膝関節鏡の基本的手術手技／半月板縫合術：縦断裂／半月板縫合術：横断裂，水平断裂／円板状半月板に対する手術／内側半月板後根断裂に対する修復術／二重束前十字靱帯再建術／膝蓋腱を用いた前十字靱帯再建術（長方形骨孔法）／後十字靱帯再建術／膝内側支持機構修復・再建術／Modified Larson法による膝関節後外側支持機構再建術／関節鏡視下滑膜切除術

基本的治療手技

股関節疾患に対する注射療法／膝窩嚢胞に対する治療

No.11　最小侵襲脊椎外科

企画・編集　佐藤公治／204ページ・Web動画26本，2024年8月発行，定価12,100円（10％税込）

Ⅰ　頚椎症と腰部脊柱管狭窄症に対するMIST

低侵襲頚椎椎弓形成術／頚髄症に対する内視鏡手術／棘突起縦割式椎弓切除術／腰椎変性疾患に対するMEDシステムを用いた除圧手術－腰椎MED，椎間孔外ヘルニアの外側アプローチを含めて－／Tubular MIS-TLIF／全内視鏡下腰椎椎体間固定術：PETLIF®システムを用いたtransforaminal approach lumbar interbody fusion（TF-LIF）

Ⅱ　その他疾患別MIST

成人脊柱変形に対するLLIFとPPSを用いたcircumferential minimally invasive surgery／脊椎外傷に対する最小侵襲脊椎治療（MIST）の手術手技／転移性脊椎腫瘍に対するMISt－緊急PPS，metaの部位によるコツを中心に－／骨粗鬆症性椎体骨折に対する骨セメントなどによる（経皮的）椎体形成術／脊髄刺激療法（SCS）

Ⅲ　MISTの工夫

術中3D透視ナビゲーションを用いた側臥位single position surgery／採骨を必要としない低侵襲腫瘍脊椎骨全摘術／脊椎手術支援ロボットのMISTへの応用：ロボット支援経皮的椎弓根スクリュー

Ⅳ　最新トピックス

腰椎椎間板ヘルニアに対する酵素注入療法／経仙骨的脊柱管形成術（TSCP）

最小侵襲手術における基本的手術手技

X線透視下経皮的椎弓根スクリュー挿入法／全内視鏡下脊椎手術の基本（transforaminal apprcach）

■年間購読お申し込み・バックナンバー購入方法

・年間購読およびバックナンバー申し込みの際は，最寄りの医書店または小社営業部へご注文ください。

・小社ホームページからでもご注文いただけます。

・ホームページでは，本書に紹介されていないバックナンバーの目次の詳細・サンプルページもご覧いただけます。

【お問い合わせ先／ホームページ】

株式会社メジカルビュー社　〒162-0845 東京都新宿区市谷本村町2-30　Tel：03-5228-2050

E-mail：eigyo@medicalview.co.jp（営業部）　URL：https://www.medicalview.co.jp

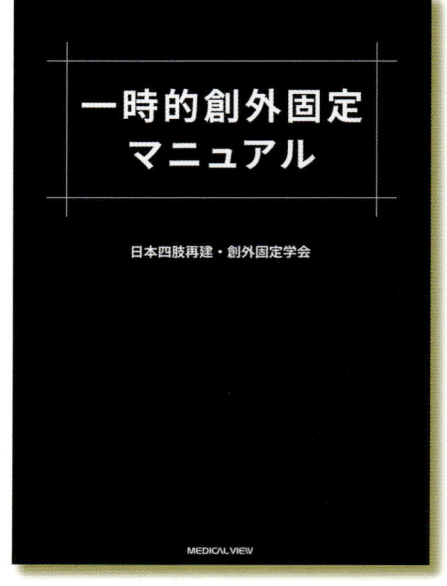
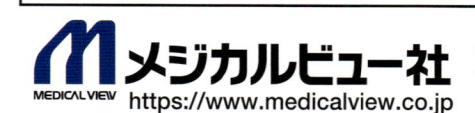

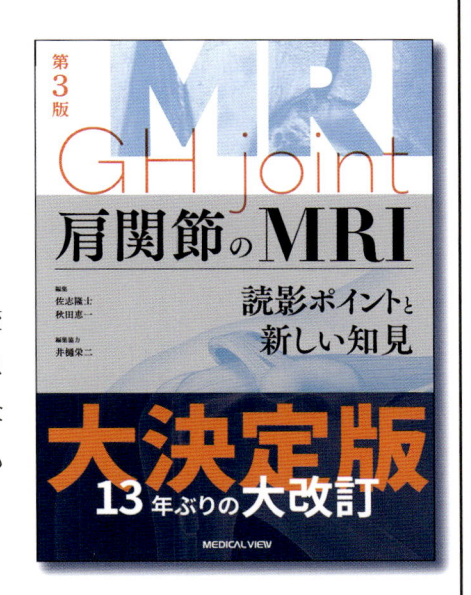
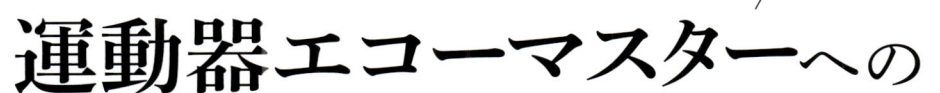
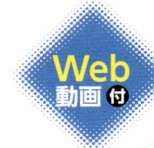
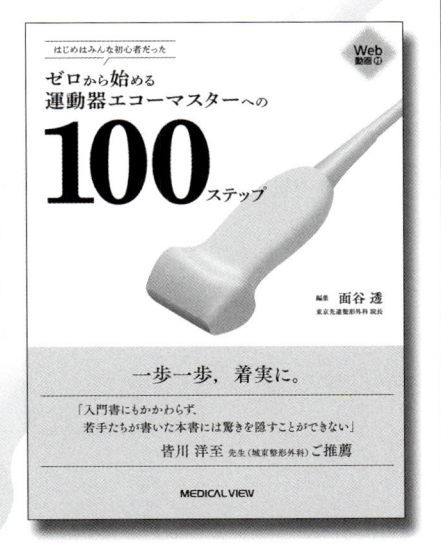
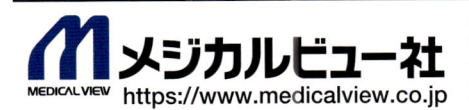

新OS NEXUS No.12
上肢の関節鏡視下手術

2024年11月10日　第1版第1刷発行

- ■ 編集委員　松田秀一・今井晋二・今釜史郎
  まつ だ しゅういち　いま い しんじ　いまがま し ろう

- ■ 担当編集委員　今井晋二　いまい　しんじ

- ■ 発行者　吉田富生

- ■ 発行所　株式会社メジカルビュー社
  〒162-0845 東京都新宿区市谷本村町2-30
  電話　03(5228)2050(代表)
  ホームページ https://www.medicalview.co.jp/

  -
  営業部　FAX 03(5228)2059
  　　　　E-mail eigyo@medicalview.co.jp
  -
  編集部　FAX 03(5228)2062
  　　　　E-mail ed@medicalview.co.jp

- ■ 印刷所　シナノ印刷株式会社

ISBN978-4-7583-2162-4 C3347

ⓒ MEDICAL VIEW, 2024. Printed in Japan